1. 抗菌薬　2. 抗原虫用薬	1, 2
3. 抗真菌薬　4. 抗ウイルス薬	3, 4
5. 非ステロイド性消炎鎮痛薬・解熱鎮痛薬　6. 副腎皮質ホルモン	5, 6
7. 免疫抑制薬　8. 抗アレルギー薬	7, 8
9. 糖尿病治療薬　10. 痛風治療薬	9, 10
11. 頻尿治療薬　12. 甲状腺疾患治療薬	11, 12
13. 抗結核薬　14. 気管支喘息治療薬	13, 14
15. 降圧薬　16. 利尿薬	15, 16
17. 強心薬　18. 抗不整脈薬	17, 18
19. 狭心症治療薬　20. 脂質異常症治療薬	19, 20
21. 止血薬　22. 抗血栓薬	21, 22
23. 抗不安薬・睡眠薬　24. 抗精神病薬・抗うつ薬	23, 24

妊婦・授乳婦の薬

薬 改訂2版

杉本充弘 ● 編著

日本赤十字社医療センター顧問
東都文京病院院長

中外医学社

編集協力

木戸 道子	日本赤十字社医療センター第二産婦人科部長
植松 和子	済生会本部特別参与，日本赤十字社医療センター前薬剤部長
小林 映子	日本赤十字社医療センター薬剤部
濱﨑 絵美	日本赤十字社医療センター薬剤部

執筆者一覧 （執筆順）

杉本 充弘	日本赤十字社医療センター顧問，東都文京病院院長
植松 和子	済生会本部特別参与，日本赤十字社医療センター前薬剤部長
安藤 常浩	日本赤十字社医療センター感染症科
鈴木幸之助	滋賀医科大学医学部附属病院母子診療科
木戸 道子	日本赤十字社医療センター第二産婦人科部長
井出 早苗	日本赤十字社医療センター第二産婦人科
中川 潤子	東京医科大学産科婦人科講師
阿部 雄悟	あべクリニック産科婦人科
宮内 彰人	日本赤十字社医療センター第一産婦人科部長
玉井 和哉	東都文京病院整形外科顧問 / リハビリテーションセンター長
今門 純久	日本赤十字社医療センター皮膚科部長
日吉 徹	日本赤十字社医療センター糖尿病内分泌科部長
岡村 麻子	つくばセントラル病院産婦人科部長，東邦大学薬学部客員講師
粟野 暢康	日本赤十字社医療センター呼吸器内科
生島壮一郎	日本赤十字社医療センター呼吸器内科
近藤 圭介	広島市立広島市民病院救急科
安藤 一道	日本赤十字社医療センター副院長 / 周産母子・小児センター長
池ノ内 浩	日本赤十字社医療センター循環器内科部長
山田 学	日本赤十字社医療センター第一産婦人科副部長
宮本 信吾	日本赤十字社医療センター化学療法科
國頭 英夫	日本赤十字社医療センター化学療法科部長
増田 亮	日本赤十字社医療センター乳腺外科部長
福田 倫明	日本赤十字社医療センターメンタルヘルス科部長
鈴木 一郎	日本赤十字社医療センター前副院長 / 脳神経外科
池谷 美樹	横浜市立みなと赤十字病院産婦人科副部長，日本赤十字社医療センター非常勤
有馬 香織	日本赤十字社医療センター第一産婦人科

佐藤真之介	祐天寺ウィメンズヘルスクリニック院長，日本赤十字社医療センター非常勤
滝戸なほみ	日本赤十字社医療センター第一産婦人科
大里文乃	日本赤十字社医療センター第二産婦人科
西舘野阿	船橋総合病院
笠井靖代	日本赤十字社医療センター第三産婦人科部長
渡邊理子	日本赤十字社医療センター第二産婦人科副部長
細川さつき	日本赤十字社医療センター第三産婦人科
小林映子	日本赤十字社医療センター薬剤部
濱﨑絵美	日本赤十字社医療センター薬剤部
清水里紗	日本赤十字社医療センター薬剤部
市川絵美子	日本赤十字社医療センター薬剤部
前田早織	日本赤十字社医療センター薬剤部
三澤　葵	日本赤十字社医療センター薬剤部

(執筆時)

改訂2版の序

　本書の初版が2009年に刊行されてから9年が経過しました．この間，多くの読者に簡便な参考書としてご使用いただきました．著者・編集者にとって冥利に尽きることで，読者の皆様に深く感謝いたします．読者の方からご指摘頂いた不十分な記載を修正すること，また，最近の知見を加えて内容を更新する必要が生じたこと，さらに，医療の変化や新薬の開発により新たな項目を加える必要も生じたこと，などから改訂版を刊行することになりました．

　周産期医療の領域では，出産数の増加傾向は見られず，出産年齢の高年齢化がさらに顕著となっています．生殖補助医療による妊娠は年間4万例を超え，合併症妊娠も増加し，薬物使用が必要な症例が増加しています．一方，産科医不足のため出産施設が減少し，各地で出産施設の集約化が進み，センター病院へ出産が集中する傾向が見られます．日本赤十字社医療センターでも分娩数が漸増し，2012年以後2018年まで年間3000組以上の母子を支援し，母体救命対応総合周産期センターとして，多くのハイリスク妊娠・出産に対応してきました．妊婦・授乳婦と薬に関する相談外来を受診する人も著しく増加しました．

　全国的には，厚生労働省の事業として2005年に開設された「妊娠と薬情報センター」が拠点病院ネットワークを形成して相談業務を展開し，妊娠結果の情報を収集しています．日本における妊婦・授乳婦の薬物投与のガイドライン作成が期待されます．

　本書は，こうした活動を補うものとして，実地臨床に携わる皆さまの簡便な参考書としてご利用いただきたいと思います．末筆になりますが，多忙な日々の臨床の中で本書の総論・各論の執筆を担当していただいた皆様と中外医学社編集部の方々に心よりお礼申し上げます．

　　2018年1月

日本赤十字社医療センター顧問

杉 本 充 弘

はじめに

　妊娠初期の悪阻に対する制吐薬として使用されたサリドマイドが胎児に重症奇形を発症させたのは 1950 年代後半から 1960 年代である．この教訓により，薬物の催奇形性に関する認識が普及し，一方では過剰な不安を抱く傾向が生まれた．しかし，医薬品の臨床試験では，倫理的配慮から妊婦・授乳婦は対象から除外されているため，医薬品のヒト胎児や乳児への毒性に関する情報は明らかではないことが多い．そのため，医療者は判断に困り，妊婦・授乳婦は過剰な不安から，必要な治療を忌避したり，不必要な妊娠中絶や断乳を選択することがあり，母子にとって十分な支援がなされていない．

　日本赤十字社医療センターは，「赤ちゃんにやさしい病院（BFHI）」として年間 2,000 組以上の母子への支援を行い，「総合周産期母子医療センター」として多くの合併症妊娠への対応をしてきた．そこで，その経験を活かして，医師と薬剤師の協力のもとに「妊婦・授乳婦の薬」に関する知識を整理し，医療者の判断の参考となる簡便な情報として提供することを企画した．総論では，医師が主要な疾患における「妊婦・授乳婦への薬物療法の基本的考え方」を記述し，各論では，薬剤師が処方例に基づく各薬物の添付文書と海外の薬物リスク情報を参考にして当センターとしての「総合的リスク分類評価」をした．

　この企画の立案が始まった 3 年前頃，国の事業として，国立成育医療センターに「妊娠と薬情報センター」が開設された．妊娠中の服薬に関する最新の情報を提供するとともに，妊娠結果の情報を収集してその薬物の安全性を再評価することが目的である．その実績をもとに，日本における妊婦・授乳婦の薬物投与に関するガイドラインが作成される日も遠くないと思われる．本書はそれまでの間，実地臨床で妊婦・授乳婦に薬物を投与する際に判断の参考としていただければ幸いである．

　　　　2009 年 8 月

　　　　　　　　　　　　　　日本赤十字社医療センター周産母子・小児センター長

　　　　　　　　　　　　　　　　　杉 本 充 弘

目次

I. 妊婦・授乳婦への薬物療法の基本的考え方

 A. 妊婦への薬物療法の基本的考え方 ……………………〈杉本充弘〉 1

 B. 授乳婦への薬物療法の基本的考え方 ………………………………… 3

 C. 評価情報資料の使い方 ………………………………………………… 5

 D. 医薬品各論 ………………………………………………〈植松和子〉 6

  利用の手引 …………………………………………………………… 7

   1）掲載項目 …………………………………………………………… 7

   2）分類基準作成資料 ………………………………………………… 8

   3）総合分類と基準 …………………………………………………… 8

   4）本書分類と資料分類基準全文と要約 …………………………… 9

II. 妊婦・授乳婦への薬物療法

1. 抗菌薬治療の基本的考え方 …………………………………〈安藤常浩〉 15

2. 抗ウイルス薬治療の基本的考え方 …………………………〈木戸道子〉 19

3. 抗炎症薬（非ステロイド）治療の基本的考え方 ……………〈中川潤子〉 22

4. 副腎皮質ステロイド療法の基本的考え方 ……………………〈宮内彰人〉 25

  A. 母体の治療を目的とする場合 ………………………………………… 25

  B. 胎児の治療を目的とする場合 ………………………………………… 26

5. 抗リウマチ薬（DMARD）の基本的考え方 …………………〈玉井和哉〉 27

6. 抗ヒスタミン薬・抗アレルギー薬治療の基本的考え方 ……〈今門純久〉 30

7. 妊娠と糖尿病 ……………………………………………………〈日吉　徹〉 33

8. 抗甲状腺薬・甲状腺ホルモン製剤治療の基本的考え方 ……〈杉本充弘〉 38

  A. 抗甲状腺薬治療の基本的考え方 ……………………………………… 38

  B. 甲状腺ホルモン補充療法の基本的考え方 …………………………… 40

9. 抗結核薬治療の基本的考え方 ………………………〈粟野暢康　生島壮一郎〉 42

10. 気管支喘息治療の基本的考え方 ……………………〈近藤圭介　生島壮一郎〉 45

11. 降圧薬治療の基本的考え方 …………………………………〈安藤一道〉 47

12. 抗血栓薬治療の基本的考え方 ………………………………〈池ノ内浩〉 49

13. 潰瘍性大腸炎，クローン病薬物療法の基本的考え方 ………〈山田　学〉 53

14. 抗腫瘍薬治療の基本的な考え方 ……………………〈宮本信吾　國頭英夫〉 56

15. 乳癌治療における薬物療法の基本的な考え方　　　　〈増田　亮〉59

16. 向精神薬治療の基本的考え方　　　　〈福田倫明〉62

17. 抗てんかん薬治療の基本的考え方　　　　〈鈴木一郎〉65

18. 頭痛治療の基本的考え方　　　　〈鈴木一郎〉67

19. マイナートラブル治療の基本的考え方　　　　70

    A. 風邪（インフルエンザ感染を含む）治療の基本的考え方　　　〈有馬香織〉70

    B. 貧血治療の基本的考え方　　　　〈佐藤真之介〉71

    C. 胃炎治療の基本的考え方　　　　〈滝戸なほみ〉72

    D. 便秘治療の基本的考え方　　　　〈大里文乃〉74

    E. 痔疾治療の基本的な考え方　　　　〈西舘野阿〉75

20. 子宮収縮薬，子宮収縮抑制薬治療の基本的考え方　　　　〈笠井靖代〉77

    A. 子宮収縮薬治療の基本的考え方　　　　78

    B. 子宮収縮抑制薬治療の基本的考え方　　　　79

21. 高プロラクチン血症治療の基本的考え方　　　　〈渡邊理子〉81

◆コラム◆　　妊婦・授乳婦と市販薬　　　　〈鈴木幸之助〉18

    妊婦・授乳婦とサプリメント　　　　〈井出早苗〉21

    妊婦・授乳婦と嗜好品　　　　〈阿部雄悟〉24

    妊婦・授乳婦と麻酔薬　　　　〈細川さつき〉37

    妊婦・授乳婦と漢方薬　　　　〈岡村麻子〉41

    妊婦・授乳婦と造影剤　　　　〈池谷美樹　有馬香織〉69

III. 医薬品各論　〈植松和子　小林映子　濱﨑絵美　清水里紗　市川絵美子　前田早織　三澤　葵〉

1. 抗菌薬

ペニシリン系

ベンジルペニシリンベンザチン水和物 … 84

アンピシリン水和物 …………………… 85

スルタミシリン水和物 ………………… 86

アモキシシリン水和物 ………………… 87

ピペラシリンナトリウム ……………… 88

タゾバクタム／ピペラシリン水和物 … 89

クラブラン酸カリウム／

  アモキシシリン水和物 ……………… 90

セフェム系

セファクロル …………………………… 91

セファゾリンナトリウム水和物 ……… 92

セフォチアム ヘキセチル塩酸塩 ……… 93

セフメタゾールナトリウム …………… 94

フロモキセフナトリウム ……………… 95

セフィキシム水和物 …………………… 96

セフカペン ピボキシル塩酸塩水和物 …… 97

セフジトレン ピボキシル ……………… 98

セフジニル ……………………………… 99

セフテラム ピボキシル ……………… 100

セフポドキシム プロキセチル ……… 101

セフォタキシムナトリウム ………… 102

スルバクタムナトリウム／

  セフォペラゾンナトリウム ………… 103

セフトリアキソンナトリウム水和物 …… 104

セフタジジム水和物 ………………… 105

セフピロム …………………………… 106

セフェピム塩酸塩水和物 …………… 107

ペネム系

ファロペネムナトリウム水和物 …… 108

カルバペネム系

イミペネム水和物／

  シラスタチンナトリウム …………… 109

メロペネム水和物 …………………… 110

ビアペネム …………………………… 111

ドリペネム水和物 …………………… 112

マクロライド系

エリスロマイシンステアリン酸塩 ……… 113
クラリスロマイシン ……………………… 114
ロキシスロマイシン ……………………… 115
アジスロマイシン水和物 ………………… 116

リンコマイシン系

クリンダマイシン塩酸塩 ………………… 117

テトラサイクリン系

ミノサイクリン塩酸塩 …………………… 118
ドキシサイクリン塩酸塩水和物 ………… 119
テトラサイクリン塩酸塩 ………………… 120

ニューキノロン系

オフロキサシン …………………………… 121
レボフロキサシン水和物 ………………… 122
塩酸シプロフロキサシン ………………… 123
トスフロキサシン水和物 ………………… 124
パズフロキサシンメシル酸塩 …………… 125
モキシフロキサシン塩酸塩 ……………… 126
メシル酸ガレノキサシン水和物 ………… 127
シタフロキサシン水和物 ………………… 128

ホスホマイシン系

ホスホマイシンカルシウム水和物 …… 129

アミノグリコシド系

アミカシン ………………………………… 130
カナマイシン ……………………………… 131
ゲンタマイシン …………………………… 132
トブラマイシン …………………………… 133
ストレプトマイシン ……………………… 134
アルベカシン ……………………………… 135

グリコペプチド系

バンコマイシン …………………………… 136

サルファ剤

スルファメトキサゾール /
　トリメトプリム ………………………… 137

リポペプチド系

ダプトマイシン …………………………… 138

ポリペプチド系

コリスチン ………………………………… 139

眼科用剤

ガチフロキサシン水和物 ………………… 140

2. 抗原虫用薬

メトロニダゾール ………………………… 141

3. 抗真菌薬

イトラコナゾール ………………………… 142
テルビナフィン塩酸塩 …………………… 143
アムホテリシン B ………………………… 144
フルコナゾール …………………………… 145
カスポファンギン ………………………… 146
ボリコナゾール …………………………… 147

4. 抗ウイルス薬

アシクロビル ……………………………… 148
バラシクロビル …………………………… 149
ザナミビル水和物 ………………………… 150
オセルタミビルリン酸塩 ………………… 151
アマンタジン ……………………………… 152
ラニナミビルオクタン酸エステル水和物 153
ペラミビル水和物 ………………………… 154
エンテカビル水和物 ……………………… 155
リバビリン ………………………………… 156
ガンシクロビル …………………………… 157
バルガンシクロビル ……………………… 158
ファムシクロビル ………………………… 159

5. 非ステロイド性消炎鎮痛薬・解熱鎮痛薬

解熱鎮痛薬

アセトアミノフェン ……………………… 160

鎮痛薬

ペンタゾシン ……………………………… 161
ブプレノルフィン塩酸塩 ………………… 162
プレガバリン ……………………………… 163
イソプロピルアンチピリン /
　アセトアミノフェン /
　アリルイソプロピルアセチル尿素 /
　無水カフェイン ………………………… 164
トラマドール塩酸塩 ……………………… 165
フェンタニル ……………………………… 166

非ステロイド性消炎鎮痛薬

メフェナム酸 ……………………………… 167
インドメタシン …………………………… 168
ジクロフェナクナトリウム ……………… 169
イブプロフェン …………………………… 170
ロキソプロフェンナトリウム水和物 …… 171
ザルトプロフェン ………………………… 172
ナプロキセン ……………………………… 173
メロキシカム ……………………………… 174
ロルノキシカム …………………………… 175
チアラミド塩酸塩 ………………………… 176
セレコキシブ ……………………………… 177
エトドラク ………………………………… 178

6. 副腎皮質ホルモン

プレドニゾロン …………………………… 179
メチルプレドニゾロン …………………… 180
デキサメタゾン …………………………… 181
ベタメタゾン ……………………………… 182
ヒドロコルチゾン ………………………… 183

7. 免疫抑制薬

シクロスポリン …………………………… 184
タクロリムス水和物 ……………………… 185
アザチオプリン …………………………… 186

目次　iii

ミゾリビン ‥‥‥‥‥‥‥‥‥‥‥‥‥‥‥ 187
ミコフェノール酸 モフェチル ‥‥‥‥‥‥ 188

8. 抗アレルギー薬
ジフェンヒドラミン塩酸塩 ‥‥‥‥‥‥‥ 189
d-クロルフェニラミンマレイン酸塩 ‥‥‥ 190
プロメタジン塩酸塩 ‥‥‥‥‥‥‥‥‥‥ 191
シプロヘプタジン塩酸塩水和物 ‥‥‥‥‥ 192
セチリジン塩酸塩 ‥‥‥‥‥‥‥‥‥‥‥ 193
レボセチリジン塩酸塩 ‥‥‥‥‥‥‥‥‥ 194
フェキソフェナジン塩酸塩 ‥‥‥‥‥‥‥ 195
フェキソフェナジン塩酸塩 /
　塩酸プソイドエフェドリン ‥‥‥‥‥‥ 196
ベポタスチンベシル酸塩 ‥‥‥‥‥‥‥‥ 197
オキサトミド ‥‥‥‥‥‥‥‥‥‥‥‥‥ 198
オロパタジン塩酸塩 ‥‥‥‥‥‥‥‥‥‥ 199
ケトチフェンフマル酸塩 ‥‥‥‥‥‥‥‥ 200
ロラタジン ‥‥‥‥‥‥‥‥‥‥‥‥‥‥ 201
エピナスチン塩酸塩 ‥‥‥‥‥‥‥‥‥‥ 202
メキタジン ‥‥‥‥‥‥‥‥‥‥‥‥‥‥ 203
セラトロダスト ‥‥‥‥‥‥‥‥‥‥‥‥ 204
プランルカスト水和物 ‥‥‥‥‥‥‥‥‥ 205
モンテルカストナトリウム ‥‥‥‥‥‥‥ 206
クロモグリク酸ナトリウム ‥‥‥‥‥‥‥ 207
イブジラスト ‥‥‥‥‥‥‥‥‥‥‥‥‥ 208
トラニラスト ‥‥‥‥‥‥‥‥‥‥‥‥‥ 209
スプラタスト ‥‥‥‥‥‥‥‥‥‥‥‥‥ 210
モメタゾンフラン水和物 ‥‥‥‥‥‥‥‥ 211

9. 糖尿病治療薬
インスリン アスパルト（遺伝子組換え） 212
インスリン デグルデク（遺伝子組換え） 213
インスリン デテミル（遺伝子組換え）‥ 214
インスリン グラルギン（遺伝子組換え） 215
インスリン グルリジン（遺伝子組換え） 216
インスリン リスプロ（遺伝子組換え）‥ 217
ヒトインスリン（遺伝子組換え）‥‥‥‥ 218
グリベンクラミド ‥‥‥‥‥‥‥‥‥‥‥ 219
グリクラジド ‥‥‥‥‥‥‥‥‥‥‥‥‥ 220
グリメピリド ‥‥‥‥‥‥‥‥‥‥‥‥‥ 221
ナテグリニド ‥‥‥‥‥‥‥‥‥‥‥‥‥ 222
ミチグリニドカルシウム水和物 ‥‥‥‥‥ 223
レパグリニド ‥‥‥‥‥‥‥‥‥‥‥‥‥ 224
メトホルミン塩酸塩 ‥‥‥‥‥‥‥‥‥‥ 225
アカルボース ‥‥‥‥‥‥‥‥‥‥‥‥‥ 226
ボグリボース ‥‥‥‥‥‥‥‥‥‥‥‥‥ 227
ミグリトール ‥‥‥‥‥‥‥‥‥‥‥‥‥ 228
ピオグリタゾン塩酸塩 ‥‥‥‥‥‥‥‥‥ 229
シタグリプチンリン酸塩水和物 ‥‥‥‥‥ 230
ビルダグリプチン ‥‥‥‥‥‥‥‥‥‥‥ 231
アログリプチン安息香酸塩 ‥‥‥‥‥‥‥ 232

リナグリプチン ‥‥‥‥‥‥‥‥‥‥‥‥ 233
テネリグリプチン臭化水素酸塩水和物 ‥ 234
アナグリプチン ‥‥‥‥‥‥‥‥‥‥‥‥ 235
サキサグリプチン水和物 ‥‥‥‥‥‥‥‥ 236
トレラグリプチン ‥‥‥‥‥‥‥‥‥‥‥ 237
リラグルチド（遺伝子組換え）‥‥‥‥‥ 238
エキセナチド ‥‥‥‥‥‥‥‥‥‥‥‥‥ 239
リキシセナチド ‥‥‥‥‥‥‥‥‥‥‥‥ 240
イプラグリフロジン L-プロリン ‥‥‥‥ 241
ダパグリフロジンプロピレングリコール
　水和物 ‥‥‥‥‥‥‥‥‥‥‥‥‥‥‥ 242
ルセオグリフロジン ‥‥‥‥‥‥‥‥‥‥ 243
トホグリフロジン水和物 ‥‥‥‥‥‥‥‥ 244
カナグリフロジン水和物 ‥‥‥‥‥‥‥‥ 245
エンパグリフロジン ‥‥‥‥‥‥‥‥‥‥ 246

10. 痛風治療薬
アロプリノール ‥‥‥‥‥‥‥‥‥‥‥‥ 247
コルヒチン ‥‥‥‥‥‥‥‥‥‥‥‥‥‥ 248

11. 頻尿治療薬
フラボキサート塩酸塩 ‥‥‥‥‥‥‥‥‥ 249
オキシブチニン塩酸塩 ‥‥‥‥‥‥‥‥‥ 250
プロピベリン ‥‥‥‥‥‥‥‥‥‥‥‥‥ 251
イミダフェナシン ‥‥‥‥‥‥‥‥‥‥‥ 252
コハク酸ソリフェナシン ‥‥‥‥‥‥‥‥ 253
フェソテロジンフマル酸塩 ‥‥‥‥‥‥‥ 254
ミラベグロン ‥‥‥‥‥‥‥‥‥‥‥‥‥ 255

12. 甲状腺疾患治療薬
レボチロキシンナトリウム水和物 ‥‥‥‥ 256
プロピルチオウラシル ‥‥‥‥‥‥‥‥‥ 257
チアマゾール ‥‥‥‥‥‥‥‥‥‥‥‥‥ 258

ヨウ素
ヨウ化カリウム ‥‥‥‥‥‥‥‥‥‥‥‥ 259

13. 抗結核薬
イソニアジド ‥‥‥‥‥‥‥‥‥‥‥‥‥ 260
リファンピシン ‥‥‥‥‥‥‥‥‥‥‥‥ 261
エタンブトール塩酸塩 ‥‥‥‥‥‥‥‥‥ 262
ピラジナミド ‥‥‥‥‥‥‥‥‥‥‥‥‥ 263
リファブチン ‥‥‥‥‥‥‥‥‥‥‥‥‥ 264

14. 気管支喘息治療薬
ブデソニド ‥‥‥‥‥‥‥‥‥‥‥‥‥‥ 265
フルチカゾンプロピオン酸エステル ‥‥‥ 266
プロカテロール塩酸塩水和物 ‥‥‥‥‥‥ 267
テオフィリン ‥‥‥‥‥‥‥‥‥‥‥‥‥ 268
クレンブテロール塩酸塩 ‥‥‥‥‥‥‥‥ 269
アミノフィリン水和物 ‥‥‥‥‥‥‥‥‥ 270
サルブタモール ‥‥‥‥‥‥‥‥‥‥‥‥ 271
ベクロメタゾンプロピオン酸エステル ‥ 272
チオトロピウム ‥‥‥‥‥‥‥‥‥‥‥‥ 273
シクレソニド ‥‥‥‥‥‥‥‥‥‥‥‥‥ 274

サルメテロールキシナホ酸塩 /
　フルチカゾンプロピオン酸エステル … 275
ブデソニド / ホルモテロールフマル酸塩
　水和物 ……………………………… 276
ビランテロール / フルチカゾン ……… 277
オマリズマブ ……………………………… 278

15. 降圧薬

交感神経中枢抑制薬
メチルドパ水和物 ……………………… 279

血管拡張性降圧薬
ヒドララジン塩酸塩 …………………… 280

カルシウム拮抗薬
ニフェジピン ……………………………… 281
ニカルジピン塩酸塩 …………………… 282
ジルチアゼム塩酸塩 …………………… 283
アムロジピンベシル酸塩 ……………… 284
アゼルニジピン …………………………… 285
シルニジピン ……………………………… 286

アンジオテンシン変換酵素阻害薬（ACE 阻害薬）
エナラプリルマレイン酸塩 …………… 287
ペリンドプリルエルブミン …………… 288

アンジオテンシンII受容体拮抗薬（ARB）
ロサルタンカリウム …………………… 289
カンデサルタン シレキセチル ……… 290
バルサルタン ……………………………… 291
テルミサルタン …………………………… 292
オルメサルタン メドキソミル ……… 293
イルベサルタン …………………………… 294
アジルサルタン …………………………… 295

β遮断薬
プロプラノロール塩酸塩 ……………… 296
アテノロール ……………………………… 297
メトプロロール酒石酸塩 ……………… 298
カルベジロール …………………………… 299
ビソプロロールフマル酸塩 …………… 300

α遮断薬
プラゾシン塩酸塩 ………………………… 301
ドキサゾシンメシル酸塩 ……………… 302

αβ遮断薬
ラベタロール塩酸塩 …………………… 303

その他
アリスキレンフマル酸塩 ……………… 304

16. 利尿薬

サイアザイド系
トリクロルメチアジド ………………… 305
ヒドロクロロチアジド ………………… 306

ループ系
フロセミド ………………………………… 307
トラセミド ………………………………… 308

カリウム保持系
スピロノラクトン ………………………… 309
エプレレノン ……………………………… 310

その他
トルバプタン ……………………………… 311

17. 強心薬
ジゴキシン ………………………………… 312

18. 抗不整脈薬
リドカイン ………………………………… 313
メキシレチン塩酸塩 …………………… 314
ジソピラミド ……………………………… 315
フレカイニド酢酸塩 …………………… 316
ベラパミル ………………………………… 317
ランジオロール …………………………… 318
アミオダロン塩酸塩 …………………… 319
ベプリジル塩酸塩水和物 ……………… 320

19. 狭心症治療薬
ニトログリセリン ………………………… 321
硝酸イソソルビド ………………………… 322
一硝酸イソソルビド …………………… 323
ニコランジル ……………………………… 324

20. 脂質異常症治療薬

スタチン系
プラバスタチンナトリウム …………… 325
シンバスタチン …………………………… 326
フルバスタチンナトリウム …………… 327
アトルバスタチンカルシウム水和物 … 328
ピタバスタチンカルシウム水和物 … 329
ロスバスタチンカルシウム …………… 330

その他
ベザフィブラート ………………………… 331
フェノフィブラート …………………… 332
オメガ 3 脂肪酸エチル ………………… 333
エゼチミブ ………………………………… 334

21. 止血薬
トラネキサム酸 …………………………… 335
カルバゾクロムスルホン酸
　ナトリウム水和物 …………………… 336

22. 抗血栓薬

抗血小板薬
アスピリン ………………………………… 337
ジピリダモール …………………………… 338
チクロピジン塩酸塩 …………………… 339
シロスタゾール …………………………… 340
プラスグレル塩酸塩 …………………… 341
クロピドグレル …………………………… 342

抗凝固薬
ワルファリンカリウム ………………… 343
エドキサバン水和物 …………………… 344

目次　v

リバーロキサバン ・・・・・・・・・・・・・・・・・・・・・・・・ 345
アピキサバン ・・・・・・・・・・・・・・・・・・・・・・・・・・・・ 346
ダビガトランエテキシラートメタンスルホン
酸塩 ・・・・・・・・・・・・・・・・・・・・・・・・・・・・・・・・・・・ 347
ヘパリンカルシウム ・・・・・・・・・・・・・・・・・・・・ 348
エノキサパリンナトリウム ・・・・・・・・・・・・・ 349
フォンダパリヌクスナトリウム ・・・・・・・・・ 350
トロンボモデュリン アルファ ・・・・・・・・・ 351

23. 抗不安薬・睡眠薬
抗不安薬
エチゾラム ・・・・・・・・・・・・・・・・・・・・・・・・・・・・ 352
ジアゼパム ・・・・・・・・・・・・・・・・・・・・・・・・・・・・ 353
ロラゼパム ・・・・・・・・・・・・・・・・・・・・・・・・・・・・ 354
アルプラゾラム ・・・・・・・・・・・・・・・・・・・・・・・・ 355
クロチアゼパム ・・・・・・・・・・・・・・・・・・・・・・・・ 356
ブロマゼパム ・・・・・・・・・・・・・・・・・・・・・・・・・・ 357

抗不安薬・睡眠薬
ロフラゼプ酸エチル ・・・・・・・・・・・・・・・・・・・ 358
ゾピクロン ・・・・・・・・・・・・・・・・・・・・・・・・・・・・ 359
リルマザホン塩酸塩水和物 ・・・・・・・・・・・・ 360
ブロチゾラム ・・・・・・・・・・・・・・・・・・・・・・・・・・ 361
エスゾピクロン ・・・・・・・・・・・・・・・・・・・・・・・・ 362

睡眠・鎮静薬
トリアゾラム ・・・・・・・・・・・・・・・・・・・・・・・・・・ 363
エスタゾラム ・・・・・・・・・・・・・・・・・・・・・・・・・・ 364
クアゼパム ・・・・・・・・・・・・・・・・・・・・・・・・・・・・ 365
ゾルピデム酒石酸塩 ・・・・・・・・・・・・・・・・・・・ 366
ヒドロキシジンパモ酸塩 ・・・・・・・・・・・・・・・ 367
ミダゾラム ・・・・・・・・・・・・・・・・・・・・・・・・・・・・ 368
フルニトラゼパム ・・・・・・・・・・・・・・・・・・・・・ 369
デクスメデトミジン ・・・・・・・・・・・・・・・・・・・ 370

睡眠薬
ラメルテオン ・・・・・・・・・・・・・・・・・・・・・・・・・・ 371
スボレキサント ・・・・・・・・・・・・・・・・・・・・・・・・ 372

24. 抗精神病薬・抗うつ薬
抗精神病薬
クロルプロマジン塩酸塩 ・・・・・・・・・・・・・・・ 373
レボメプロマジンマレイン酸塩 ・・・・・・・・・ 374
ペルフェナジンマレイン酸塩 ・・・・・・・・・・・ 375
ハロペリドール ・・・・・・・・・・・・・・・・・・・・・・・・ 376
リスペリドン ・・・・・・・・・・・・・・・・・・・・・・・・・・ 377
パリペリドン ・・・・・・・・・・・・・・・・・・・・・・・・・・ 378
ブロナンセリン ・・・・・・・・・・・・・・・・・・・・・・・・ 379
クロザピン ・・・・・・・・・・・・・・・・・・・・・・・・・・・・ 380
オランザピン ・・・・・・・・・・・・・・・・・・・・・・・・・・ 381
クエチアピンフマル酸塩 ・・・・・・・・・・・・・・・ 382
アリピプラゾール ・・・・・・・・・・・・・・・・・・・・・ 383
炭酸リチウム ・・・・・・・・・・・・・・・・・・・・・・・・・・ 384

抗うつ薬
アミトリプチリン塩酸塩 ・・・・・・・・・・・・・・・ 385
イミプラミン塩酸塩 ・・・・・・・・・・・・・・・・・・・ 386
クロミプラミン塩酸塩 ・・・・・・・・・・・・・・・・・ 387
アモキサピン ・・・・・・・・・・・・・・・・・・・・・・・・・・ 388
マプロチリン塩酸塩 ・・・・・・・・・・・・・・・・・・・ 389
ミアンセリン塩酸塩 ・・・・・・・・・・・・・・・・・・・ 390
パロキセチン塩酸塩水和物 ・・・・・・・・・・・・ 391
フルボキサミンマレイン酸塩 ・・・・・・・・・・・ 392
塩酸セルトラリン ・・・・・・・・・・・・・・・・・・・・・ 393
エスシタロプラム ・・・・・・・・・・・・・・・・・・・・・ 394
トラゾドン塩酸塩 ・・・・・・・・・・・・・・・・・・・・・ 395
ミルナシプラン塩酸塩 ・・・・・・・・・・・・・・・・・ 396
デュロキセチン塩酸塩 ・・・・・・・・・・・・・・・・・ 397
ミルタザピン ・・・・・・・・・・・・・・・・・・・・・・・・・・ 398

中枢神経刺激薬
メチルフェニデート塩酸塩 ・・・・・・・・・・・・・ 399

25. 抗てんかん薬
カルバマゼピン ・・・・・・・・・・・・・・・・・・・・・・・・ 400
フェノバルビタール ・・・・・・・・・・・・・・・・・・・ 401
クロナゼパム ・・・・・・・・・・・・・・・・・・・・・・・・・・ 402
バルプロ酸ナトリウム ・・・・・・・・・・・・・・・・・ 403
フェニトイン ・・・・・・・・・・・・・・・・・・・・・・・・・・ 404
ゾニサミド ・・・・・・・・・・・・・・・・・・・・・・・・・・・・ 405
ガバペンチン ・・・・・・・・・・・・・・・・・・・・・・・・・・ 406
トピラマート ・・・・・・・・・・・・・・・・・・・・・・・・・・ 407
ラモトリギン ・・・・・・・・・・・・・・・・・・・・・・・・・・ 408
レベチラセタム ・・・・・・・・・・・・・・・・・・・・・・・・ 409

26. パーキンソン病治療薬・乳汁分泌抑制薬
カベルゴリン ・・・・・・・・・・・・・・・・・・・・・・・・・・ 410
プラミペキソール塩酸塩水和物 ・・・・・・・・・ 411
ロチゴチン ・・・・・・・・・・・・・・・・・・・・・・・・・・・・ 412
イストラデフィリン ・・・・・・・・・・・・・・・・・・・ 413

27. めまい治療薬
ジフェンヒドラミンサリチル酸塩 /
ジプロフィリン / ダイフィリン ・・・・・・・ 414
ジメンヒドリナート ・・・・・・・・・・・・・・・・・・・ 415
ベタヒスチンメシル酸塩 ・・・・・・・・・・・・・・・ 416

28. 筋緊張緩和薬
バクロフェン ・・・・・・・・・・・・・・・・・・・・・・・・・・ 417
チザニジン塩酸塩 ・・・・・・・・・・・・・・・・・・・・・ 418
エペリゾン塩酸塩 ・・・・・・・・・・・・・・・・・・・・・ 419
ダントロレンナトリウム水和物 ・・・・・・・・・ 420
ベクロニウム臭化物 ・・・・・・・・・・・・・・・・・・・ 421
ロクロニウム臭化物 ・・・・・・・・・・・・・・・・・・・ 422

29. 片頭痛治療薬
トリプタン系
スマトリプタン ・・・・・・・・・・・・・・・・・・・・・・・・ 423
ゾルミトリプタン ・・・・・・・・・・・・・・・・・・・・・ 424

エレトリプタン臭化水素酸塩 ···· ········ 425
ナラトリプタン塩酸塩 ················· 426

その他

ジヒドロエルゴタミンメシル酸塩 ······· 427
塩酸ロメリジン ····················· 428

30. 鎮咳薬

デキストロメトルファン臭化水素酸塩
水和物 ························ 429
コデインリン酸塩水和物 ··············· 430
ジメモルファンリン酸塩 ··············· 431

31. 気道潤滑薬

ブロムヘキシン塩酸塩 ················· 432
L-カルボシステイン ·················· 433
アンブロキソール塩酸塩 ··············· 434
フドステイン ······················· 435

32. 含そう剤

ポビドンヨード ····················· 436
アズレンスルホン酸ナトリウム水和物
水溶性アズレン L-グルタミン ······ 437

33. 口腔乾燥症状改善薬

ピロカルピン塩酸塩 （錠）··········· 438

34. 鉄剤

鉄化合物製剤 （乾燥硫酸鉄）········· 439
鉄化合物製剤 （クエン酸第一鉄
ナトリウム)···················· 440

35. 下剤・制酸剤

酸化マグネシウム ··················· 441

36. 下剤

センナ・センナ実 ··················· 442
センノシド A・B カルシウム ·········· 443
ピコスルファートナトリウム水和物 ····· 444
ビサコジル ························· 445
ルビプロストン ····················· 446

37. 排便促進剤

炭酸水素ナトリウム
無水リン酸二水素ナトリウム ······· 447

38. 整腸剤

ビフィズス菌 ······················ 448

39. 過敏性腸症候群治療薬

ラモセトロン ······················ 449

40. 下痢止

ロペラミド塩酸塩 ··················· 450

41. 消化性潰瘍治療薬

胃粘膜保護薬

スクラルファート水和物 ·············· 451
水酸化アルミニウムゲル /
水酸化マグネシウム ············· 452
テプレノン ························· 453
レバミピド ························· 454

H₂ ブロッカー

ファモチジン ······················ 455
ラニチジン塩酸塩 ··················· 456
ラフチジン ························· 457

鎮痙薬

ブチルスコポラミン臭化物 ············ 458

プロトンポンプインヒビター

ランソプラゾール ··················· 459
オメプラゾール ····················· 460
ラベプラゾールナトリウム ············ 461
エソメプラゾールマグネシウム水和物 ··· 462
ボノプラザンフマル酸塩 ·············· 463

プロスタグランジン製剤

ミソプロストール ··················· 464

42. 消化管機能改善薬

ドンペリドン ······················ 465
メトクロプラミド ··················· 466
モサプリド水和物 ··················· 467
アコチアミド水和物 ················· 468
インフリキシマブ （遺伝子組換え)········ 469

43. 潰瘍性大腸炎治療薬

サラゾスルファピリジン ·············· 470
メサラジン ························· 471

44. 肝不全治療薬

ラクツロース ······················ 472

45. 痔疾治療薬

ジフルコルトロン吉草酸エステル /
リドカイン ····················· 473
大腸菌死菌浮遊液 / ヒドロコルチゾン ··· 474
ヒドロコルチゾン / フラジオマイシン /
ジブカイン塩酸塩 / エスクロシド ····· 475

46. 抗リウマチ薬

ブシラミン ························· 476
イグラチモド ······················ 477
メトトレキサート ··················· 478
トファシチニブ ····················· 479
エタネルセプト （遺伝子組換え)········ 480
アダリムマブ （遺伝子組換え)········ 481
セルトリズマブ ペゴル ·············· 482
トシリズマブ （遺伝子組換え)········ 483
アバタセプト ······················ 484

47. 骨・カルシウム代謝薬

アレンドロン酸ナトリウム水和物 ······· 485
リセドロン酸ナトリウム水和物 ········· 486
ミノドロン酸水和物 ················· 487
イバンドロン酸ナトリウム水和物 ······· 488
アルファカルシドール ················ 489
エルデカルシトール ················· 490
メナテトレノン ····················· 491

目次　vii

テリパラチド（遺伝子組換え）……………… 492

48. 女性ホルモン製剤

プロゲステロン ……………………………… 493

ノルエチステロン

エチニルエストラジオール …………… 494

ジエノゲスト ………………………………… 495

49. 夜尿症治療薬

デスモプレシン酢酸塩水和物（錠）……… 496

医薬品索引 ……………………………………………………………………………… 499

事項索引 ……………………………………………………………………………… 510

Ⅰ. 妊婦・授乳婦への薬物療法の基本的考え方

A 妊婦への薬物療法の基本的考え方

1）情報の吟味

　薬物の催奇形性と胎児毒性を考える際は，薬物と無関係に起きる奇形発生率，流産率，死産率などを念頭に置き，判断根拠となる情報の特徴を吟味して考察することが肝要である．限られた情報の考察には，薬物疫学，臨床薬理学，薬物の体内動態，発生学などの観点が必要である[1]．基本的知識として，薬物の胎盤通過性，催奇形性の絶対感受期，薬物投与経路による血中濃度の違いなどが求められる．

2）薬物の胎盤通過性

　多くの薬物は胎盤を通過し，胎児の血中に移行する．胎盤を通過しやすいのは，分子量の小さい（300〜600 程度）薬物，pKa 値が血液 pH に近い塩基性の薬物などである[2]．

3）妊娠時期と薬物の影響

　受精から神経管の形成が始まる受精後 18 日までに投与された薬物の影響を受けた受精卵は，流産するか，あるいは完全に修復されて後遺症を残すことはない．しかし例外として，体内に長期間蓄積されるエトレチナート（角化症治療薬）やリバビリン（抗肝炎ウイルス薬）などの薬物は，妊娠成立前の投与であっても，催奇形性のリスクがある[3]．受精後 19 日から 37 日（妊娠 2 カ月）は器官形成期で催奇形性の絶対感受期あるいは臨界期と呼ばれ催奇形性の点から最も薬物に敏感な時期である．妊娠 3〜4 カ月は催奇形性のある薬物の投与はなお慎重を要する．また，妊娠 16 週以後の薬物投与では，薬物の毒性が問題となり，胎児・新生児に影響を与える．胎児への有害作用およびその結果として，羊水量減少など胎児環境の悪化，胎児発育不全，胎児機能不全，胎児死亡などが問題となる．また新生児期に薬物残留障害がみられることがある．

　「産婦人科診療ガイドライン産科編 2017」にはヒトで催奇形性・胎児毒性を示す代表的医薬品が妊娠時期別に整理されており，参考となるので一部改変し引用掲載する（表 1, 2）[4, 5]．表の注意点として，発生頻度は必ずしも高くないこと，抗悪性腫瘍薬としてのみ用いる薬は除外されていることに留意されたい．

4）薬物投与経路による血中濃度の違い

　同じ薬物でも投与経路により血中濃度が異なり，一般に，①静脈内投与，②経口投与，③局所投与の順で高い．一方，母体血中濃度が高いほど胎盤を通過する薬物量は多くなり，胎児に与える薬物の影響は大きくなる．

表1　ヒトで催奇形性が報告されている主な医薬品

分類	一般名	主な商品名	報告された異常
皮膚角化症治療薬	エトレチナート	チガソン	レチノイド胎児症: 顔面・中枢神経・心血管異常
	ビタミンA（大量）	チョコラA	レチノイド胎児症: 顔面・中枢神経・心血管異常
抗腫瘍・睡眠薬	サリドマイド	サレド	サリドマイド胎芽病: 四肢形成不全・内臓奇形
抗腫瘍・免疫抑制薬	シクロホスファミド	エンドキサン	顔面・四肢奇形
	メトトレキサート	リウマトレックス	メトトレキサート胎芽病: 流産, 頭蓋・顔面奇形
免疫抑制薬	ミコフェノール酸モフェチル	セルセプト	流産, 顔面・四肢・内臓奇形
消化性潰瘍治療薬	ミソプロストール	サイトテック	流産, メビウス症候群, 四肢奇形
抗血栓薬	ワルファリンカリウム	ワーファリン	ワルファリン胎芽病: 軟骨形成不全・中枢神経異常
子宮内膜症治療薬	ダナゾール	ボンゾール	女性外性器の男性化
抗甲状腺薬	チアマゾール	メルカゾール	MMI奇形症候群: 頭皮欠損・臍帯ヘルニア・食道閉鎖
抗てんかん薬	カルバマゼピン	テグレトール	神経管閉鎖不全・尿路奇形・心奇形
	トリメタジオン	ミノアレ	胎児トリメタジオン症候群
	バルプロ酸ナトリウム	デパケン	神経管閉鎖不全, 胎児バルプロ酸症候群
	フェニトイン	ヒダントール	胎児ヒダントイン症候群
	フェノバルビタール	フェノバール	口唇・口蓋裂

（日本産科婦人科学会, 日本産婦人科医会. 産婦人科ガイドライン産科編 2017. p.72-87[4], 林　昌洋. 薬事.
2011; 53: 1085-9[5] より改変）

表2　ヒトで胎児毒性が報告されている主な医薬品

分類	一般名	主な商品名	報告された異常
妊娠中・後期			
抗菌薬	アミノグリコシド系抗結核薬	カナマイシン注, ストレプトマイシン注	第VIII脳神経障害・先天性聴力障害
	テトラサイクリン	アクロマイシン, レダマイシン	歯牙着色, エナメル質形成不全
降圧薬	アンジオテンシン変換酵素阻害薬(ACE-I)	カプトプリル, レニベース	胎児腎障害・無尿・羊水過少・肺低形成: ポッター症候群
	アンジオテンシンII受容体拮抗薬(ARB)	ニューロタン, バルサルタン	胎児腎障害・無尿・羊水過少・肺低形成: ポッター症候群
消化性潰瘍治療薬	ミソプロストール	サイトテック	早産
抗血栓薬	ワルファリンカリウム	ワーファリン	胎児発育不全, 軟骨形成不全
妊娠後期			
非ステロイド系抗炎症薬（NASAIDs）	インドメタシン, ジクロフェナクナトリウム	インダシン, ボルタレン	動脈管収縮・肺高血圧, 羊水過少, 新生児壊死性腸炎

（日本産科婦人科学会, 日本産婦人科医会. 産婦人科ガイドライン産科編 2017. p.72-87[4], 林　昌洋. 薬事.
2011; 53: 1085-9[5] より改変）

5）医療者の対応

　　以上の基本的知識を踏まえて, 個別の医薬品添付文書と胎児に対する薬物の危険度評価など医学的根拠のある情報をもとに, 薬物療法が必要な病態, 薬物の有益性と有害作用を妊婦に十分説

明したうえで薬物療法を行うことが肝要である．そのためには，妊婦の主治医による薬物治療の必要性と薬剤師による使用上の注意情報を共有した連携診療が重要である．

B 授乳婦への薬物療法の基本的考え方

1）母乳育児の継続重視

　母乳育児中に母親が薬物療法を必要とする場合は，薬物療法の必要性と有害作用の説明に加えて，母乳育児の有益性と母乳を中止した場合の不利益を説明することも必要である．授乳婦の薬物療法では，乳児への影響を最小限にしたうえで，できるだけ授乳を継続することが望ましい[6]（表3）．

2）薬物の母乳移行

　大部分の薬物は授乳中に投与しても母乳への移行はわずかな量であり，有害ではないといわれている．高分子化合物の母乳移行は制限されるが，多くの薬物は分子量が250〜500にあり，母乳移行が可能である．母乳移行しやすいのは，弱塩基性薬物，脂溶性薬物，血漿タンパク結合率が低い薬物などである．乳児に移行する量は，通常では母親に投与された薬物量の1%以下である．乳児の1日薬物摂取量は，母乳中の濃度と1日哺乳量との積であり，薬物の影響を評価する指標となる．また，相対的乳児薬物投与量（relative infant dose：RID）は薬物投与量を母と

表3　薬物療法時の母乳育児支援

- 授乳婦の薬物療法に必要な視点
  ①乳児への影響を最小限にする
  ②できるだけ母乳育児を継続する

- 授乳婦の薬物療法で必要な説明
  ①薬物療法の必要性
  ②薬物の有害作用
  ③母乳育児のベネフィット
  ④母乳を中止した場合の不利益

表4　薬物の母乳・乳児への移行

- 母乳に移行しやすい薬物
  ①分子量の小さい（MW500以下）薬物
  ②弱塩基性薬物
  ③脂溶性薬物
  ④血漿タンパク結合率が低い薬物
  ⑤半減期（T1/2）の長い薬物
  ⑥中枢神経に作用する薬物

- 授乳児への薬物移行量
  ①母乳中濃度は母体血中濃度とM/P比で算出され，乳児の1日薬物摂取量（母乳中濃度×1日哺乳量）を指標とすると，乳児への移行は母親に投与された薬物量の通常1%以下である
  ②相対的乳児薬物投与量（RID）は薬物投与量を母親と児の体重で標準化して評価する指標であり，RID 10%未満であれば，一般的に安全とみなされる（多くの薬物のRIDは1%未満）

児の体重で標準化して評価する指標であり，10％未満であれば，一般的に安全とみなされる．成書における RID は，母親の体重が 70kg，哺乳量が 150mL/kg/ 日のモデルケースで計算されている．実際には，多くの薬物の RID は 1％未満である（表4）[6]．

3）薬物投与のリスク評価

日本の薬物添付文書には，主に動物実験の結果に基づき，「授乳を避けること」「授乳を中止させることが望ましい」「治療上の有益性が危険性を上回ると判断される場合のみ投与すること」などと記載されている．しかし，同じ薬物でも米国では，ヒト授乳婦の臨床研究で「母乳からは薬物が検出されなかった」もの，書籍「Drugs in Pregnancy and Lactation」[3] で「授乳と両立」と評価しているものがあり，日本とは対応が異なっている．ヒトの母乳移行情報，乳児への有害性情報を根拠として臨床判断することが望ましい．

4）薬物投与における注意事項

米国小児科学会（American Academy of Pediatrics：APP）の指針（2001～2009）[7] では，授乳婦に薬物を投与する際に考慮すべきこととして，①薬物療法が本当に必要な場合は，小児科医と授乳婦の主治医が相談して何を選択するかを決めること，②最も安全な薬物を選ぶこと，③児に危険性がある薬物の場合は，乳児の薬物血中濃度測定を検討すること，④乳児への薬物の影響を最小にするために，授乳直後か，または児が眠る直前に薬物を服用すること，などが挙げられている．しかし，乳汁中の薬物濃度のピークを避けることは難しく，乳児の薬物摂取量が少なくかつ EI や RID が 10％未満の多くの薬物では，薬物濃度のピークを考慮する必要はない．

5）授乳中に注意を要する薬剤

授乳中に注意を要する薬物を以下に述べる[6]．

① 抗悪性腫瘍薬

抗悪性腫瘍薬による母親のベネフィットは大きく，有害事象によるリスクとのバランス評価は他の薬物とは異なる．母乳からの抗悪性腫瘍薬曝露のレベルは，妊娠中治療の胎児曝露レベルよりはるかに小さい．胎児発育・発達に問題がない場合は，抗悪性腫瘍薬治療中に母乳栄養を開始して継続することは可能である．また，シスプラチンやドキソルビシンは消化管からの吸収がほとんど認められない薬であり，母乳栄養との両立が可能である．症例ごとに母親の QOL，抗悪性腫瘍薬のリスクと母乳育児のベネフィットを考慮することが必要である．

② 放射性アイソトープ

核種の生物学的半減期と乳汁移行の程度により母乳中断期間は異なる．一般に半減期の 5～10 倍に相当する期間は授乳を中止する．^{131}I とイオン化ヨウ素は，腺房細胞の膜にあるポンプ・システムにより乳汁中に取り込まれ濃縮される．治療目的の ^{131}I は 1 カ月以上の中断が必要である．一方，造影剤のオムニスキャン（カドジアミド水和物）は，半減期 77 分，母乳移行は母体投与量の 0.04％以下，経口では吸収されないので授乳は可能である．

③ 乳児の曝露レベルが高くなる薬

薬物曝露指数（EI）が 10％を超えるクリアランスが低い薬物として，抗てんかん薬のフェノバルビタール，エトスクシミド，プリミドン，気管支拡張薬のテオフィリン，気分安定薬のリチ

ウム，などがある．母親への薬物投与後，注意深く乳児を観察することが重要である．

④ 母乳分泌に影響する薬

　ドパミン受容体刺激（作動）薬のブロモクリプチンメシル酸塩（パーロデル）やカベルゴリン（カバサール）はプロラクチン分泌を抑制する薬であり，パーキンソン病や乳汁漏出症を適応とする．母乳分泌抑制を目的とする以外は，代用薬の使用が望ましい．経口避妊薬など女性ホルモン製剤はプロラクチンの作用を抑制するため産後1カ月までは母乳育児の確立を妨げるリスクがある．一方，ドパミン受容体拮抗薬のメトクロプラミド（プリンペラン）やドンペリドン（ナウゼリン）は嘔吐などの消化器症状調節に使用されるが，副作用としてプロラクチン分泌を増強し乳汁分泌を促進する．スルピリド（ドグマチール）などの向精神薬にも副作用として高プロラクチン血症をきたすものが少なくない．

6）　医療者の対応

　医学的根拠のある情報をもとに授乳婦の主治医と小児科医，薬剤師が相談し，授乳婦に薬物の必要性と乳児への影響をよく説明したうえで，できるだけ授乳を継続し乳児への影響を最小限にする努力をして薬物療法を行うことが肝要である．また，授乳を継続することができない場合は，母子接触による安定した情緒の育成や愛着の形成に配慮する医療者のサポートが必要である．

C 評価情報資料の使い方

1）日本の医薬品情報

　医療者の医薬品情報は一般に「添付文書」と「インタビューフォーム」からえられる．日本の医薬品添付文書は，薬事法に法的根拠をもつ唯一重要な情報資料であり，インターネット（医薬品医療機器総合機構 http://www.info.pmda.go.jp/index.html）で最新の添付文書を入手できる．「妊婦，産婦，授乳婦等への投与」の注意記載要領は，厚生省通知（平成9年4月25日）に基づき，A（データ），B（理由），C（注意対象期間），D（措置）を適宜組み合わせたものを基本とし，さらに追加する情報がある場合には，その情報を記載することが定められている．また，現在検討中の改正案では，「原則禁忌」と「慎重投与」の廃止，および「妊婦，産婦，授乳婦への投与」が廃止され，新設される「特定の患者集団への投与」の項の中に「妊婦」，「授乳婦」の項が設けられる．医薬品添付文書には，「動物実験で催奇形作用が報告されているので，妊婦または妊娠している可能性のある婦人には投与しないことが望ましい」あるいは「治療上の有益性が危険性を上回ると判断される場合にのみ投与すること」など使用上の注意のみが記載されており，投与や使用の是非は医療者の裁量に任されている．「産婦人科診療ガイドライン産科編2017」には妊娠中・授乳中の医薬品投与に関する情報がCQ104として掲載されており，標準的治療指針として参考にされたい．

2）海外の医薬品情報

　海外の医薬品添付文書には，妊婦への薬物投与に関し薬物胎児危険度分類基準が示されている．1978年にスウェーデン基準，1979年に米国食品医薬品局（Food and Drug Administration：

FDA) のリスクカテゴリー，1989 年にオーストラリア医薬品評価委員会（Australia Drug Evaluation Committee: ADEC）の分類などが示された．米国 FDA 分類は，ヒトあるいは動物における研究結果のエビデンスに基づいていることに特徴があり，オーストラリア分類は，ヒトに関するデータとして過去の使用経験を重視していることに特徴がある[8]．また，授乳婦への薬物投与に関しては，世界保健機構（WHO）の授乳と母体薬物療法に関する勧告が示されており，書籍「Drugs in Pregnancy and Lactation」や「Medications and Mothers' Milk」の分類が使用されている．

3）総合的リスク分類

本書では，医薬品添付文書とインタビューフォームの情報に加えて，妊婦の薬については，オーストラリア政府監修「Therapeutic Goods Administration（TGA）」の分類と Briggs の分類を参照，米国食品薬品局（FDA）の情報を参考とし，授乳婦の薬については，WHO の分類，Briggs の分類，Hale Publishing の書籍「Medications and Mothers' MILK（MM）」の分類を評価資料として掲載し，これらの情報の総合的評価により総合的リスク分類を試みた．本書初版の授乳の分類で使用された米国小児科学会（AAP）の指針は，基本的考え方（2001～2009 年）を参考にしたが，今回の改訂版の総合的リスク分類では使用されていない．

■ 文献

1) 林　昌洋. くすりの催奇形性・毒性を考えるうえでの基礎知識. 産と婦. 2007; 74: 258-69.
2) 菅原和信. 薬物の胎盤通過, 母乳への移行動態. 臨婦産. 2003; 57: 650-5.
3) Briggs, GG, Freeman RK, Towers CV, et al. Drugs in Pregnancy and Lactation. 11th ed. Philadelphia: Lippincott Williams Wilkins; 2017. p.549-50, 1265-6.
4) 日本産科婦人科学会, 日本産婦人科医会. 産婦人科診療ガイドライン産科編 2017. 2017. p.72-87.
5) 林　昌洋. 妊婦の投薬に際して注意すべき薬物群. 薬事. 2011; 53: 1085-9.
6) 杉本充弘. 母乳と薬. 乳房ケア母乳育児支援のすべて. ペリネイタルケア. 2017; 477（夏季増刊）: 201-10.
7) American Academy of Pediatrics Section on Breastfeeding. Breastfeeeding and the use of human milk. Pediatrics. 2005; 115（2）: 496-506.
8) 濱田洋実. 医薬品添付文書と FDA 分類, オーストラリア分類との比較. 産と婦. 2007; 74: 293-300.

〈杉本充弘〉

D 医薬品各論

国内における医薬品添付文書の位置付けは，医薬品に関する唯一の法的根拠情報であり，遵守すべき内容である．しかしながら周知のように，妊婦，授乳婦を対象とした臨床試験は実施できないため情報には限界があり，臨床現場での対応に混乱をまねく所以でもある．欧米ではデータベースの構築，レジストリー調査の実施が進んでいることから，妊婦，授乳婦に関する情報は海外情報が中心となる．しかし，業務に多忙な現場での情報検索や，内容の把握，評価は困難なことが多く，本書はこのような状況を考慮し，臨床現場でいかに迅速に，信頼性の高い情報を網羅的に入手し，活用するかという視点で構成している．

妊娠と薬については，Gerald G. Briggs, Drugs in Pregnancy and Lactation, 11th edition 2017 年（Briggs），オーストラリア政府監修の Therapeutic Goods Administration（TGA）の分類を参照し，医薬品ごとに各資料の分類基準を一覧に作成した．2014 年に記述式への変更を表

明した米国食品医薬品局（FDA）Pregnancy Categoly は参考情報として併記した.

授乳と薬については Gerald G. Briggs, Drugs in Pregnancy and Lactation, 11th edition 2017 年（Briggs），世界保健機関（WHO）Breastfeeding and maternal medication 分類，Thomas WH 監修の書籍 Medications and Mothers' Milk 17th edition 2017 年（MMM）の分類を参照し，医薬品ごとに各資料の分類基準を一覧に作成した．MMM の 2017 年版で削除された医薬品については 2014 年版を参照した．また，母乳移行情報として，RID（%），M/P を併記した．本書分類には含めていないが，米国国立図書館・国立衛生研究所が運営している TOXNET の Drugs and Lactation Database（LactMed）は最新情報の確認に有用である.

妊娠・授乳とも参考資料 2 つ以上に分類がある場合，簡便な指標として本書独自の総合分類を設け，冒頭に表記した．この分類は絶対的なものではないが，臨床現場で迅速に分類を判断する指標として設けたものである．外用薬は，妊娠・授乳とも成分のみでなく投与経路を考慮した分類としている．また，今版では新たに「解説」の項を設け，情報のある場合は，妊娠時期による分類，各分類の診療ガイドライン等の推奨について記載した．さらに，国内開発薬など，参考資料に分類表記のない医薬品についても，現時点での情報，使用経験等を考慮し，読者の指標となるよう編者らの判断を記載した．編者らの判断は冒頭に＊を付記し，妊娠，授乳それぞれ解説の冒頭に表記した．分類については，母体，胎児，乳児の所見を考慮した上で，判断の指標として参考にしていただきたい.

本書を参照される際は，あわせて，医薬品添付文書，参考資料等の最新情報をご確認の上，医療施設内，医療施設同士の連携や多職種間連携のための，情報共有ツールとしてご活用いただければ幸いである.

利用の手引

1）掲載項目

- 一般名　　和名　英名（薬効分類大分類）
- 医薬品名　代表先発医薬品名
- 総合分類　〔詳細は 3）参照〕
  - 妊娠　　　Ⅰ〜Ⅳ分類と基準
  - 授乳　　　Ⅰ〜Ⅳ分類と基準
- 資料・本書分類と基準の要約〔詳細は 4）参照〕
  - 妊娠　　　TGA　　　Briggs
  - 授乳　　　WHO　　　Briggs　　　MMM
- 解説
  - 妊娠時期別分類
  - 各分野の診療ガイドライン等推奨
  - 編者らの判断（冒頭に＊付記）

  参考資料に分類表記のない医薬品について，類薬情報，使用経験等を考慮し，可能な範囲で編者らの判断を掲載した.
- 医薬品添付文書　「妊婦・授乳婦への投与」要約

- 薬物動態
  - 最高血中濃度到達時間（Tmax）
  - 半減期（$T_{1/2}$）

※汎用投与量で単回経口投与情報優先とし条件記載なし．その他は条件記載．

（妊婦・授乳婦への投与，薬物動態に関する医薬品添付文書，インタビューフォーム情報は2016年最新版）

2）分類基準作成資料

■妊娠

- Prescribing medications in pregnancy database, Australian government Department of Health Therapeutic Goods Administration. 2016.（略称：TGA）
- Briggs GG. Drugs in Pregnancy and Lactation, A Reference Guide to Fetal and Neonatal Risk, 11th edition. 2017.（略称：Briggs）
- 参考情報 Food and Drug Administration Pregnancy Categoly. 2015.（略称：FDA）

※FDAは2014年12月にABCDX分類の撤廃を宣言し，記述式に変更中のため2015年現在の分類を参考情報として掲載しています．最新情報につきましては下記アドレスにてご確認ください．https://dailymed.nlm.nih.gov/dailymed/index.cfm

■授乳

- Breastfeeding and maternal medication, Recommendations for drugs in the eleventh WHO model list of essential drugs. 2003.（略称：WHO）
- Briggs GG. Drugs in Pregnancy and Lactation, A Reference Guide to Fetal and Neonatal Risk. 11th edition. 2017.（略称：Briggs）
- Hale TW, Rowe HE. Medications and Mothers' Milk. 17th edition. 2017.（略称：MMM）

3）総合分類と基準

■妊娠

分類	基準
I	許容
II	概ね許容
III	要確認
IV	禁忌
—	記載なし

■授乳

分類	基準
I	許容
II	概ね許容
III	要確認
IV	禁忌
—	記載なし

4) 本書分類と資料分類基準全文と要約

■妊娠

● TGA

本書分類	資料分類	基準（要約・全文）
I	A	多数の妊婦に使用されたが，奇形や有害作用の頻度は増加していない． 多数の妊婦および妊娠可能年齢の女性に使用されてきた薬だが，それによって奇形の頻度や胎児に対する直接・間接の有害作用の頻度が増大するといういかなる証拠も観察されていない．
II	B1	妊婦の使用経験は少ないが，奇形や有害作用の頻度は増加していない．動物試験で有害作用の頻度は増加していない． 妊婦および妊娠可能年齢の女性への使用経験はまだ限られているが，奇形やヒト胎児への直接・間接的有害作用の発生頻度増加は観察されていない． 動物を用いた研究では，胎仔への障害の発生が増加したという証拠は示されていない．
II	B2	妊婦の使用経験は少ないが，奇形や有害作用の頻度は増加していない．動物試験は不十分だが，入手しうる情報では奇形や有害作用の頻度は増加しない． 妊婦および妊娠可能年齢の女性への使用経験はまだ限られているが，奇形やヒト胎児への直接・間接的有害作用の発生頻度増加は観察されていない． 動物を用いた研究は，不十分または欠如しているが，入手しうるデータでは，胎仔への障害の発生が増加したという証拠は示されていない．
III	B3	妊婦の使用経験は少ないが，奇形や有害作用の頻度は増加していない．動物試験では奇形や有害作用が増加している． 妊婦および妊娠可能年齢の女性への使用経験はまだ限られているが，奇形やヒト胎児への直接・間接的有害作用の発生頻度増加は観察されていない． 動物を用いた研究では，胎仔への障害の発生が増えるという証拠が得られている．しかし，このことがヒトに関してどのような意義をもつかは不明である．
III	C	薬理効果による有害作用を引き起こす可能性があるが，催奇形性はない． 催奇形性はないが，その薬理効果によって，胎児や新生児に有害作用を引き起こし，または，有害作用を引き起こすことが疑われる薬．これらの効果は可逆的なこともある．
III	D	ヒトでの奇形や有害作用を増加する証拠がある． ヒト胎児の奇形や不可逆的な障害の発生頻度を増す，または，増すと疑われる，またはその原因と推測される薬．これらの薬にはまた，有害な薬理作用があるかもしれない．
IV	X	妊娠中禁忌 胎児に永久的な障害を引き起こすリスクの高い薬であり，妊娠中あるいは妊娠の可能性のある場合は使用すべきでない．
—	—	記載なし

● Briggs

本書分類	資料分類		基準　要約
I	Compatible		両立可能
II	No（Limited）Human Data	Probably Compatible	ヒトデータはない（または限られている）が，薬の特性より概ね両立可能
II	Compatible	Maternal Benefit≫ Embryo/Fetal Risk	母体有益性が胎児リスクを上回るため両立可能
II	Human Data	Suggest Low Risk	ヒトデータから妊娠全期間に渡りリスクは低い
II	No（Limited）Human Data	Animal Data Suggest Low Risk	ヒトデータはない（または限られている）が，動物データから危険性は低い

I. 妊婦・授乳婦への薬物療法の基本的考え方

本書分類	資料分類		基準　要約
Ⅲ	No（Limited）Human Data	Animal Data Suggest Moderate Risk	ヒトデータはない（または限られている）が，動物データから危険性は中等度
Ⅲ	No（Limited）Human Data	Animal Data Suggest Risk	ヒトデータはない（または限られている）が，動物データから危険性は高い
Ⅲ	No（Limited）Human Data	Animal Data Suggest High Risk	ヒトデータはない（または限られている）が，動物データから危険性は極めて高い
Ⅲ	Contraindicated	1st Trimester	第1三半期禁忌
Ⅲ	Contraindicated	2nd and 3rd Trimesters	第2・3三半期禁忌
Ⅳ	Contraindicated		妊娠全期間で禁忌
Ⅲ	No（Limited）Human Data	No Relevant Animal Data	ヒトデータはない（または限られている）が，危険性に相当する動物データがなく評価できない
Ⅲ	Human Data Suggest Risk	in 1st Trimester	ヒトデータより第1三半期での危険性あり
Ⅲ	Human Data Suggest Risk	in 1st and 3rd Trimesters	ヒトデータより第1・3三半期での危険性あり
Ⅲ	Human Data Suggest Risk	in 2nd and 3rd Trimesters	ヒトデータより第2・3三半期での危険性あり
Ⅲ	Human Data Suggest Risk	in 3rd Trimester	ヒトデータより第3三半期での危険性あり
Ⅲ	Human Data Suggest Risk		ヒトデータ（および動物データ）より妊娠全期間で危険性あり

　基準全文

• Compatible

　ヒト妊婦の使用経験から，その薬あるいは同種同効薬や作用機序が類似した薬で胎芽–胎児への危険性がとても低い，あるいはない．動物の生殖データは問題にはならない．

• No（Limited）Human Data-Probably Compatible

　ヒト妊婦の使用経験の有無に関わらず，その薬の特性から胎芽–胎児に重大な危険性を示さないと考えられる．例えば，同種同効薬や作用機序が類似した薬が使用可能か有効な血中濃度に達しないもの．如何なる動物の生殖データも問題にはならない．

• Compatible-Maternal Benefit ≫ Embryo/Fetal Risk

　ヒト妊婦の使用経験の有無に関わらず，潜在的な母の有益性は，既知あるいは未知の胎芽–胎児の危険性をはるかに上回る．動物の生殖データは問題にはならない．

• Human Data Suggest Low Risk

　ヒトでの使用経験は限られているが，その薬あるいは同種同効薬や作用機序が類似した薬で第1三半期を含めた全ての妊娠期間で重大な発達毒性（成長遅延，構造的な異常，機能的/行動学的な欠損や死亡）が示されていない．限られたヒト妊婦のデータはどの動物生殖データより重要視される．

• No（Limited）Human Data-Animal Data Suggest Low Risk

　ヒト妊婦の使用経験はない，あるいは少数の妊婦曝露で発達毒性（成長遅延，構造的な異常，機能的/行動学的な欠損や死亡）と関連性がない．すべての動物種において，体表面積あるいはAUCに基づくヒトの投与量の10倍以下の用量（母体に毒性が認められなかった用量）で，発達毒性を示さない．

- **No（Limited）Human Data-Animal Data Suggest Moderate Risk**

ヒト妊婦の使用経験はない，あるいは少数の妊婦曝露で発達毒性（成長遅延，構造的な異常，機能的／行動学的な欠損や死亡）と関連性がない．1種の動物種で，体表面積あるいはAUCに基づくヒトの投与量の10倍以下の用量（母体に毒性が認められなかった用量）で，発達毒性を示す．

- **No（Limited）Human Data-Animal Data Suggest Risk**

ヒト妊婦の使用経験はない，あるいは少数の妊婦曝露で発達毒性（成長遅延，構造的な異常，機能的／行動学的な欠損や死亡）と関連性がない．2種の動物種で，体表面積あるいはAUCに基づくヒトの投与量の10倍以下の用量（母体に毒性が認められなかった用量）で，発達毒性を示す．

- **No（Limited）Human Data-Animal Data Suggest High Risk**

ヒト妊婦の使用経験はない，あるいは少数の妊婦曝露で発達毒性（成長遅延，構造的な異常，機能的／行動学的な欠損や死亡）と関連性がない．3種以上の動物種で，体表面積あるいはAUCに基づくヒトの投与量の10倍以下の用量（母体に毒性が認められなかった用量）で，発達毒性を示す．

- **Contraindicated-1st Trimester**

ヒトでの第1三半期の曝露で，その薬あるいは同種同効薬や作用機序が類似した薬への曝露が発達毒性（成長遅延，構造的な異常，機能的／行動学的な欠損や死亡）と関連した．その薬は第1三半期では使用するべきではない．

- **Contraindicated-2nd-3rd Trimesters**

ヒトでの第2・3三半期の曝露で，その薬あるいは同種同効薬や作用機序が類似した薬への曝露が発達毒性（成長遅延，構造的な異常，機能的／行動学的な欠損や死亡）と関連した．その薬は第2・3三半期では使用するべきではない．

- **Contraindicated**

ヒトでのいずれかの期間の曝露で，その薬あるいは同種同効薬や作用機序が類似した薬への曝露が発達毒性（成長遅延，構造的な異常，機能的／行動学的な欠損や死亡）と関連した．動物での生殖データがある場合には，その危険性は確証される．妊娠中は使用するべきではない．

- **No（Limited）Human Data-No Relevant Animal Data**

ヒト妊婦のデータがないか動物での明らかなデータがない，あるいは第1三半期を含んでいるか否かに関わらずヒト妊婦の使用経験が限られている．妊婦への危険性を評価できない．

- **Human Data Suggest Risk in 1st Trimester**

その薬あるいは類似薬で，第1三半期で発達毒性（成長遅延，構造的な異常，機能的／行動学的な欠損や死亡）の胎芽-胎児の危険性の根拠があるが，第2・3三半期ではない．ヒト妊婦のデータはどの動物生殖データより重要視される．

- **Human Data Suggest Risk in 1st and 3rd Trimesters**

その薬あるいは類似薬で，第1・3三半期で発達毒性（成長遅延，構造的な異常，機能的／行動学的な欠損や死亡）の胎芽-胎児の危険性の根拠があるが，第2三半期ではない．ヒト妊婦のデータはどの動物生殖データより重要視される．

• Human Data Suggest Risk in 2nd and 3rd Trimesters

その薬あるいは類似薬で，第2・3三半期で発達毒性（成長遅延，構造的な異常，機能的/行動学的な欠損や死亡）の胎児の危険性の根拠があるが，第1三半期ではない．ヒト妊婦のデータはどの動物生殖データより重要視される．

• Human Data Suggest Risk in 3rd Trimester

その薬あるいは類似薬で，第3三半期あるいは分娩間近で発達毒性（成長遅延，構造的な異常，機能的/行動学的な欠損や死亡）の胎児の危険性の根拠があるが，第1・2三半期ではない．ヒト妊婦のデータはどの動物生殖データより重要視される．

• Human（and Animal）Data Suggest Risk

その薬あるいは同種同効薬や作用機序が類似した薬のヒトでのデータと，もしあれば動物での生殖データにおいて，妊娠全期で発達毒性（成長遅延，構造的な異常，機能的/行動学的な欠損や死亡）の危険性が示されている．通常妊婦への曝露は避けるべきだが，母体が必要とする状況では危険性は許容され得る．

● FDA 参考情報（医薬品の項には要約のみ掲載）

分類	基準（要約・全文）
A	**ヒト対照試験で危険性の報告はない** ヒトの妊娠初期3カ月間の対照試験で，胎児への危険性は証明されず，またその後の妊娠期間でも危険であるという証拠もないもの．
B	**ヒトでの危険性の証拠はない** 動物生殖試験では胎仔への危険性は否定されているが，ヒト妊婦での対照試験は実施されていないもの．あるいは動物生殖試験で有害な作用（または出生数の低下）が証明されているが，ヒトでの妊娠初期3カ月間の対照試験では実証されていない，またその後の妊娠期間でも危険であるという証拠もないもの．
C	**危険性は否定できない** 動物生殖試験では胎仔に催奇形性，胎児毒性，その他の有害作用があることが証明されており，ヒトでの対照試験が実施されていないもの．あるいは，ヒト，動物ともに試験は実施されていないもの．ここに分類される薬剤は潜在的な利益が胎児への潜在的危険性よりも大きい場合にのみ使用すること．
D	**危険性を示す明確な証拠がある** ヒトの胎児に明らかに危険であるという証拠があるが，危険であっても妊婦への使用による利益が容認されるもの（生命が危険にさらされている場合，重篤な疾病で安全な薬剤が使用できない場合，その薬剤をどうしても使用する必要がある場合など）．
X	**妊娠中禁忌** 動物またはヒトでの試験で胎児異常が証明されている場合，あるいはヒトでの使用経験上胎児への危険性の証拠がある場合，またはその両方の場合で，この薬剤を妊婦に使用することは，他のどんな利益よりも明らかに危険性の方が大きいもの．ここに分類される薬剤は，妊婦または妊娠する可能性のある婦人には禁忌である．

■授乳

● WHO

本書分類	基準（全文・要約とも同じ）
Ⅰ	授乳と両立可能
Ⅱ	乳児の副作用を観察することで，授乳と両立可能
Ⅲ	できれば授乳を避ける．授乳する場合，乳児の副作用を観察する必要がある
Ⅲ	母乳産生を阻害する可能性があるので，できるだけ母体への投与を避ける
Ⅳ	授乳を避ける

● Briggs

本書分類	資料分類		基準要約
Ⅰ	Compatible		両立可能
Ⅲ	Hold Breast Feeding		母体の治療を優先し，授乳を控える
Ⅱ	No (Limited) Human Data	Probably Compatible	ヒトデータはない（または限られている）が，重大な危険性はなく概ね可能
Ⅲ	No (Limited) Human Data	Potential Toxicity	ヒトデータはない（または限られている）が，悪影響を与える可能性がある
Ⅲ	Human Data Suggest Potential Toxicity		ヒトデータから危険性あり授乳中は推奨しない 短期間で使用する場合は哺乳児を注意深く観察する
Ⅲ	No (Limited) Human Data	Potential Toxicity (Mother)	ヒトデータはない（または限られている）が，母体に悪影響を与える可能性あり授乳中は推奨しない
Ⅶ	Contraindicated		哺乳児への重大な毒性や母体への危険性から授乳中禁忌

基準全文

● Compatible

臨床的に問題となる量がヒト母乳中に移行しない，あるいは哺乳児に毒性を引き起こさない，あるいはそう予測される．

● Hold Breast Feeding

ヒト母乳への移行の有無にかかわらず，母の治療の有益性が児への母乳の有益性を明らかに上回る．母の治療が終了し体内から薬が消失するまで（あるいは低濃度になるまで）授乳は控える．

● No (Limited) Human Data Probably Compatible

ヒトでのデータはないあるいは限られている．今ある情報からは哺乳児へ重大な危険性はないと示唆される．

● No (Limited) Human Data Potential Toxicity

ヒトでのデータはないあるいは限られている．薬の特性から哺乳児に臨床的に重大な危険性を与える可能性がある．授乳は勧められない．

● Human Data Suggest Potential Toxicity

ヒトでのデータから哺乳児に危険性がある．授乳中はこの薬は避けるのが最適である．薬によっては短期間の母の使用は可能かもしれないが，児に起こりうる有害な影響を注意深く観察するべきである．

• No（Limited）Human Data Potential Toxicity（Mother）

　ヒトでのデータはないあるいは限られている．薬の特性から授乳により母に必要なビタミンや栄養がさらに失われるなどの臨床的に問題となる危険性がある．母への危険性から授乳は勧められない．

• Contraindicated

　ヒトの経験の有無に関わらず，情報を合わせるとその薬は哺乳児への重篤な毒性が示唆される．あるいはその薬が適応となる母の状態での授乳は禁忌である．服薬中あるいはその状況では授乳を避けるべきである．

● MMM

本書	分類	基準（要約・全文）
I	L1	両立可能 多数の授乳婦に使用されてきた薬だが，この薬による乳児の有害な影響が増加したという報告はない．授乳婦における対照研究では，乳児に対する危険性が示されず，哺乳児に害を与える可能性はほとんどない．あるいは，乳児が経口摂取しても生体利用されない．
II	L2	概ね両立可能 授乳婦における研究の数は限られるが，この薬で乳児の有害な影響が増加するという報告はない．もしくは，観察された有害事象が授乳婦の薬の使用によるものとする根拠はほとんどない．
III	L3	有益性投与 授乳婦における対照研究はないが，哺乳児に不都合な影響が出る危険性がある，あるいは，対照研究でごく軽微で危険性のない有害作用しか示されていない．この薬は潜在的な有益性が乳児に対する潜在的危険性を（明らかに）上回る場合にのみ投与されるべきである（たとえ安全と思われる薬であっても，論文になったデータが全くない新薬は，自動的にこちらに分類される）．
III	L4	悪影響を与える可能性あり注意 哺乳児や乳汁産生に影響があるという明らかな危険性の根拠があるが，授乳婦への有益性のために許容され得る（例えば，生命が危険にさらされている状況でその薬が必要な場合，または重篤な疾病でより安全な薬が使用できない，あるいは効果がない状況など）．
IV	L5	禁忌 授乳婦における研究で，乳児に対する重大で明らかな危険性が，ヒトでの使用経験を基に示されている，つまり，乳児に重大な障害を引き起こす危険性の高い薬である．この薬を授乳婦が使用する危険性は，母乳育児のもたらすいかなる有益性をも明らかに上回っている．この薬は授乳婦には禁忌である．

〈植松和子〉

II. 妊婦・授乳婦への薬物療法
1. 抗菌薬治療の基本的考え方

1) 妊婦に対する抗菌薬治療の必要性

　妊娠の経過中においても種々の感染症に罹患することがある．妊婦の感染症には尿路感染症，性感染症や呼吸器感染症など多くみられる．当然ながら，妊婦に対する抗菌薬の投与には，母体のみならず胎児に対しての安全性への配慮が必要である．日常の診療場面においては，抗菌薬投与など医学的介入を避けたいといった考えがしばしば患者と医療者の双方に生ずることがある．しかしながら感染症が増悪した場合は，母体のみならず，胎児の健康状態も著しく損なう結果となる危険性がある．よって医療者は感染症治療として抗菌薬投与の必要性について十分認識し，適正に使用しなければならない．また医療者は妊婦や家族に対して，その必要性について十分な情報を提供する必要がある．

2) 抗菌薬の母子に与える影響

　妊婦に対する抗菌薬治療においてもっとも問題となるのは，薬剤による催奇形性や胎児毒性などの胎児への障害である．しかしながら実際はその因果関係については不明な点が多い．それぞれの薬剤との関連も重要であるが，いずれの薬剤においても胎児の器官形成期の妊娠4週から12週までは特に配慮が必要である．妊娠中期を過ぎればリスクは減少してくる．それぞれの薬剤と胎児への安全性についてはさまざまな分類法が考えられているが，米国FDA（アメリカ食品医薬品局）とオーストラリア医薬品評価委員会による胎児に対する薬剤のリスクカテゴリー分類が用いられることが多い（表3）．A，B，C，D，Xの5段階のカテゴリーからからなり，オーストラリア分類ではカテゴリーBをさらにB1，B2，B3の3段階に分類している．FDAでは，ヒトでの比較試験で安全性が確認されたものをカテゴリーA，ヒトでの対照試験はないが，動物の胎仔の危険性が否定され，ヒトでの危険性の報告がないものをB，動物での危険性の報告があり，ヒトでの証明はないがその危険性を否定することができないものをC，ヒト胎児の危険性があるものをDとしている．米国FDAとオーストラリア分類では若干の相違があるが，A～B，B2は比較的安全に投与できる目安と考えられる．FDAのCとオーストラリアのB3はほぼ同等と考えられこれに相当する抗菌薬はリスクを考慮し限定的な使用とすることが望ましい．

3) 授乳における抗菌薬の影響

　添付文書ではほとんど全ての薬剤は，薬剤が母体血中から乳汁中に少量でも分泌されることを理由に，授乳中止となっている．しかし母乳を介しての新生児の薬剤吸収量は母体に比してかなり低く，新生児への影響は非常に少ないと考えられている．よってペニシリン系やセフェム系抗菌薬であれば授乳継続については問題がない．ただし実際の場面では投与を短期間にすることや夜間など母乳をあげた直後に抗菌薬を服用するなど，新生児に対して必要のない薬剤の投与を最

表3 胎児に対する薬剤のリスクカテゴリー分類

抗菌薬	FDA	オーストラリア
ペニシリン系		
ペニシリン G，アモキシシリン，アンピシリン	B	A
ピペラシリン，タゾバクタム・ピペラシリン	B	B1
セファロスポリン系		
セファゾリン，セファクロル	B	B1
セフトリアキソン，セフタジジム	B	B1
セフェピム	B	B2
カルバペネム系		
メロペネム，ドリペネム	B	B2
イミペネム	C	B3
マクロライド系		
エリスロマイシン	B	A
クラリスロマイシン	C	B3
アジスロマイシン	B	B1
リンコマイシン系		
クリンダマイシン	B	A
テトラサイクリン系		
テトラサイクリン，ミノサイクリン	D	D
アミノグリコシド系		
ゲンタマイシン，アミカシン	D	D
フルオロキノロン系		
シプロフロキサシン，モキシフロキサシン	C	B3
抗 MRSA 薬		
バンコマイシン	C	B2
リネゾリド	C	B3
ダプトマイシン	B	B1
抗結核薬		
イソニアジド，エタンブトール（安全）	C	A
リファンピシン	C	C
ピラジナミド	C	B2

FDA カテゴリー分類は撤廃が決定し，順次記述式に変更されるため各医薬品については必ず更新情報を確認のこと．（2016 年 4 月現在の情報を掲載）

(Food and Drug Administration: FDA　https://dailymed.nlm.nih.gov/dailymed/index.cfm)

小限にする工夫は必要である．また，マクロライド系，ニューキノロン系，アミノグリコシド系を使用する場合でも，乳児に移行する薬物の量は少なく，授乳可能である．

4）各抗菌薬について

a）ペニシリン・セフェム系薬

　ペニシリン系，セフェム系，カルバペネム系，ペネム系，モノバクタム系などはβラクタム系抗菌薬であり，妊婦の感染症の第1選択薬と考えられる．特にペニシリン系やセフェム系は古くから妊婦においても使用されている抗菌薬である．胎盤の通過性は良好であるが，多数の使用経験において胎児の障害の報告はなく，いずれの週数においても安全に用いることのできる薬剤である．しかしながら，母体のペニシリンショックなどのアレルギーには十分注意を要する．

　カルバペネム系薬は他のβラクタム系薬と異なり，グラム陽性菌だけでなくグラム陰性菌（緑膿菌など）にも効果を示すため，子宮内感染においては必要に応じて使用される薬剤である．カルバペネム系薬のヒトでの臨床使用データは限られるが，催奇形性や有害作用のリスクが増加しないとされ，動物データでも危険性は低い薬剤とされている．しかし，安易に使用すべき薬剤ではないため，特に有益性が危険性を上回るとされる場合で他の選択肢がない場合にとどめるほうがよい．

　B群溶血性レンサ球菌（GBS）の母児垂直感染予防には，ペニシリン系のアンピシリンを使用する．ペニシリン系に過敏性があるが，アナフィラキシーの危険性が低い場合には，セフェム系のセファゾリンを使用する．これらアナフィラキシーの危険性がある場合で，感受性がある場合にはクリンダマイシンやエリスロマイシンを，これらに感受性がなければバンコマイシンを使用する．

b）マクロライド系

　妊婦への第2選択薬として，マクロライド系やリンコマイシン系の中から感受性をみて選択する．クラミジア感染症やマイコプラズマ感染症には第1選択薬となる．臨床的に使用頻度の高いマクロライド系ではヒトでの臨床経験が20年以上あり，βラクタム薬にならんで安全性が高いことが知られている．従来から使用されているエリスロマイシンと比較的新しいアジスロマイシンはFDA基準のカテゴリーBに属するが，クラミジア感染での使用頻度が高いクラリスロマイシンについてはカテゴリーCに分類されている．マクロライド系薬は胎盤通過性が劣るため前期破水や絨毛膜羊膜炎などでは，胎盤通過性のよいβラクタム系薬が選択される．

c）ニューキノロン系薬

　通常臨床，とくにクラミジア感染症などにしばしば選択されるが，シプロキサン開発時の動物実験において胎仔に関節障害が発生したことが報告されてからは，妊婦に対する投与は禁忌とされている．FDAの危険区分ではカテゴリーCに属している．最近のヒトでの臨床経験から，自然奇形発生率を上回るリスクはないと報告されていることから，産科診療ガイドラインでは，「妊娠と知らずに服用・投与された場合，臨床的に有意な胎児リスク上昇はないと判断する」としている．さらに，服用・投与が中止可能であれば中止し，不可欠である場合には，より胎児に安全で治療効果が同等の代替薬に変更する．代替薬がない場合には，継続に伴う胎児リスクを説明した上で投与を継続するとしている．妊婦への性器クラミジア感染症の治療薬には，日本性感染症学会ガイドラインからも，マクロライド系のアジスロマイシンやクラリスロマイシンが推奨されている．

d) アミノグリコシド系・テトラサイクリン系薬

　これらはカテゴリーDに分類されヒトでの危険性が証明されている．アミノグリコシド系のストレプトマイシン，カナマイシンよる第8脳神経障害，テトラサイクリン系による胎児の歯や骨の障害の報告があり，不可欠な場合を除き使用しない．ゲンタマイシンでは胎児聴覚神経への影響は報告されていない．

■文献
1) 林　昌洋, 佐藤孝道, 北川浩明, 編. 実践 妊娠と薬 第2版. 東京: じほう; 2010.
2) 岩破一博. 妊産婦の抗菌薬使用の注意点. 日本化学療法学会雑誌. 2017; 65(1): 4-9.
3) 日本産科婦人科学会, 日本産婦人科医会. 産婦人科診療ガイドライン産科編 2017. 2017.
4) Gilbert DN, et al. Pregnancy risk and safety in lactation, The Sanford Guide to Antimicrobial Therapy Antimicrobial Therapy; 2016.
5) The Australian categorisation system for prescribing medicines in pregnancy. https://www.tga.gov.au/prescribing-medicines-pregnancy-database

〈安藤常浩〉

◆妊婦・授乳婦と市販薬

　「妊娠初期に市販薬を内服してしまっていたのだが，胎児は大丈夫か」といった質問を受ける場面に，外来診療ではしばしば遭遇する．市販薬は多種多様にわたり，また，複数の成分を含む場合も少なくないため，その一つひとつについて安全性を確認するために骨を折ることになる．

　簡便に入手・服用可能である市販薬は，その安全性が比較的高く，通常の用法・用量，使用上の注意を守って内服する限りは，胎児，新生児・乳児への影響が低いものと考えられる．

　しかし，一部の薬品については，その使用に注意を要するものがある．日本産科婦人科学会が発行する産婦人科診療ガイドライン産科編 2017 によると，妊婦，授乳婦が注意を要する医薬品の中に市販薬として入手できるものが数種類含まれる．大量のビタミンAでは催奇形性，非ステロイド系抗炎症薬では妊娠後期の胎児毒性（動脈管収縮など）が指摘されている．総合感冒薬に含有されるコデインリン酸塩・ジヒドロコデインリン酸塩を内服した授乳婦で新生児死亡が報告されたと示されている．

　ヨードうがい液でも長期使用で新生児の甲状腺機能低下を起こしうるなど，身近な薬品に潜む危険性が，一般の妊産婦に周知されているとは言い難い．

　既に内服してしまった場合は別として，安全性が高いからと安易に市販薬の内服を許可するのではなく，相談者の身体症状を十分に把握し，かつ，心理状況を見極めたうえで，不要な内服は控えさせ，また，必要に応じては処方薬を用いることが，妊婦・授乳婦の安心につながる．

〈鈴木幸之助〉

II. 妊婦・授乳婦への薬物療法
2. 抗ウイルス薬治療の基本的考え方

1）薬物療法が必要な病態

　ウイルスは飛沫，経口，性的接触などにより伝播し，上気道感染症，性感染症などの原因となる．風疹や麻疹など，小児期に多くみられ，重症化することが少ない疾患では薬物療法を要することは多くない．現在，わが国で使用できる抗ウイルス薬のうち，妊婦や授乳婦において治療の適応とされる病態は比較的限られており，対象となる主な疾患としては，インフルエンザ，性器ヘルペス，水痘・帯状疱疹などがあげられる．なお，インターフェロン，免疫グロブリン，ワクチンなど，ウイルス感染に対する免疫反応を強化することで抗ウイルス作用を発揮する薬物が必要に応じて予防や治療に用いられることがある．

2）妊娠・出産・授乳が疾患に与える影響

　小児期に主にみられる風疹，麻疹，水痘などのウイルス感染症は一般に成人ではより症状が強く出る傾向がある．また，妊娠により免疫能の変化が起こりやすく，性器ヘルペス初感染においては妊娠中では非妊時と比べて症状が遷延する傾向がある．水痘は妊娠中に罹患すると肺炎や肝炎を合併して重症化することがある．一方，B型肝炎ウイルスは妊娠中に初感染しても非妊時と比べて重症となることなく，自然治癒することが多い．ただ，持続感染者が妊娠した場合には，妊娠末期から産褥数カ月の間に肝障害の急性発作や慢性肝炎の急性増悪を認めることがある．すでに肝硬変に至っている場合では妊娠継続が生命予後に関わることもある．C型肝炎については分娩後に増悪することがある．インフルエンザは妊娠中に増悪しやすく死亡例も報告されている．

3）疾患が母子に与える影響

　妊娠中のウイルス感染症では母体への直接的影響のほか，胎児や新生児への垂直感染や胎児の奇形，児のキャリア化などを起こす可能性がある．ウイルス感染が胎児，新生児に与えうる影響について表4にまとめた．単純ヘルペスウイルスは産道感染により新生児ヘルペスを発症させ，児に死亡や神経学的後遺症を残すことがある．水痘・帯状疱疹ウイルスは胎内感染の時期に応じて先天性水痘症候群，乳児期帯状疱疹，周産期水痘をそれぞれ発症させることがある．特に分娩前後の妊婦が水痘に罹患すると経胎盤感染により24～51％の新生児に水痘が発症し，母体の抗体が移行していない時期では肺炎や脳炎などを合併し重症化することが多い．B型およびC型肝炎は新生児・乳児肝炎や児のキャリア化を起こすことがある．特にHBe抗原が陽性の妊婦，およびHCV RNA陽性の妊婦では母子感染のリスクが高い．サイトメガロウイルスは妊娠中に初感染すると35～50％に胎内感染が生じ，その一部に巨細胞封入症や難聴・精神発達遅滞などの神経学的後遺症を起こすことがある．HIVウイルスは経胎盤，経産道，母乳などの経路での

表 4　ウイルス感染が胎児，新生児に与える影響

	母子感染の経路	胎児，新生児に起こりうる主な影響
風疹ウイルス	経胎盤感染	難聴，眼症状，先天性心疾患
サイトメガロウイルス	胎内感染，経産道感染, 経母乳感染	巨細胞封入体症，神経学的後遺症
単純ヘルペスウイルス	経産道感染	新生児ヘルペス
水痘・帯状疱疹ウイルス	経胎盤感染	先天性水痘症候群，乳児期帯状疱疹， 周産期水痘
B 型肝炎ウイルス	経胎盤感染，産道感染	新生児・乳児肝炎，キャリア化
C 型肝炎ウイルス	経胎盤感染，産道感染	新生児・乳児肝炎，キャリア化
パルボウイルス	経胎盤感染	流産，胎児水腫，胎児死亡
成人 T 細胞白血病ウイルス	経産道感染，経母乳感染	キャリア化
HIV ウイルス	胎内感染，経産道感染, 経母乳感染	キャリア化，AIDS
麻疹ウイルス	経胎盤感染	流産
ムンプスウイルス	経胎盤感染	流産
インフルエンザウイルス	経胎盤感染	流産

垂直感染により新生児のキャリア化，AIDS の発症につながることがある．特に母体の血中ウイルス量が多い場合に母子感染のリスクが高い．インフルエンザウイルスは催奇形性がないとされるが流産を起こすことがある．

4）薬物療法が母子に与える影響

　抗ウイルス薬はウイルスの増殖を抑える作用機序により，胎児の核酸代謝や細胞分裂に影響を及ぼす可能性がありうる．このため，妊娠中および授乳中の使用には特に注意が必要である．なかには抗肝炎ウイルス薬であるリバビリンのように強い催奇形性が報告されており，妊娠中での使用は禁忌とされているものがある．なお，抗ヘルペスウイルス薬のアシクロビルとバラシクロビル塩酸塩は妊娠・授乳中も治療上の有益性が危険を上回ると判断されれば投与可能である．風疹ワクチンなど生ワクチンは妊娠中には使用できないが，インフルエンザワクチンは妊娠・授乳中にも接種可能である．

5）治療薬と投与法・投与量

　妊娠中や授乳中での投与は原則として積極的には勧められない．治療上の有益性が危険性を上回ると判断される場合には，十分な説明のうえ，投与する．

〈処方例〉性器ヘルペス

　アシクロビル　：ゾビラックス軟膏（5g）　　　1 日数回塗布

　　　　　　　　　ゾビラックス錠（200mg）　1 回 1 錠 1 日 5 回経口投与

　バラシクロビル：バルトレックス錠（500mg）1 日 2 回経口投与

〈処方例〉インフルエンザ

　オセルタミビル：タミフル（75mg）1 日 2 回経口投与

　ザナミビル　　：リレンザ（10mg）1 日 2 回吸入

20　II．妊婦・授乳婦への薬物療法

■文献
1）妊娠と感染症. 日本産婦人科医会研修ノート No.70. 2004
2）日本産科婦人科学会, 日本産婦人科医会. 産婦人科診療ガイドライン産科編 2017. 2017.

〈木戸道子〉

◆妊婦・授乳婦とサプリメント◆

　サプリメントという言葉には行政的な定義はない. 一般的に「特定成分が濃縮された錠剤やカプセル形態の製品」が該当すると考えられている.

　食事が適正に摂られていればサプリメント摂取の必要はないが, 食事摂取で不足する場合はサプリメントも有用と考えられる. しかし過剰摂取による有害事象もあるため注意が必要である.

　厚生労働省の「日本人の食事摂取基準（2015年版）」によると妊娠中付加すべき栄養素として, エネルギー, タンパク質, ビタミンA, D, B_1, B_2, B_6, B_{12}, 葉酸, ビタミンC, マグネシウム, 鉄, 亜鉛, 銅, ヨウ素, セレンがあげられており, 授乳中に付加すべき栄養素としてはエネルギー, タンパク質, ビタミンA, D, B_1, B_2, ナイアイシン, B_6, B_{12}, 葉酸, ビタミンC, 鉄, 亜鉛, 銅, ヨウ素, セレン, モリブデンが示されている.

1. 積極的な摂取が勧められている栄養素

● 葉酸

　神経管閉鎖障害の発症リスク低減のため妊娠1カ月以上前から妊娠3カ月までの間は通常の食事に加えてサプリメントの摂取が勧められる.

● カルシウム

　妊娠中は腸管からのカルシウム吸収と骨からのカルシウムの吸収が増加し尿中排泄量は著しく増加する. 妊娠中の付加は必要ないが, 一般的に日本人女性のCa摂取量が少ないので意識的に摂取することが望ましい.

2. 注意すべき栄養素

● ビタミンA

　脂溶性ビタミンであるビタミンAは過剰摂取により胎児奇形を引き起こす報告があり過剰摂取には注意が必要である.

　その他アントシアニンの大量摂取が胎児の動脈管閉鎖と関連があるとの報告などもあるが, 1種類の栄養素を集中的に摂るのではなく, バランスの良い食事をすることが最も重要である.

■参照したホームページ
1）「日本人の食事摂取基準」2015年版 （厚生労働省）
　http://www.mhlw.go.jp/bunya/kenkou/syokuji_kijyun.html
2）多様な健康食品 （厚生労働省）
　http://www.mhlw.go.jp/topics/bukyoku/iyaku/syoku-anzen/dl/pamph_healthfood_d.pdf
3）神経管閉鎖障害の発症リスク低減のための妊娠可能な年齢の女性等に対する葉酸の摂取に係る適切な
　情報提供の推進について （厚生労働省）
　http://www1.mhlw.go.jp/houdou/1212/h1228-1_18.html

〈井出早苗〉

II. 妊婦・授乳婦への薬物療法
3. 抗炎症薬（非ステロイド）治療の基本的考え方

1）薬物療法が必要な病態

　非ステロイド系消炎鎮痛剤（Non-Steroidal Anti-Inflammatory Drugs: NSAIDs）は，急性炎症性疾患もしくは関節リウマチ，炎症性腸疾患などの慢性炎症性疾患[1]に対して投与される．また，さまざまな病態における痛みに対して，それを抑える効果があるため，頭痛，歯痛，腰痛，分娩や手術後の疼痛などに対して投与される．総合感冒薬や経皮貼付剤に含まれていることも多い．

　産科合併症として，切迫早産，羊水過多，抗リン脂質抗体症候群・習慣流産の治療に使用されることがある[1]．

2）妊娠・出産・授乳が疾患に与える影響

　妊娠により変化するプロゲステロン，エストロゲンなどの性ステロイドホルモンは多くの神経伝達物質やその受容体の発現，作用に影響しており，痛みの感受性に関わっている[2]．そのため，片頭痛などは妊娠中に症状が軽減，消失することが多い．

　関節リウマチでは，妊娠中は関節症状が改善し，分娩後に再燃する傾向がある．そのメカニズムに関しては十分に解明されていないが，血中サイトカイン濃度との関連が報告されている[3]．

3）疾患が母子に与える影響

　炎症性疾患，特に骨盤内の炎症（膀胱炎や腸炎，子宮筋腫の変性など）は，子宮収縮を誘発し，流早産のリスクを高めることがある．また，妊娠・授乳中にはより効果の高い酸性 NSAIDs を使用しにくいため，十分な消炎鎮痛効果が得られにくいことがある．特に痛みに耐えがたくなってから使用した場合には疼痛に関する閾値が上がって，効果が現れにくい．

　関節リウマチでは，児への影響として，早産，胎児発育遅延の頻度が高いとの報告もあるが，先天異常には影響しないとされている[3]．

4）薬物療法が母子に与える影響

　疫学研究では，催奇形性は否定されているが，妊娠後期の胎児毒性が最大の問題となる．NSAIDs はシクロオキシゲナーゼ阻害により，プロスタグランジンの産生を抑制して抗炎症，鎮痛作用を発揮する薬剤である．一方，胎児の動脈管には酸素分圧の上昇による閉鎖機構とプロスタグランジンによる開存機構が関わっており，プロスタグランジンの産生が抑制されると動脈管は収縮もしくは閉鎖する可能性がある．胎児の動脈管とは，主肺動脈と大動脈をつなぐ管であり，血液は右室から肺を通らずに直接，下行大動脈へと流れている．正常新生児において動脈管は出生後約 12 時間で閉鎖するが，動脈管は胎内でいったん収縮すると，出生後に閉鎖機構が障

表5　主な抗炎症薬（非ステロイド）

分類		一般名	主な商品名
塩基性非ステロイド性消炎鎮痛薬		チアラミド塩酸塩	ソランタール
酸性非ステロイド性消炎鎮痛薬	サリチル酸系	アスピリン	バファリン
	フェナム酸系	メフェナム酸	ポンタール
	酢酸系	インドメタシン	インダシン
		ジクロフェナクナトリウム	ボルタレン
		ロキソプロフェンナトリウム	ロキソニン
	プロピオン酸系	イブプロフェン	ブルフェン
		ナプロキセン	ナイキサン
		ピロキシカム	バキソ
	オキシカム系	メロキシカム	モービック
		ロルノキシカム	ロルカム
中性非ステロイド性消炎鎮痛薬	コキシブ系	セレコキシブ	セレコックス
その他（NSAIDs に分類されない解熱鎮痛薬）	非ピリン系解熱鎮痛薬	アセトアミノフェン	カロナール
	ピリン系	イソプロピルアンチピリン	セデス G

害されてしまうため，インドメタシン抵抗性動脈管開存症や持続肺高血圧症の原因となることがある．また，NSAIDs による可逆的な腎機能低下により胎児の尿産生が減少し，羊水過少，新生児の無尿などを招く[1]．

　そのため，妊娠中，特に妊娠後期の投与で，胎児に動脈管収縮・閉鎖，胎児循環持続症，動脈管開存，新生児肺高血圧症，徐脈，羊水過少，乏尿が起きたとの報告があり，新生児の死亡例も報告されている[1]．

　また，プロスタグランジンは排卵や着床にも関与しており，NSAIDs 使用により排卵，着床，胎盤形成を阻害する可能性がある．そのため，妊娠初期の長期使用で，流産のリスクが高まるという報告がある[4]．その他，口唇口蓋裂，心奇形等の報告がある[1]．

　少量ながら乳汁移行性があるが，授乳中でも，NSAIDs は比較的安全に使用できる[3]．

5）治療薬と投与方法・投与量

　妊娠・授乳中の解熱・鎮痛薬の使用はできるだけ控え，治療上の有益性が危険性を上回ると判断される場合にのみ投与する．使用する場合，プロスタグランジン合成阻害作用の少ない，アセトアミノフェンが望ましい．アセトアミノフェンの処方例を下記に示した．

　抗リン脂質抗体陽性の習慣流産・不育症患者に対して，母体における血小板凝集抑制作用を期待し，アスピリン少量投与（1 日 40～100mg 程度）が行われることがある．少量であれば，胎児に影響が少ないが，分娩時までアスピリンの服用を続けると分娩時には母体の出血量が増えやすい．原則として分娩 1～2 週間前には投与を中止するが，投与によるベネフィットとリスクを個別的に評価することが大切である．人工弁症例では出産，産後も投与を継続する．

　授乳中に使用するなら，アセトアミノフェンが第 1 選択であり，また半減期が短い短時間作

用型のイブプロフェンが，長時間作用型のピロキシカムより好ましい[3]．さらに，ロキソプロフェンナトリウム水和物の乳児への移行はほとんどなく，授乳可能である．

〈処方例〉

アセトアミノフェン：カロナール錠（200mg）1回2〜4錠 1日4回まで

■文献
1) Antonucci R, Zaffanello M, Puxeddu E, et al. Use of non-steroidal anti-inflammatory drugs in pregnancy: impact on the fetus and newborn. Curr Drug Metab. 2012; 13（4）: 474-90.
2) 痛みの診断と治療. 日本産婦人科医会研修ノート No.75. 2006. p.8-9.
3) 舟久保ゆう. 関節リウマチの治療と妊娠の両立. Jpn J Clin Immunol. 2015; 38（1）: 45-56.
4) Li DK, Liu L, Odouli R. Exposure to non-steroidal anti-inflammatory drugs during pregnancy and risk of miscarriage: population based cohort study. BMJ. 2003; 327: 368-71.

〈中川潤子〉

◆妊婦・授乳婦と嗜好品◆

喫煙の妊産婦への影響としては，胎児奇形，流早産，死産，胎児発育不全，常位胎盤早期剥離，前置胎盤，乳幼児突然死症候群を含む乳児死亡などが挙げられる．タバコには4,000種類を超える有害物質が含まれており，多くは胎盤を通過して胎児に移行する．タバコの煙は主流煙よりも副流煙の方が毒性が強く，受動喫煙だけでも早産のリスクや胎児発育不全，小児疾患を増加させるとの報告がある．なかなか禁煙できない妊婦もいるが，妊娠を契機に禁煙に成功するケースは多い．妊婦のみならず家族の協力が不可欠と伝える必要がある．

アルコールも胎盤を通過し，慢性的な摂取により胎児アルコール症候群を生じる．米国小児科学会は，妊婦のアルコール摂取はたとえ少量であっても発達障害のリスクがあり禁酒を勧告した．1日1杯の飲酒なら問題ないという報告もあるが，妊娠したらアルコールも控えるのが無難である．

コーヒー，紅茶，お茶などの影響については外来でよく質問されることがある．カフェインは胎盤を通して胎児へ移行し，胎児への影響としては発育不全などの報告がある．コーヒー1杯には約100mgのカフェインが含まれている．1日に1〜2杯のカフェインを含む飲料の摂取であれば胎児への影響は少ないとされている．大量に摂取することは控えた方が良く，最近はカフェインレスのコーヒーや紅茶も出ているので工夫して楽しめる．

■文献
1) Schellscheidt J, Oyen N, Jorch G. Interactions between maternal smoking and other prenatal risk factors for sudden infant death syndrome (SIDS). Acta Paediatr. 1997; 86: 857-63.
2) American Academy of Pediatrics.; Committee on Substance Abuse and Committee on Children With Disabilities. Fetal alcohol syndrome and alcohol-related neurodevelopmental disorders. Pediatrics. 2000; 106: 358-61.
3) Bracken MB, Triche EW, Belanger K, et al. Association of maternal caffeine consumption with decrements in fetal growth. Am J Epidemiol. 2003; 157: 456-66.

〈阿部雄悟〉

II. 妊婦・授乳婦への薬物療法
4. 副腎皮質ステロイド療法の基本的考え方

A 母体の治療を目的とする場合

1）薬物療法が必要な病態

　副腎皮質で作られるステロイドホルモンには，アルドステロン（電解質コルチコイド），コルチゾール（グルココルチコイド），アンドロゲン（男性ホルモン）が含まれる．治療薬として用いられる「ステロイド」あるいは「副腎皮質ステロイド」は，多くの場合は糖質コルチコイドを指し，抗炎症薬あるいは免疫抑制薬として，全身性エリテマトーデス（SLE）や関節リウマチなどの自己免疫疾患，気管支喘息やサルコイドーシスなどの呼吸器疾患，消化器疾患（潰瘍性大腸炎），肝疾患（重症肝炎），腎疾患（ネフローゼ症候群），神経疾患（多発性硬化症），特発性血小板減少性紫斑病（ITP）や急性リンパ性白血病などの血液疾患，内分泌疾患（アジソン病），アレルギー疾患（アナフィラキシーショック，じんましん，アトピー性皮膚炎）などの治療に用いられる．

2）妊娠・出産・授乳が疾患に与える影響

　上記疾患がすでに発症している場合，妊娠許可の条件としては疾患が寛解していることが望ましい．例えば，SLE では副腎皮質ホルモンの維持量がプレドニゾロンとして1日 15mg 以下であること[1]，ITP では治療を中止しても血小板数が5万/mm^3 以上に維持できることなど，各疾患によりその目安は異なる．

　自己免疫疾患では一般に，妊娠中期以降は病状が軽快するが，産褥期には病状が増悪する傾向が強く，ステロイドの増量が必要となる．

3）疾患が母子に与える影響

　SLE 合併妊娠では自然流産や死産の頻度が高く，また，生児が得られても子宮内胎児発育遅延や胎児機能不全のために早産の頻度が高い．その他の疾患では，適切に管理されれば妊娠経過への影響は少ない．一方，新生児には自己抗体の移行による一過性の症状（SLE では新生児ループス，ITP では血小板減少など）を起こす場合がある．

4）薬物療法が母子に与える影響

　ステロイドの催奇形性はラットなどの動物では口蓋裂の発生が報告されているが，ヒトでは証明されていない[2]．

　一般に，妊娠中のステロイドの投与量は妊娠前の量がそのまま維持されるのが原則で，妊娠したからといって中止や増量する必要はない．また，分娩後はステロイドの投与量を増加する必要

があるが，プレドニゾロンの母乳への移行率は低く，1日量30〜40mg程度では母乳を止める必要はない[1].

5）治療薬と投与法・投与量

　胎盤では 11β-hydroxysteriod dehydrogenase（11β-HSD）の活性が高く，母体血中のコルチゾールやプレドニゾロンは胎児に移行する前に不活性型のコルチゾンやプレドニゾンに変換される．一方，合成糖質コルチコイドであるベタメタゾン（リンデロン）やデキサメタゾン（デカドロン）は 11β-HSD ではほとんど代謝されず，胎盤を通過して胎児に移行する．したがって，ステロイドの選択に際してはこの点を配慮し，母体治療の目的ではプレドニゾロン，ヒドロコルチゾン，メチルプレドニゾロンを使用する[3].

〈処方例〉

　プレドニゾロン：プレドニン錠（5mg）

　（妊娠前）5〜15mg 朝食後

　（産褥期）15〜45mg 分3 食後

B 胎児の治療を目的とする場合

1）薬物療法が必要な病態

　経母体ステロイド投与は胎児肺におけるサーファクタント産生を増加させ，脳，皮膚，消化管の成熟を促進させることが知られており，新生児呼吸窮迫症候群や新生児頭蓋内出血，壊死性腸炎の罹患率を低下させ，新生児死亡率を低下させる[4].　わが国のガイドラインでも妊娠22週以降34週未満の早産が1週以内に予想される場合はベタメタゾンの投与が推奨されている[5].

2）治療薬と投与法・投与量

　合成糖質コルチコイドであるベタメタゾン（リンデロン）やデキサメタゾン（デカドロン）は 11β-HSD ではほとんど代謝されず，胎盤を通過して胎児に移行する．したがって，ステロイドの選択に際してはこの点を配慮し，胎児の肺成熟目的ではデキサメタゾンやベタメタゾンを使用する．わが国では保険承認されたベタメタゾンの投与が推奨されている[5].　投与後1週間以内に早産とならなかった場合，さらに1クールの追加投与も考慮されるが，絨毛膜羊膜炎発症リスクや胎児発育への影響などの懸念があり，慎重に行う．

〈処方例〉

　ベタメタゾン：リンデロン注（4mg）12mg を24時間間隔で2回筋注

■文献

1）吉田幸洋. 産科編—各論　Ⅲ. 合併妊娠の薬物療法　膠原病に対する薬物療法の基本的考え方. 周産期医学. 2003; 33 Suppl: 498-501.

2）清藤英一. 催奇形性発生毒性に関する薬品情報. 東京: 東洋書店; 1986. p.762-70.

3）Ward RM. Drug therapy of the fetus. J Clin Pharmacol. 1993; 33: 780-9.

4）Roberts D, Dalziel S. Antenatal corticosteroids for accelerating fetal lung maturation for women at risk of preterm birth. Cochrane Database Syst Rev. 2006; CD004454.

5）日本産科婦人科学会, 日本産婦人科医会. 産婦人科診療ガイドライン産科編2017. 2017. p.152-7.

〈宮内彰人〉

Ⅱ. 妊婦・授乳婦への薬物療法
5. 抗リウマチ薬（DMARD）[注1] の基本的考え方

1）薬物療法が必要な病態

　関節リウマチ（rheumatoid arthritis: RA）は関節炎を主徴とする慢性炎症性疾患であり，肺など多臓器に病変が生じる全身性疾患である．主病変は滑膜炎で，関節痛やこわばりなどの症状を呈する．滑膜炎が持続すると，破骨細胞の活性化による骨破壊，マトリックスメタロプロテアーゼなどの過剰産生による軟骨破壊が生じ，重篤な機能障害と QOL の低下をきたす．

　関節リウマチの病因は今なお不明であるため根治はできないが，疾患活動性を制御することにより長期予後を改善することはできる．この目標のために用いられる薬物としては，従来型抗リウマチ薬（csDMARD）[注2]，生物学的製剤（bDMARD）[注3]，副腎皮質ステロイドがある．非ステロイド性抗炎症薬（NSAIDs）は補助的に用いられる．

[注1] 抗リウマチ薬 disease modifying anti-rheumatic drug
[注2] 従来型抗リウマチ薬 conventional synthetic DMARD: 現在わが国で使用されるものとしては，メトトレキサート，金製剤，ブシラミン，サラゾスルファピリジン，レフルノミド，タクロリムス，イグラチモドなどがある．
[注3] 生物学的製剤 biologic DMARD: 現在わが国で使用されるものとしては，TNF 阻害薬であるインフリキシマブ，エタネルセプト，アダリムマブ，ゴリムマブ，セルトリズマブペゴル，IL-6 受容体拮抗薬であるトシリズマブ，T 細胞活性化調整薬であるアバタセプトがある．

2）妊娠・出産・授乳が疾患に与える影響

　一般的に妊娠中は関節リウマチの疾患活動性が改善し，産後は 3 カ月以内に約半数の患者で悪化する．また疾患活動性の高い状態での妊娠では，妊娠中の疾患活動性の改善が少ない[1]．

3）疾患が母子に与える影響

　関節リウマチの女性は，25〜40％で妊娠までに 1 年以上を要するとされている．特に患者が高齢で，疾患活動性が高く，NSAIDs や 7.5mg/ 日以上のプレドニゾロンを服用していると妊娠しにくい[1]．

　十分に疾患活動性がコントロールされた関節リウマチの患者では，周産期合併症は一般の妊娠と変わらない．しかし疾患活動性が高い場合や，プレドニゾロンを内服している場合には，早産や低出生体重児が多くなる[1]．

4）薬物療法が母子に与える影響

a）催奇形性（妊娠 4〜15 週に用いられた薬物による）

- csDMARD

胎児の器官形成期に作用して形態異常を生じる可能性がある薬物は，メトトレキサートとレフ

ルノミドである.

　メトトレキサートは胎児の中枢神経障害，頭蓋骨異常，四肢や口蓋の成長障害をきたすとされている．妊娠初期に低用量メトトレキサートを週1回投与した場合，先天異常のリスクは5〜10％である[2]．大規模な多施設前向き研究によると，受胎前のメトトレキサート曝露によって自然流産率，奇形発生率の上昇はなかったが，受胎後・妊娠初期に曝露された場合には，累積自然流産率は42.5％と対照群より有意に高く，大奇形発生率（6.6％）も対照群（2.9％）と比べて有意に高かったという[3]．

　レフルノミドは動物実験においてヒトへの投与よりも少ない量で催奇形性が示されている．本剤は腸肝循環するため体内からの排出が遅く，添付文書では妊娠2年前までに休薬することが勧められているが，休薬しなかった妊娠でも，催奇形性の増加はなかったと報告されている[1]．

　その他のcsDMARDについて，ブシラミン，金製剤で先天異常が増加したという報告はない[1]．サラゾスルファピリジン，タクロリムスでは先天異常が増加しない[4]．

● bDMARD

　インフリキシマブ，エタネルセプト，アダリムマブ，セルトリズマブペゴルなどのTNF阻害薬は胎盤へ移行するが，先天異常は増加しないと報告されている[4]．このうちエタネルセプト，セルトリズマブペゴルは胎盤通過が極めて少ない[5]．

　トシリズマブ，アバタセプトについても先天異常が増加したという報告はないが，データが限られており，妊娠に関する安全性について結論は出ていない[4]．

b）胎児毒性（妊娠16週以降に用いられた薬物による）

　抗リウマチ薬ではないが，NSAIDsはプロスタグランジン合成阻害作用により，胎児の動脈管早期閉鎖，出生後の遷延性肺高血圧症を生じる．

　csDMARD，bDMARDについて胎児毒性を明らかに示した報告はない．

c）授乳中の薬物療法の影響

　メトトレキサートは乳汁中にわずかではあるが検出されたとする報告がある．他の薬剤も少ない量であるが乳汁中に移行すると考えられる．サラゾスルファピリジン，タクロリムスは母乳中への分泌が非常に少ない[1]．

　bDMARDはタンパク質であり，乳腺上皮を経由して母乳中に移行する可能性は低い．また児が経口摂取しても失活すると考えられる[1]．

5）治療薬と投与法・投与量

a）csDMARD

● メトトレキサート

　催奇形性があるため，妊婦または妊娠している可能性のある女性には禁忌である．妊娠する可能性のある女性に投与する場合は，妊娠前少なくとも1月経周期[2]，あるいは妊娠前1〜3カ月[4]に中止する．また妊娠第1，2，3三半期とも投与禁忌である[6]．男性も内服中は避妊することが望ましい[2]．

　授乳中も使用を避けることが勧められる[2,4]．

● レフルノミド

　ウォッシュアウトのため，妊娠の2年前に中止する必要がある．妊娠の第1，2，3三半期と

28　　II．妊婦・授乳婦への薬物療法

も投与禁忌である[6].

● その他の csDMARD

比較的安全であり，特にサラズスルファピリジン，タクロリムスについては妊娠前，妊娠中とも中止する必要はない[4,6]．授乳中も使用可能である[1]．ただしタクロリムスと金製剤は日本の添付文書では「妊娠中は使用しないこと」となっているので，リスクとベネフィットを考慮して使用を決定する．

b) bDMARD

インフリキシマブ[注4]，エタネルセプト，アダリムマブ，セルトリズマブペゴルについては，妊娠前および妊娠第1，2三半期に使用できると考えられている[4,6]．またインフリキシマブ[注4]，エタネルセプトについては授乳中も安全に使用できると考えられている[7]．しかしあくまでもリスクとベネフィットを考慮して使用を決定する[5].

トシリズマブ，アバタセプトについてはデータ不十分のため，妊娠中は避けることが安全である[4,6].

[注4] インフリキシマブはメトトレキサートの併用が必須であるので，実質的には使用できない．

c) 推奨される薬剤

妊娠中，授乳期を通じて比較的安全に使用できると考えられるのは，csDMARD ではサラズスルファピリジンとタクロリムス，bDMARD ではエタネルセプトとセルトリズマブペゴルである．投与法，投与量は非妊時と変わらない．

■ 文献

1) 橋本就子, 村島温子. 関節リウマチ患者の妊娠と向き合うには. Bone Joint Nerve. 2016; 6: 299-303.
2) 日本リウマチ学会 MTX 診療ガイドライン策定小委員会, 編. 関節リウマチ治療におけるメトトレキサート（MTX）診療ガイドライン 2016 年改訂版. 東京: 羊土社; 2016.
3) Weber-Schoendorfer C, Chambers C, Wacker E, et al. Pregnancy outcome after methotrexate treatment for rheumatic disease prior to or during early pregnancy: a prospective multicenter cohort study. Arthritis Rheumatol. 2014; 66: 1101-10.
4) Götestam Skorpen C, Hoeltzenben M, Tincani A, et al. The EULAR points to consider for use of anti-rheumatic drugs before pregnancy, and during pregnancy and lactation. Ann Rheum Dis. 2016; 75: 795-810.
5) 日本リウマチ学会, 編. 関節リウマチ診療ガイドライン 2014. 大阪: メディカルレビュー社; 2014.
6) Flint J, Panchal S, Hurrell A, et al. BSR and BHPR guideline on prescribing drugs in pregnancy and breastfeeding — Part I: standard and biologic disease modifying anti-rheumatic drugs and corticosteroids. Rheumatology. 2016; 55: 1693-7.
7) 妊娠と薬情報センター: 授乳中の薬の影響. http://www.ncchd.go.jp/kusuri/news_med/druglist.html

〈玉井和哉〉

II. 妊婦・授乳婦への薬物療法
6. 抗ヒスタミン薬・抗アレルギー薬治療の基本的考え方

1) 薬物療法が必要な病態

a) 蕁麻疹

　抗ヒスタミン薬・抗アレルギー薬治療が最も必要な病態として，蕁麻疹があげられる．急性，慢性，特発性，食物性，物理性，クインケ浮腫などのいずれの病型・原因でも，最も有効な薬剤である．副腎皮質ホルモン外用剤（ステロイド軟膏）は，ほとんど有効ではないので，妊婦においても抗ヒスタミン薬・抗アレルギー薬内服が必要になる場合が多い．抗ヒスタミン薬・抗アレルギー薬内服で症状の改善が乏しい場合，副腎皮質ホルモン内服などの全身投与が有効なことがある．

b) 湿疹・皮膚炎群，アトピー性皮膚炎

　湿疹・アトピー性皮膚炎においては，中等症以上の症例において，抗ヒスタミン薬・抗アレルギー薬内服が考慮される．しかし，これらの疾患では副腎皮質ホルモン外用剤が有効なので，特に軽症例においては副腎皮質ホルモン外用剤治療が第一選択となる．症状が全身に拡がっている

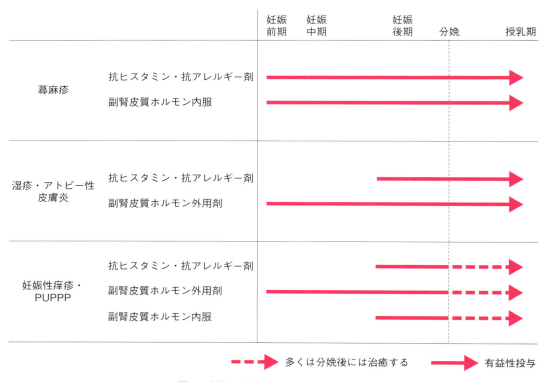

図1　妊婦・授乳婦の皮膚疾患の治療

場合でも，充分量の副腎皮質ホルモン外用剤（例えば，リンデロン V 軟膏 1 日 5g 外用）で軽快する可能性が高い．

c）花粉症・アレルギー性鼻炎

点鼻ステロイド薬による局所療法が第一選択となるが，妊娠初期から器官形成期を避ければ，マレイン酸クロルフェニラミン（ポララミン，ネオマレルミン）やロラタジン（クラリチン），セチリジン（ジルテック）などの抗ヒスタミン薬・抗アレルギー薬は比較的安全に内服可能とされている[1]．

舌下免疫療法は，アナフィラキシー等の強いアレルギー反応を誘発する危険性が皆無でないこと，アレルギー反応に伴い遊離されるヒスタミンが子宮筋収縮作用を有することなどの理由で，妊娠中は行わないことが多い．

d）妊娠性痒疹，PUPPP（pruritic urticarial papules and plaques of pregnancy）

妊娠性痒疹では，妊娠 3〜4 カ月頃から痒疹が四肢・体幹に多発し，PUPPP では，妊娠後期に主に下腹部に初発する蕁麻疹様紅斑，丘疹が特徴である．いずれも強い痒みを伴うが，出産後速やかに症状は軽快する．これらの疾患でも副腎皮質ホルモン外用剤が有効であるが，強い痒みのため抗ヒスタミン薬・抗アレルギー薬内服が必要となる場合が多い．PUPPP においては時に，少量の副腎皮質ホルモン内服が症状コントロールに必要となる場合もある．

2）妊娠・出産・授乳が疾患に与える影響

プロゲステロンは，T 細胞における IL4 や IL5 などの Th2 サイトカイン産生を制御することが知られており[2]，一般に，妊娠中は Th2 優位になると考えられている．したがって，妊娠に伴いアトピー性皮膚炎は悪化する可能性が高いが，妊娠中に軽快する場合もあり一定しない．

また，授乳に伴い乳頭部の湿疹が悪化する場合があるが，多くはステロイド軟膏と皮膚の保護作用に優れた亜鉛華軟膏を混合して外用し，ブラジャーなどの刺激を避けリント布で患部を保護することで軽快する．

3）疾患が母子に与える影響

妊娠性痒疹や PUPPP いずれにおいても，疾患が妊娠や新生児に悪影響をもたらすという報告はない．PUPPP は，妊娠後期の多胎妊婦の腹部の妊娠線に一致して初発することが多く，急激な体重増加と腹部の過伸展が原因という説が有力である[3]．

両親ともアトピー性皮膚炎と気管支喘息を有する場合，子がこれらの疾患を発症する率は 84.6％，片親のみが両疾患を有する場合は 57.1％と高い頻度でアレルギー疾患を発症する[4]．母親の食事や栄養法が児のアレルギー疾患発症に及ぼす影響について理解を深め，遺伝的特性や生活環境を考慮した予防法が求められる．欧米の予防指針では，妊娠中の母親の食事制限は推奨せず，一方，産後 4〜6 カ月間の母乳栄養は推奨している．

4）薬物療法が母子に与える影響

妊娠中安全とされている抗ヒスタミン薬としてはマレイン酸クロルフェニラミン（ポララミン，ネオマレルミン），抗アレルギー薬としてはロラタジン（クラリチン），セチリジン（ジルテック）がある．妊娠第 1 三半期の薬物使用と先天奇形に関する研究において，ポララミンお

よびレボセチリジン（ザイザル）と活性部位が共通であるセチリジン塩酸塩（ジルテック）の妊娠中の使用により，先天奇形の増加は認められなかった．前述したように，蕁麻疹以外の大部分の痒みを伴う皮膚疾患（湿疹・皮膚炎群，アトピー性皮膚炎，妊娠性痒疹など）では，副腎皮質ホルモン外用剤が有効である．また，花粉症などアレルギー性鼻炎では，点鼻ステロイド薬による局所療法が有効である．したがって，抗ヒスタミン薬・抗アレルギー薬内服がためらわれる妊娠前期・中期の妊婦には，蕁麻疹以外なら，まず副腎皮質ホルモン外用剤や点鼻ステロイド薬による局所療法を行うのが実際的である．一般的に，潰瘍やびらん面に外用するのでなければ，副腎皮質ホルモン外用剤の経皮吸収は極わずかとされる．副腎皮質ホルモン外用薬と内服薬の投与量の相関は，リンデロンV軟膏1日20g（デルモベート軟膏なら1日10g）単純塗擦とプレドニン1日5mg内服が同等と考えられている[6]．

　乳児に移行する副腎皮質ホルモンは母体摂取量の0.1%以下であり，児の内因性副腎皮質ホルモンを抑制するレベルではなく，授乳可能である[7]．

5）治療薬と投与法・投与量

〈処方例〉

a）妊娠中

　マレイン酸クロルフェニラミン：ネオマレルミン（6mg）1〜2錠内服　分1〜2

b）授乳期

　クラリチン1錠内服　分1

　アレグラ　2錠内服　分2

■文献

1) 尾崎慎哉, 鈴木元彦, 中村善久. 抗ヒスタミン剤を用いたアレルギー性鼻炎に対する最近の治療法. アレルギーの臨床. 2015; 35: 17-20.
2) Correale J, Arias M, Gilmore W. Steroid hormone regulation of cytokine secretion by proteolipid protein-specific CD4＋ T cell clones isolated from multiple sclerosis patients and normal control subjects. J Immunol. 1998; 16: 3365-74.
3) Cohen LM, Capeless EL. Pruritic urticarial papules and plaques of pregnancy and its relationship to maternal-fetal weight gain and twin pregnancy. Arch Dermatol. 1989; 125: 1534-6.
4) 馬場　実. アレルギーマーチ. 小児科診療. 1998; 13: 481-5.
5) 食物アレルギーの発症と予知と予防, 食物アレルギー診療ガイドライン2012ダイジェスト版, 日本小児アレルギー学会; 2011. http://www.jspaci.jp/jpgfa2012/chap11.html
6) 玉置邦彦. ステロイドの使い方. In: 玉置邦彦, 日野治子, 編. 皮膚科診療ガイド. 東京: 中外医学社; 1998. p.44-51.
7) Ost L, Wettrella G, Björkhem I, et al. Predonisolone excretion in human milk. J Pediats. 1985; 106: 1008-11.

〈今門純久〉

II. 妊婦・授乳婦への薬物療法
7. 妊娠と糖尿病

1）妊婦における糖代謝障害

　妊娠時，授乳期における糖尿病，耐糖能障害には，妊娠前から糖尿病を発症している患者（糖尿病合併妊娠），妊娠中に糖尿病が明らかになる場合，妊娠に伴う内分泌環境の変化に伴い糖尿病状態となる（妊娠糖尿病）場合があり，両者を区別して考える必要がある．

　我が国においては，いずれの状態においても妊娠期，授乳期の血糖調節において経口抗糖尿病薬の胎児，乳児への安全性は確立されていないため，食事療法や生活習慣改善にて目標血糖値に達していない場合はインスリン治療の適応となる．一般的には70〜85％の症例が生活習慣の改善で血糖コントロール可能と言われている[1]．2015年8月に日本糖尿病学会は日本糖尿病・妊娠学会と同時に妊娠時における耐糖能障害の診断基準を改訂した（表6）[2]．

2）妊娠，出産，授乳が疾患に与える影響

　一般に母体の糖尿病コントロール不良の場合，胎児奇形，流産などの危険度が高まることが知られている．すでに1980年代には母体血糖コントロールと新生児死亡率の関係について報告があり，インスリンによる血糖コントロールで改善効果のあることが示されている[3]．したがって，糖尿病を持つ女性の妊娠の場合は妊娠前に十分な血糖コントロールを達成しておくことが必要である．1型糖尿病を含め若年女性においては不用意な妊娠を避けるよう繰り返し説明しておくことが日常臨床上きわめて重要である．妊娠時の耐糖能障害を早期発見する目的で50gグルコースチャレンジテストの有用性が提唱されている．具体的には食事摂取時間と無関係に妊婦に50gグルコースを経口的に負荷して1時間後の血糖値を判定するものである．140mg/dL以上は75gOGTTによる再検査が求められる[4]．

3）疾患が母子に与える影響

a）妊娠時の耐糖能障害が母体に与える影響

　妊娠時にGDM（Gestational Diabetes Mellitus）と診断された妊婦の2型糖尿病発症リスクは高く，これは妊娠回数が増えるに従って上昇するとされている．したがって，耐糖能障害を有する妊婦では分娩終了後も年次の継続的な耐糖能評価の必要性や生活習慣の改善について注意を喚起すべきである．糖尿病合併妊娠においては妊娠中の血糖コントロール不良が糖尿病合併症を進展させる危険がある．

b）妊娠時の耐糖能障害が胎児に与える影響

● 巨大児

　胎児におけるエネルギー産生は胎盤を介した，ブドウ糖とアミノ酸の供給による．したがって高血糖の母体からの過剰なブドウ糖の供給は胎児においては過剰なインスリン分泌をもたらしグ

表6 妊娠中の糖代謝異常と診断基準

妊娠中に取り扱う「糖代謝異常」には，1)「妊娠糖尿病」（GDM），2)「妊娠中の明らかな糖尿病」，3)「糖尿病合併妊娠」の3つがある．「妊娠糖尿病」（GDM）は，「妊娠中にはじめて発見または発症した糖尿病に至っていない糖代謝異常である」と定義され，妊娠中の明らかな糖尿病，糖尿病合併妊娠は含めない．
3つの糖代謝異常は，次の診断基準により診断する．

1) 妊娠糖尿病（GDM）

75gOGTT において次の基準の1点以上を満たした場合に診断する．
(1) 空腹時血糖値≧92mg/dL
(2) 1時間値≧180mg/dL
(3) 2時間値≧153mg/dL

2) 妊娠中の明らかな糖尿病（※1）

以下のいずれかを満たした場合に診断する．
(1) 空腹時血糖値≧126mg/dL
(2) HbA1c 値≧6.5%
＊随時血糖値≧200mg/dL あるいは75gOGTT で2時間値≧200mg/dL の場合は，妊娠中の明らかな糖尿病の存在を念頭に置き，(1) または (2) の基準を満たすかどうか確認する．（※2）

3) 糖尿病合併妊娠

(1) 妊娠前にすでに診断されている糖尿病
(2) 確実な糖尿病網膜症があるもの

※1：妊娠中の明らかな糖尿病には，妊娠前に見逃されていた糖尿病と，妊娠中の糖代謝の変化の影響を受けた糖代謝異常，および妊娠中に発症した1型糖尿病が含まれる．いずれも分娩後は診断の再確認が必要である．
※2：妊娠中，特に妊娠後期は妊娠による生理的なインスリン抵抗性の増大を反映して糖負荷後血糖値は非妊時よりも高値を示す．そのため，随時血糖値や75gOGTT 負荷後血糖値は非妊時の糖尿病診断基準をそのまま当てはめることはできない．

これらは妊娠中の基準であり，出産後は改めて非妊娠時の「糖尿病の診断基準」に基づき再評価することが必要である．

補足1.「妊娠中の明らかな糖尿病」への変更

従来の「妊娠時に診断された明らかな糖尿病」を「妊娠中の明らかな糖尿病」へ変更した．
HbA1c のみでは糖尿病と診断しないという日本糖尿病学会の診断基準との齟齬があり，「糖尿病と診断」という表現は妥当ではないという点が議論された．
本病名はあくまで妊娠中の管理を優先するための暫定的なものであるという観点から，「診断された」という断定的表現を削除することが妥当と判断した．
また，IADPSG 診断基準では "overt diabetes in pregnancy" と表記され，「診断された」という文言の削除によって，より IADPSG 基準との整合性の高いものとなった．

補足2.「high risk GDM」について

本改定前の診断基準の註釈として定義されていた「high risk GDM」は，IADPSG 基準にその表記がなく，わが国独自のものとして定義された．
この定義は，「妊娠中の明らかな糖尿病」には至らないが，GDM よりも重症の妊娠中の糖代謝異常という点と，分娩後に糖尿病に進行するリスクが高いという2つ概念を反映させたものである．後者については日本人についてもそのエビデンスが確立されつつある．
一方，前者の周産期有害事象に関しては，国際的にも GDM では肥満や空腹時高血糖の方がより強い周産期予後不良のリスク因子とされ，随時血糖値≧200mg/dL あるいは OGTT2 時間値≧200mg/dL のみを「high risk GDM」と規定することは，周産期の一般的なハイリスク因子の概念との間に齟齬を生じさせている．
そうした観点から本表記を削除することとした．

（日本糖尿病・妊娠学会と日本糖尿病学会との合同委員会. 2015）[2]

リコーゲン蓄積促進，脂肪蓄積の促進，成長過剰へとつながる．過栄養によるアミノ酸供給過剰はタンパク合成の促進をすすめ過熟状態をもたらす．

● 先天奇形

2002年の全国調査結果では糖尿病妊婦の奇形発生率は1型，2型ともに5.2％である．

● 分娩時合併症

HAPO studyによればOGTTによる血糖値と分娩時合併症のリスクは，高血糖により増加することが明らかで，これでは出生時体重，帝王切開率，新生児低血糖，37週以前の早産，臍帯血Cペプチド増加，肩甲難産または分娩事故，高ビリルビン血症，子癇前症などが検討されている[5]．

4）薬物療法が母子に与える影響

日本産科婦人科学会の産婦人科診療ガイドラインでは糖代謝異常合併妊娠では，まず食事療法・運動療法を行い，目標血糖値を達成できない場合にはインスリン療法を行う[6]としている．

我が国では一部を除いて経口抗糖尿病薬の添付文書上の記載としては妊婦又は妊娠している可能性のある婦人には投与しないことと記載されている〔ボグリボースおよびビルダグリプチンを除くDPP-4阻害薬では，妊婦又は妊娠している可能性のある婦人には治療上の有益性が危険性を上回ると判断される場合にのみ投与すること（妊娠中の投与に関する安全性は確立していない）とされている〕．

血糖値のコントロール目標として日本産科婦人科学会のガイドラインでは早朝空腹時血糖値≦95mg/dL，食前血糖値≦100mg/dL，食後2時間血糖値≦120mg/dLとしている．

5）治療薬と投与量・投与法

我が国においては妊娠中の糖尿病治療は原則としてインスリンを使用する．しかし，最近の研究では，751例のGDM患者に対しメトホルミン単独ないしインスリン追加治療とインスリン単独治療を無作為割付けを行った場合，新生児低血糖，呼吸障害，光線療法，分娩外傷，5分後アプガースコア7点未満，早産（37週未満）などの合併症の発生が，メトホルミン群32.0％，インスリン群32.2％と有意差がないとされている[7,8]．

このような背景から海外のガイドラインではインスリンが望ましいとするものが多いが，状況に応じてメトホルミンおよびグリブリド（グリベンクラミド）の使用も考慮されている．

a）インスリン

使用する製剤に関してはFDAのカテゴリーに準じている（p.12参照）．カテゴリーAに属するものはない．我が国の製剤の添付文書では，いずれのインスリンも妊娠中の投与に関する安全性は確立していないとしている．

妊産婦の糖代謝障害に対する治療薬としてはヒト型インスリン製剤あるいはインスリンアナログ製剤（インスリンデテミル，インスリンアスパルト，インスリンリスプロのみ）の注射が勧められる．もし糖尿病合併妊娠と診断され母体がすでに経口抗糖尿病薬の投与を受けていた場合には速やかにインスリン治療に変更する必要がある．HbA1c 6％以上ではHFD児，新生児低血糖の発現が増加するためとされていて中間型インスリンの朝，夕食前ないし就眠前1回注射を合わせて実施が最も導入しやすいと思われる，インスリン必要量は妊娠に伴うインスリン感受性の

7．妊娠と糖尿病　　35

変化により増大し一般的には妊娠末期では1型糖尿病妊婦で1.5倍，2型妊婦で2倍とされている．出産に伴い胎盤娩出後は急速に必要量が低下する．糖尿病治療の原則である食事療法，運動療法は実施されるべきであるが，妊娠時に積極的な運動療法は実施できない．BMIに合わせた食事摂取量の管理と分割食による食後高血糖抑制が検討される．具体的なインスリン投与方法として頻回インスリン投与によるいわゆる強化インスリン療法（速効型インスリン），インスリンアナログによる毎食前注射に併用分泌の低下により血糖コントロールは困難なことも多く持続インスリン皮下注射（CSII：Continuous Subcutaneous Insulin Injection）が使用されることもある．

b）メトホルミン

インスリンとメトホルミンを比較した最初のランダム化比較試験は2008年に報告された．この報告では一次複合アウトカム（新生児低血糖，呼吸不全，光線療法の必要性，分娩時外傷，APGARスコア5分値7点未満，37週以前の早産）に関してインスリンとの有意差は見られていない．

Balsells（2015）は6報のメトホルミンとインスリンのランダム化比較試験（1362名）と2報のメトホルミンとグリブリドの比較試験（349名）のメタアナリシスを発表している．

メトホルミン治療はインスリンに比較して母体体重増加の減少（平均−1.14kg），出産時週数の低下（−0.16週），早産の増加（RR 1.50）を示している[9]．

c）グリブリド（グリベンクラミド）

米国で報告された過去11年間の保険データベースを用いた110000件のGDMと診断された患者調査では9173人（8.3％）がグリブリド（4982例）かインスリン（4191例）の投与を受けている．グリブリド投与を受けた患者のほうが出生児のNICU入院率（RR 1.41，[95％CI 1.23-1.62]），呼吸障害（RR 1.63，[95％CI 1.23-2.15]），LGA児（RR 1.43，[95％CI 1.16-1.76]）であり新生児低血糖，分娩外傷，早産，黄疸，帝王切開率には有意差を認めなかった．NICU入院率上昇は他の大規模コホート研究と同様に認められた[10]．

また，7つのRCTのメタアナリシスの報告ではグリブリドではインスリン治療に比較して有意な平均出生体重の増加（109g，[95％CI 35.9-181]），巨大児（RR 2.62，[95％CI 1.35-5.08]），新生児低血糖（RR 2.04，[95％CI 1.30-3.20]）を認めた．他の一次，二次アウトカムについては有意差がなくグリブリドでコントロール不能例は6.37％としている．

このメタアナリシスの知見は巨大児の発生率と胎児低血糖症（1件の小規模コホート研究では認められているが）の有意な増加がそれまでのコホート研究とは異なっている[7]．

6）授乳期の薬物投与

GDM患者は分娩後は急速にインスリン抵抗性が減弱し，ほぼ正常の血糖応答に復帰することが多い．一方，糖尿病合併妊娠では出産後，授乳中も引き続き糖尿病治療が必要であればインスリン投与が第1選択である．ヒトインスリンは母乳へ移行するが，児の消化管で分解されるので児には吸収されない．欧米では上記のメトホルミン，グリブリドなどの投与が許容されるとしているガイドラインが多いが，これらの薬剤の乳汁中への移行は明らかになっており慎重な対応が求められる．

■文献

1) ADA. Management of diabetes in pregnancy. Standards of medical care in diabetes-2015. Diabetes Care. 2015; 38(1): 77-9.
2) 妊娠中の糖代謝異常と診断基準の統一化について. 日本糖尿病・妊娠学会と日本糖尿病学会との合同委員会発表. 2015 年 8 月 1 日.
3) Jovanovic L, Peterson CM. Management of the pregnant, insulin-dependent diabetic woman. Diabetes Care. 1980; 3: 63-8.
4) 安藤一道. 妊娠と糖尿病. In: 河盛隆造, 監. 日吉 徹, 編. 改訂版 糖尿病診療ハンドブック. 東京: 羊土社; 2012. p.304-10.
5) HAPO Study Cooperative Research Group, Metzger BE, Lowe LP, et al. Hyperglycemia and adverse pregnancy outcomes. N Engl J Med. 2008; 358(19): 1991-2002.
6) 日本産科婦人科学会, 日本産婦人科医会. 産婦人科診療ガイドライン産科編 2017. 2017. p.29-33.
7) Kelly KW, Carroll DG, Meyer A. A review of current treatment strategies for gestational diabetes mellitus. Drugs in Context. 2015; 4: 212282.
8) Rowan JA, Hague WM, Gao W, et al. Metformin versus insulin for the treatment of gestational diabetes. N Engl J Med. 2008; 358; 2003-15.
9) Balsells M, Garcia-Petterson A, Solà I, et al. Glibenclamide, metformine and insulin for treatment of gestational diabetes: a systematic review and meta-analysis. BMJ. 2015; 350: h102.
10) Cheng YW, Chung JH, Block-Kurbisch I, et al. Treatment of gestational diabetes mellitus: glyburide compared to subcutaneous insulin therapy and associated perinatal outcomes. J Materb Fetal Neonatal Med. 2012; 25: 379-84.

〈日吉　徹〉

◆妊婦・授乳婦と麻酔薬◆

1. 妊娠中の麻酔

　妊娠中の手術, 帝王切開術や無痛分娩の増加に伴い, 妊婦への麻酔薬投与の機会は増加している. 麻酔薬も多くの薬剤同様分子量が小さく胎盤通過性があり, 母体への影響（子宮胎盤循環および子宮収縮）と胎児に対する影響（胎盤通過性および催奇形性, 胎児毒性）を考慮する必要がある. 胎児への影響は移行する薬物の投与量に比例し強くなるため母体への投与方法が重要である. 血中濃度が高くなるのは静注＞傍子宮頸管＞仙骨硬膜外＞腰部硬膜外＞くも膜下投与の順である. 麻酔薬の量も少なく胎児への影響も少ないことから妊娠中の婦人科疾患の手術では脊髄くも膜下麻酔が第 1 選択である. 近年腹腔鏡手術の増加により全身麻酔が選択される場合もある. 麻酔薬による催奇形性との関連は臨床例では指摘されていないが, 予定手術であれば器官形成期の後に行われることが多い.

2. 授乳中の麻酔

　麻酔薬は母乳中に移行する. ジアゼパムおよびミダゾラムは頻回の投与により児への影響がある. 他の薬剤に関しては UNICEF/WHO のガイドラインやアメリカ小児学会の見解では授乳時に比較的安全に使用でき, 麻酔から覚醒した後に授乳は可能である. 未熟児や合併症を有する新生児は代謝が十分でなく薬剤に対する感受性が高い場合もあり, 注意が必要である.

〈細川さつき〉

II. 妊婦・授乳婦への薬物療法
8. 抗甲状腺薬・甲状腺ホルモン製剤治療の基本的考え方

A 抗甲状腺薬治療の基本的考え方

1) 薬物療法が必要な病態

　甲状腺疾患合併妊娠は，甲状腺機能に異常があると母子の予後に影響を与える．妊娠に合併する甲状腺機能亢進症として，バセドウ病と妊娠一過性甲状腺機能亢進症（gestational transient hyperthyroidism: GTH)[1] が多く，その他に鑑別を必要とする甲状腺中毒症として無痛性甲状腺炎と亜急性甲状腺炎が重要であり，機能性結節性甲状腺腫，TSH産生腫瘍もまれに見られる．バセドウ病で甲状腺機能亢進症の場合は，抗甲状腺薬による治療で甲状腺機能を基準域に入るようにする．GTHの場合は，妊娠中期に自然軽快することから，軽症では治療は不要である．したがって，バセドウ病とGTHとの鑑別が必要である．しかし，GTHでも臨床症状が妊娠悪阻を伴い重症な場合は，抗甲状腺薬やヨウ素製剤，βブロッカーの短期間の使用も考慮される．

2) 妊娠・出産・授乳が疾患に与える影響

　バセドウ病は自己免疫疾患であり，妊娠・産褥は疾患の経過に影響を与える．妊娠初期はhCGの甲状腺刺激作用もあり，甲状腺機能亢進症は増悪することが多く，中期・後期には寛解傾向が見られ比較的安定し，産褥期には増悪する傾向がある．

3) 疾患が母子に与える影響

　日本の大規模調査（2012年）による母体バセドウ病（4,536人）の妊娠初期治療別の一般児奇形頻度（チアマゾール関連奇形を除く）は，投薬なし群（1,906人）2.1％，プロピルチオウラシル投薬群（1,399人）1.9％，チアマゾール投薬群（1,231人）2.2％で，バセドウ病ではない母

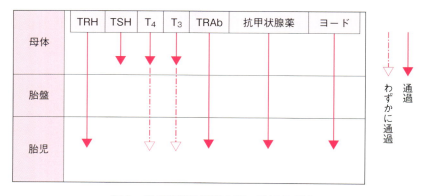

図3　甲状腺機能関連物質の胎盤通過性

体を含めた全国調査（対象 92,256 人）の頻度 2.1％と同等であった[2]．したがって，バセドウ病自体の妊娠初期催奇形性への関与は否定的である．

しかし，甲状腺機能亢進症の管理が不良の場合は，妊娠悪阻，流・早産，妊娠高血圧症候群，胎児発育不全，死産などの頻度が高い．バセドウ病では，TSH レセプター抗体（TSH receptor antibody：TRAb）と抗甲状腺薬が胎盤を通過し，胎児甲状腺機能に影響を与えるため[3]，重症例では胎児・新生児の管理に注意が必要である（図 3）．刺激型 TRAb 高値の例では，新生児一過性甲状腺機能亢進症が見られる．

4）薬物療法が母子に与える影響

バセドウ病治療の第一選択薬はチアマゾールであるが，妊娠初期はチアマゾールの催奇形性リスクのため，プロピルチオウラシルを第一選択薬とする[4]．チアマゾール関連奇形として，後鼻孔閉鎖，食道閉鎖，気管食道瘻，臍帯ヘルニア，臍腸管遺残，臍腸管瘻，頭皮欠損などが報告されている．発生頻度は奇形ごとに異なるが，一般には 3,000〜2 万人に 1 人と稀である．日本の調査（2012 年）では，チアマゾール投薬群（1,231 人）の 1.8％（22 人）に関連奇形が発生し，頭皮欠損 7 例，臍帯ヘルニア 6 例，臍腸管異常 7 例，食道閉鎖 1 例，食道狭窄 1 例と報告されている[2]．これらの関連奇形は，投薬なし群とプロピルチオウラシル投薬群には見られなかった．したがって，妊娠初期と妊娠を希望される場合は，プロピオチオウラシルに変更することが推奨される．また，チアマゾール内服中に妊娠が判明した場合は，妊娠 10 週までは必要に応じてヨウ素製剤に変更することも考慮される．

また，抗甲状腺薬は，胎盤を通過し胎児の甲状腺機能を抑制するため胎児毒性と解釈されることがある．しかし，バセドウ病の甲状腺刺激物質 TRAb も胎盤を通過し胎児の甲状腺を刺激することから，バセドウ病母体に投与された抗甲状腺薬には胎児治療の効果がある[3]．治療により甲状腺機能が基準域に調節された場合には問題は少ない．甲状腺疾患合併妊娠では，甲状腺機能を基準域に管理することが母子の予後にとって良い結果をもたらす．しかし，多量の抗甲状腺薬使用例では，新生児一過性甲状腺機能低下症が見られることがあり注意が必要である．

5）治療薬と投与量・投与法

〈処方例〉

プロピルチオウラシル（PTU）：プロパジール錠（50mg）

　重症（6 錠，分 3），軽症（3〜4 錠，分 3〜2），維持量（1〜2 錠，分 1〜2）

プロピルチオウラシルが副作用で使用できない場合，または妊娠 10 週以後

チアマゾール（MMI）：メルカゾール錠（5mg）

　重症（6 錠，分 3），軽症（3〜4 錠，分 3〜2），維持量（1〜2 錠，分 1〜2）

ヨウ化カリウム：ヨウ化カリウム丸（50mg）

　1 日 50mg を 1 回服用

B 甲状腺ホルモン補充療法の基本的考え方

1）薬物療法が必要な病態

　甲状腺機能低下症では，甲状腺ホルモンの補充療法が必要である．自覚症状がなくても血清TSH値が $10\mu U/mL$ 以上の場合は，ホルモン補充療法の適応である．妊娠に合併する甲状腺機能低下症として，橋本病が最も多く，その他にバセドウ病手術後・放射線治療後，甲状腺腫瘍術後などがある．

2）妊娠・出産・授乳が疾患に与える影響

　橋本病は自己免疫疾患であり，妊娠・産褥が橋本病の経過に影響を与える．妊娠初期にはhCGの甲状腺刺激作用で甲状腺機能は亢進することが多く，また，一般に甲状腺機能低下症は顕在化し難いので，妊娠中は機能低下が発症しても発見することが難しく，初期のスクリーニング検査として甲状腺ホルモン測定やマイクロゾームテスト，サイロイドテストが有用である．甲状腺機能低下症は妊娠中にはあまり変化しないが，妊娠により甲状腺ホルモンの必要量が増加する傾向があり，TSHを指標として甲状腺ホルモン補充量を調節する．また，産褥期には妊娠前の投与量に減量することが多いが，無痛性甲状腺炎による甲状腺中毒症を発症することがあり，甲状腺機能の変動に注意が必要である．

3）疾患が母子に与える影響

　母体甲状腺機能が低下していると，流産，死産，先天奇形，胎児発育不全のリスクがある．特に妊娠初期に母体甲状腺機能低下やヨード欠乏がある場合は，胎児脳神経系発達障害のリスクがある[5]．また，母体が甲状腺機能低下状態でも，甲状腺刺激抗体が高値の場合は，胎児甲状腺機能亢進状態となることがある．逆に母体の甲状腺刺激抑制抗体が高値の場合は，胎児甲状腺機能低下状態となることがある．

4）薬物療法が母子に与える影響

　甲状腺刺激抗体や刺激抑制抗体がない場合は，甲状腺ホルモンの補充が適切に行われ，母体の甲状腺機能が基準域に維持されることが大切である．適量であれば，甲状腺ホルモン製剤そのものに問題はなく，胎児への影響もない．

5）治療薬と投与法・投与量

　食後はコーヒーなどの飲食物が T_4 製剤の腸管からの吸収を阻害するので，朝食前か就寝前の服用が推奨される．

＜処方例＞

レボチロキシンナトリウム（T_4）水和物：チラーヂンS錠（12.5，25または $50\mu g$）
（1錠，分1）

■文献

1) 百渓尚子. 甲状腺疾患. In: 井村裕夫, 他編. 最新内科学大系 77. 妊娠・出産・産褥と内科疾患. 東京: 中山書店; 1994. p.134-45.
2) 浜田　昇, 編著. 患者さんに説明するためのリーフレット -1. バセドウ病. In: 甲状腺疾患診療パーフェクトガイド. 改訂第 3 版. 東京: 診断と治療社; 2014. p.226-9.
3) Momotani N, Noh JY, Ishikawa N, et al. Effects of propylthiouracil and methimazole on the fetal thyroid status in mothers with Graves' hyperthyroidism. Endocrinol Metab. 1997; 82: 3633-6.
4) 日本甲状腺学会, 編. 特殊なバセドウ病患者. 1. 妊婦・授乳婦. In: バセドウ病治療ガイドライン 2011. 東京: 南江堂; 2011. p.123-34.
5) Haddow JE, Palomaki GE, Allan WC, et al. Maternal thyroid deficiency during pregnancy and subsequent neuropsychological development cf the child. N Engl J Med. 1999; 341: 549-55.

〈杉本充弘〉

◆妊婦・授乳婦と漢方薬◆　〜バランスを改善し母と子を応援してくれる漢方薬〜

良いお産・快適な産後には母体の良いバランスが必要である. 漢方薬は西洋薬にはない温める作用・補う作用・潤す作用があり, 構成成分の生薬がいろいろな方向からアプローチし, 自律神経や内分泌系に働きかけバランスの改善を促進する. 科学の力の及ばない分娩という偉業にバランスを整える漢方薬は大変役立つ. 日本の女性の冷え症が増加傾向にあるが, 切迫早産や予定日超過, 分娩遷延, 出血量の増加など異常分娩との関係が報告されている[1]. 冷え症は改善が必要である. 温める作用をもつ西洋薬はないので, 治療では漢方薬の出番である. 例えば, 安胎薬の当帰芍薬散 (当帰, 川芎, 芍薬, 朮, 茯苓, 沢瀉) は直接子宮筋収縮抑制作用や塩酸リトドリンの動悸の予防だけではなく, 冷え症はもちろん, 習慣性流産, 痔, 浮腫, 抑うつ, 掻痒症, 腰痛などにも効果が見られる. 当帰・川芎・芍薬で温め補血 (貧血を治す), 芍薬で鎮痙鎮痛作用 (痛み止め), 朮・茯苓・沢瀉で利水作用 (むくみをとる), 茯苓は精神安定効果もあり, 当帰芍薬散は血虚水滞の治療薬である. 養胎優先の母体は, 循環血漿量が増えてむくみやすく (水滞), 貧血になりやすい (血虚), まさしく当帰芍薬散は妊婦の証 (しょう: タイプ) にぴったり, 安胎薬の所以である. 妊娠を瘀血 (血の滞った状態) ととらえると, 駆瘀血作用のある, 牡丹皮・桃仁・大黄などの生薬の入った方剤は流早産の危険性が生じるため慎重投与になる. 漢方薬は構成生薬を考えると理解が深まる. 太古の昔から難産に使用されてきた五積散は冷えの代表的な薬であるが, 冷えをとり頸管熟化を促進して分娩の方向に向かわせてくれる漢方薬でもある[2]. 他にも風邪や悪阻, 頭痛, 便秘など妊娠中のマイナートラブルや産後にも安心して使える漢方薬が多々ある[3]. 我々は親から先天の気をもらい元気に生まれる. 先天の気は母の身心の健康から生ずる. 漢方薬をうまく取り入れ, 養生 (食事・運動・睡眠) を指導することは, 母と子の新生活を豊かにするためのプレゼントである. 西洋医学と東洋医学の融合で, 安全で豊かなお産をめざしたいものである.

■文献

1) 中村幸代, 他. 妊婦の冷え症と前期破水における因果効果の推定. 日助産誌. 2012; 26: 190-200.
2) 岡村麻子. 漢方薬の内服で冷えが改善し子宮頸管が熟化し陣痛発来につながった 10 症例. 産婦人科漢方研究のあゆみ. 2015; 32: 79-84.
3) 堀内成子. 漢方に関する質問 (岡村麻子分担執筆), エビデンスをもとに答える妊産婦・授乳婦の疑問. 東京: 南江堂; 2015; p.220-8.
4) 岡村麻子, 他. 予定日超過に対する漢方療法—五積散の頸管熟化作用—. 産婦人科の実際. 2016; 65 (7): 805-10.

〈岡村麻子〉

II. 妊婦・授乳婦への薬物療法
9. 抗結核薬治療の基本的考え方

1）薬剤療法が必要な病態

　結核は，感染を受けても多くの人は発症しないままに経過し，体内に菌を保有したままの状態でいる．感染を受けた人のうち発病するのは約10％前後と推測されている．発病しなかった大部分の人は，長年，菌を保有したままの状態でいるが，免疫状態が低下した際に菌が増殖し発病する．肺結核患者の多くは，この内因性の再燃による発病である．感染を受けた際に，引き続いて初感染結核として発病するのは5〜10％とされ，全体としての比率は少ないが，若年者に多くみられ，結核性胸膜炎，髄膜炎，粟粒結核などの病状をとりやすい．妊婦においては年齢的に，この初感染結核としての発病の割合がより多いものと考えられる．

　このように肺結核は，感染から発病までを月から年単位でとらえなくてはならない長期の視点が必要な疾患である．また，発病してからの経過も細菌感染よりもゆっくりと進展し，週から月の単位で病状が変化する．現在の結核治療の目標は結核患者の体内に生存する結核菌を撲滅することであり，この目標を達成するためには，有効な（感受性のある），作用機序の異なる抗結核薬を3剤以上組み合わせた多剤併用療法を最低6カ月間にわたり投与する必要がある．

　一般的に肺結核の症状は，細菌性肺炎，ウイルス感染と比べて比較的軽いことが多いが，より長期に持続することが1つの特徴である．2週間以上，咳，痰，血痰，発熱，全身倦怠感，体重減少，胸痛（胸膜炎），喘鳴（気管支結核）などの症状がみられる場合には，肺結核を疑って胸部X線，喀痰の検査を行うことが重要である．妊婦は放射線被曝の問題から，X線検査が控えられることが多いため，発見が遅くなる可能性が高い．

　画像で肺結核を疑わせる所見があれば，喀痰の抗酸菌塗抹，培養検査，PCR検査を行う．喀痰から菌が検出された塗抹陽性患者は，他者への感染性があるため隔離入院として薬物治療を開始する．塗抹陰性の場合は，外来治療が可能であるが，副作用の監視が重要である．

2）妊娠・出産・授乳が疾患に与える影響

　妊娠時には一般的に免疫能が低下するため，肺結核の発症や悪化を助長するのではないかと危惧されるが，疫学的にはそれを示唆するエビデンスはない．

　一方，出産後に肺結核が急速に悪化する症例があることはよく知られている．その原因としては疲労，内分泌環境，免疫状態，栄養状態の変化，横隔膜位の変化による肺気量分画の急激な変化（機能的残気量，一回換気量などの変化）などが急激に生じることが複合している可能性がある．

3）疾患が母子に与える影響

　出産時に排菌状態である母親の場合には，新生児への空気感染（飛沫核感染）の危険性が高

い．その場合には，出産後に母子を分離し，母乳も搾乳して医療スタッフが与えるなどの配慮が必要となる．

まれではあるが，低栄養状態の妊婦では，粟粒結核となり菌が全身に血行性に播種する．その際には胎盤を通して胎児に結核菌が感染することがある．また，さらに頻度は低いが，婦人科臓器の結核の場合，結核性子宮内膜炎や卵管結核などでは羊水の吸引によって結核菌が感染することもある．

4）薬物療法が母子に与える影響

主要薬剤はいずれも胎盤通過性があるが，流産・死産・早産の危険率に統計学的な有意差を示したエビデンスはない．先天性異常の出現については，SM（ストレプトマイシン）による聴神経障害の危険性が有意に上昇するため使用されない．SM 以外では明白な催奇形性のエビデンスはないが，PZA（ピラジナミド）はデータが乏しく安全性は確保されていない．このため，日本結核病学会と米国胸部学会では使用を避けるよう勧告しているが，世界保健機関（WHO）では初期の 4 剤治療（RFP＋INH＋PZA＋SM または EB）を勧めている．

抗結核薬は母乳に移行するが，副作用出現の可能性は非常に低い．このため，服薬中の授乳を控える必要はないが，母乳中の薬物濃度は，新生児の治療量としては不十分であることに留意する．

なお，結核治療を開始した妊娠可能な患者には，治療終了まで妊娠は避けるよう指導するが，もし妊娠しても標準治療であれば積極的な人工中絶の理由にはならない．

5）治療薬と投与法・投与量

現在使用可能な抗結核薬は，その抗菌力と安全性に基づいて，以下の 3 群に区分されている．
① First-line drugs（a）：最も強力な抗菌作用を有し，菌の撲滅に必須の薬剤；RFP（リファンピシン），INH（イソニアジド），PZA
② First-line drugs（b）：主に静菌的に作用し，①との併用で効果が期待される薬剤；SM，EB（エタンブトール）
③ Second-line drugs：①，②に比較し抗菌力は劣るが，多剤併用で効果が期待される薬剤；KM（カナマイシン），EVM（エンビオマイシン），LVFX（レボフロキサシン），ETH（エチオナミド），PAS（パラアミノサリチル酸），CS（サイクロセリン）

SM などのアミノ配糖体，LVFX，TH は禁忌とされている．（個々の薬剤に関する詳細な情報はⅢ章を参照）

なお，本邦で 2014 年に承認された新規抗結核薬であるデラマニドの適応症は，多剤耐性結核のみとなっている．デラマニドの妊婦・産褥婦，授乳婦への投与は禁忌となっている．

a）活動性肺結核（喀痰の塗抹陽性の場合，菌は検出されないが，肺結核を示唆する画像所見がある場合）の治療

結核の初回標準治療法を図 4 に呈示する．服薬回数は有効血中濃度や服薬コンプライアンス向上の観点から，原則として 1 日 1 回とする．

◆妊娠中の患者に対する治療法

SM と PZA は前述の理由で使用しないため，図 4 の標準治療法（B）法を用いる．重症の場

原則として(A)法を用いる．PZA 投与不可の場合に限り，(B)法を用いる．
(A)法：RFP＋INH＋PZA に SM または EB の 4 剤併用で 2 カ月治療後，RFP＋INH で 4 カ月間治療する．

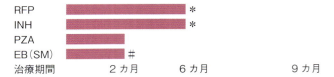

(B)法：RFP＋INH＋SM または EB の 3 剤併用で 2 カ月間治療後，RFP＋INH で 7 カ月間治療する．

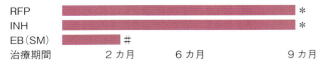

＊： 重症結核（粟粒結核，中枢神経系，広汎空洞型など），結核再発，塵肺，糖尿病，HIV 感染など免疫低下をきたす疾患，ステロイド薬などによる免疫低下をきたす治療時には INH＋RFP を 3 カ月延長する．
＃： 初期強化期の EB(SM) は，INH および RFP に薬剤感受性であることが確認されれば終了する．

図4 結核の初回標準治療

合には PZA の使用を検討する．

＜処方例＞

　　INH 300mg，RFP 450mg，EB 750mg＋ピリドキシン（INH の副作用予防のため）
　　1 日 1 回投与 2 カ月治療後

　　INH 300mg，RFP 450mg＋ピリドキシン（INH の副作用予防のため）
　　1 日 1 回投与 7 カ月治療

b）潜在性結核感染症の治療

　結核患者との接触歴があり，QFT（Quanti FERON）陽性もしくは，ツベルクリン反応が陽性転化しているが，喀痰からは菌は検出されず，画像所見も正常の場合，一般的には，活動性結核への進展を防ぐ目的で INH の予防投与が行われる．しかし，INH は肝障害の頻度が高いため，妊婦においては，妊娠中を避けて出産後に予防投与を行うように CDC は勧奨している．HIV 合併などの免疫抑制状態にある場合，糖尿病，慢性腎不全，悪性腫瘍などの基礎疾患が存在するときは活動性結核への進展の危険性が高いため，妊婦であっても予防投与が推奨されている．

＜処方例＞

　　免疫抑制状態にある妊婦の場合のみ：INH（イスマチン）300mg＋ピリドキシン（ピラマイド原末）（INH の副作用予防のため）
　　1 日 1 回投与 6 カ月治療後

■文献
1) 日本結核病学会．結核診療ガイドライン改訂第 3 版．東京: 南江堂; 2015. p.1-136.
2) American Thoracic Society/ Center for Disease Control and Prevention/ Infectious Disease Society of America. Treatment of tuberculosis. Am J Respir Cri Care Med. 2003; 167: 603-62.
3) World Health Organization. Treatment of tuberculosis: Guidelines. 4th ed. WHO/ HTM/ TB /2009. 42. Geneva: World Health Organization; 2010.

〈粟野暢康　生島壮一郎〉

II. 妊婦・授乳婦への薬物療法
10. 気管支喘息治療の基本的考え方

1) 妊娠が気管支喘息に与える影響

　従来より妊娠経過の気管支喘息の状態に関しては，悪化，改善，不変がそれぞれ1/3ずつとされている報告が知られているが[1]，個々の報告でばらつきが多い．喘息のコントロール不十分により，周産期死亡率の増加，妊娠高血圧症候群，早産，胎児発育不全などの妊娠合併症の増加が知られており[2]，妊娠に伴う母体変化を把握し，コントロール悪化時に適切な対応を行うことは非常に重要である．

　妊娠経過では，子宮のサイズの増大に伴い横隔膜が挙上して機能的残気量が低下する．さらに，血中プロゲステロン濃度の上昇も影響し，代償的に分時換気量が増加し過換気の状態となる．発作による低酸素血症に加えて過換気の結果低炭酸ガス血症が存在すると，子宮動脈の収縮をきたし周産期合併症の要因となりうることを留意せねばならない．

2) 妊娠中の気管支喘息の経過

　一般的に喘息の症状は妊娠経過に悪化があったとしても，特に37週から40週目には改善が得られることが多いと報告されている[3]．数％の患者で分娩中あるいは出産後に発作を生じることがある．出産後には概ね妊娠前の状態に戻るとされている．また次回の妊娠時にも同様の経過を辿る可能性が高く，前回の経過が参考になることも知られている．

3) 妊娠経過の気管支喘息治療

　長期管理薬では，吸入ステロイドが第一選択薬として推奨される．米国食品医薬局（Food and Drug Administration：FDA）は妊娠中の投与薬剤を5つのカテゴリーに分類しており，吸入ステロイドではブデソニドが最も安全性の高いカテゴリーBに位置づけされている．$\beta2$刺激薬に関しても，吸入・経口ともに明らかな催奇形性の報告はなく，安全に使用できると考えられる．貼付剤に関してはデータが少ないが，ツロブテロールの吸入薬が安全とされており，同様に安全と考えられる．テオフィリン製剤も同様に経口薬・注射薬共に催奇形性の報告はない．ただし乳汁中には移行するため，乳児はテオフィリンの分解速度が遅い点から継続の必要性の有無などを検討する必要がある．抗アレルギー薬の中では，クロモグリク酸ナトリウムは安全に使用できると考えられており，モンテルカストやザフィルルカストなどロイコトリエン受容体拮抗薬に関しては，先述のFDAではカテゴリーBに位置付けされている（プランルカストは米国で販売がなく評価外）ものの，ヒトにおける催奇形性の面ではまだエビデンスが十分ではないことから，特に妊娠初期においては有益性が上回るときのみに限定しての投与が推奨されている．重症例においては，全身性ステロイドの投与が必要になることがあり，これは発作時の治療として後述する．また，完全ヒト化抗IgEモノクローナル抗体に関しては，妊娠中の投与に関する知見

表7 妊娠中の喘息患者に使用できる
と考えられている薬剤と注意点

吸入薬

吸入ステロイド薬[*1]
吸入β2刺激薬[*2]
クロモグリク酸ナトリウム
吸入抗コリン薬[*3]

経口薬

テオフィリン徐放製剤
経口β2刺激薬
経口ステロイド薬[*4]
ロイコトリエン受容体拮抗薬[*5]
抗ヒスタミン薬[*5]

注射薬

ステロイド薬
アミノフィリン
0.1％アドレナリン[*6]

その他

貼付β2刺激薬[*7]

[*1]: ヒトに対する安全性のエビデンスはブデソニドが最も高い.
[*2]: 短時間作用型吸入β2刺激薬（SABA）に比して同長時間型（LABA）の安全性に関するエビデンスはまだ少ないが同等と捉えられている.
[*3]: 長期管理薬としての安全性のエビデンスは乏しく, 発作治療薬としてのみ安全性が認められている.
[*4]: プレドニゾロン, メチルプレドニゾロンは胎盤通過性が少ない.
[*5]: 妊娠中の投与は有益性が上回るときのみが推奨.
[*6]: 皮下注射はやむを得ない時に限り, 一般的に妊婦には避ける.
[*7]: 吸入や経口薬に準じて安全と捉えられるがエビデンスは少ない.
（日本アレルギー学会喘息ガイドライン専門部会. 喘息予防・管理ガイドライン 2015. 2015. p.234-7）[4]

が乏しく安全性が確立されておらず, 投与は望ましくないとされている.

4) 発作時の治療

　比較的軽症の発作時の治療の第一選択に関しては, 通常の気管支喘息発作と同様にβ刺激薬の吸入投与となる. 効果不十分の際には先述の全身性ステロイドや, テオフィリン製剤の注射などを加えることになる. ステロイド製剤の中では特にプレドニゾロンとメチルプレドニゾロンは胎盤を通過しにくく, 胎児への影響は少ないとされているので, 長期管理での重症例, 中等症以上の発作例では使用が考慮される. 一般的に重症例に使用されている0.1％アドレナリンの皮下注射に関してはやむを得ない時に限り, できれば投与は避けるべきと言われている.

＜処方例＞

　　　　メチルプレドニゾロン　40〜80mg
　　　　プレドニゾロン錠　20〜30mg

■文献
1) Gluck JC, Gluck PA. The effect of pregnancy on the course of asthma. Immunol Allergy Clin North Am. 2006; 26: 63-80.
2) Tan KS, Thomson NC. Asthma in pregnancy. Am J Med. 2000; 109: 727-33.
3) Juniper EF, Daniel EE, Roberts RS, et al. Improvement in airway responsiveness and asthma severity during pregnancy. A retrospective study. Am Rev Respir Dis. 1989; 140: 924-31.
4) 日本アレルギー学会喘息ガイドライン専門部会. 喘息予防・管理ガイドライン 2015. 2015. p.234-7.

〈近藤圭介　生島壮一郎〉

II. 妊婦・授乳婦への薬物療法
11. 降圧薬治療の基本的考え方

1）薬物療法が必要な病態と高血圧が母子に与える影響

　妊娠中に降圧薬治療が必要な病態とは母体血圧の異常上昇により母体の生命のリスクが高まる場合で，代表的疾患は妊娠高血圧症候群 hypertensive disorders of pregnancy（HDP）である．従来 PIH とされていた用語は第 38 回日本妊娠高血圧学会において以下のように改訂された．HDP は「妊娠 20 週以降，分娩後 12 週までに高血圧が見られる場合，または高血圧に蛋白尿や全身の臓器障害を伴う場合のいずれかで，かつ，これらの症状が単なる妊娠の偶発合併症によらないもの」をいう．「さらに，高血圧が妊娠前あるいは妊娠 20 週までに存在し，加重型妊娠高血圧腎症を発症していない場合を高血圧合併妊娠として HDP に加える」と訂正された．妊娠高血圧・妊娠高血圧腎症・加重型妊娠高血圧腎症および子癇に分類される．

　妊娠高血圧症候群は母児に様々な合併症を起こし，特に妊娠 34 週以前に発症する早発型 HDP では重症化しやすい．母体合併症としては高血圧脳症や子癇，肺水腫，常位胎盤早期剥離，HELLP 症候群，腎不全，視力障害など，胎児合併症としては胎児発育不全（FGR）や胎児機能不全，胎児死亡などが挙げられ，また新生児合併症としては新生児仮死や低血糖，低フィブリノーゲン血症，低カルシウム血症，虚血性低酸素脳症などの発症頻度の上昇が指摘されている．

2）降圧薬治療開始基準と有効性[1]

　降圧薬治療開始基準は収縮期血圧≧160mmHg または拡張期血圧≧110mmHg の重症 HDP の場合で，経口降圧薬を開始し目標血圧を 140〜159/90〜109mmHg とし，同時に胎児 well-being を評価して妊娠継続の可否を判断する．また収縮期血圧≧180mmHg あるいは拡張期血圧≧120mmHg の場合は「高血圧緊急症」と診断し，母体の安全確保のため静注降圧薬を使用し緊急に目標血圧まで降圧をはかり，同時に妊娠終了の時期を検討する．

　妊娠中の高血圧に起因する母体死亡の主因は頭蓋内出血で，重症 HDP に対する降圧薬治療は母体の頭蓋内出血の防止や血管攣縮，脳浮腫の改善に有効である．これに対して軽症 HDP に対する降圧薬の有用性については重症 HDP への進行は半減するが周産期予後は改善されず，また軽症 HDP に対する経口降圧薬の使用は母体血圧の低下により胎児発育を障害する可能性があり，降圧薬治療では適切なレベルに血圧をコントロールすることが重要である．

3）降圧薬の選択基準と投与法・投与量 （表8）[1,2]

　本邦では第一選択の経口降圧薬として交感神経抑制薬（メチルドパ；アルドメット），第二選択として血管拡張薬（ヒドララジン塩酸塩；アプレゾリン）が使用されていたが，平成 23 年 6 月から Ca 拮抗薬（ニフェジピン）と $\alpha\beta$ 遮断薬（塩酸ラベタロール）の妊婦使用が可能になった．ただしニフェジピンは妊娠 20 週以降の投与のみ認められている．今日 Evidence-based med-

表8 妊娠中・産褥期に使用される主な降圧薬の種類と投与法および授乳の可否

作用機序	一般名	商品名	使用法	RID※	授乳	わが国の添付文書
交感神経抑制薬	メチルドパ	アルドメット	初回 250〜750mg/ 日 維持量 250〜2000mg/ 日	0.1〜0.4	可	授乳中止
血管拡張薬	ヒドララジン塩酸塩	アプレゾリン	初回 30mg/ 日 維持量 30〜200mg/ 日 持続点滴 0.5〜10mg/ 時	1.2	可	授乳を避ける
$\alpha\beta$ 遮断薬	ラベタロール塩酸塩	トランデート	初回 150mg/ 日 維持量 150〜450mg/ 日	0.2〜0.6	可	授乳中止
Ca 拮抗薬	ニフェジピン	アダラート L	初回 20mg/ 日 維持量 20〜80mg/ 日	2.3〜3.4	可	授乳中止
	ニカルジピン塩酸塩	ペルジピン	初回 30mg/ 日など 維持量 30〜60mg/ 日 持続点滴 0.5〜6μg/kg/ 分	0.07〜0.1	可	授乳禁忌

※RID（relative infant dose）：相対的乳児投与量
RID＝母乳を介する薬の用量（mg/kg/ 日）/ 乳児の治療量（mg/kg/ 日）×100%
（乳児の治療量が決まっていない場合は，母体の体重あたりの治療量で代用できる）

icine（EBM）に基づいた薬剤選択基準はないが，妊娠 20 週未満の場合はメチルドパ，ヒドララジン塩酸塩，ラベタロール塩酸塩のいずれかを第一選択とし，妊娠 20 週以降では前記 3 剤にニフェジピンを加えた 4 剤のいずれかを選択することが推奨される．1 剤で十分な降圧効果が得られない場合は作用機序が異なる降圧薬を組み合わせた二剤併用療法を実施する．メチルドパとラベタロール塩酸塩は交感神経抑制薬，ヒドララジン塩酸塩と長時間作用型ニフェジピンは血管拡張薬に分類され，具体的には，妊娠 20 週未満ではメチルドパとヒドララジン塩酸塩あるいはラベタロールとヒドララジン塩酸塩を，妊娠 20 週以降では交感神経抑制薬と血管拡張薬を組み合わせる．当センターではラベタロール塩酸塩と長時間作用型ニフェジピンの併用療法を頻用している．なおアンギオテンシンⅡ変換酵素（AEC）阻害薬やアンギオテンシンⅡ受容体拮抗薬は胎児腎毒性に起因する羊水過少症や FGR，腎不全などのリスクがあるため妊娠中は禁忌である．β 遮断薬（アテノロール；テノーミン）も妊娠初期からの投与で FGR を起こすリスクがある．

4）降圧薬と母乳育児 （表 8）[1]

産褥期に降圧薬治療をする場合，添付文書では多くの降圧薬が母乳中止あるいは禁忌となっている．しかし母乳育児は母子相互の愛着形成を促進し，安定した情緒を形成する上で重要な役割を果たしている．また母乳栄養は新生児感染症を減少させ，また母乳児は学童期・思春期に過体重のリスクが低いこと，母乳育児期間と児の知能には正の相関があることなどが示されている．母乳を介しての乳児の薬物曝露量の指標である相対的乳児投与量（RID）が 10% 以下であれば児への影響は少なく授乳可能である．表 8 に示すように，十分なインフォームドコンセントの下に母乳育児が推奨される．

■文献 1）日本妊娠高血圧学会. 妊娠高血圧症候群の診療指針 2015 Best Practice Guide. 2015.
　　　 2）日本高血圧学会. 高血圧治療ガイドライン 2014. 2014.　　　　　　　　　〈安藤一道〉

48　Ⅱ. 妊婦・授乳婦への薬物療法

II. 妊婦・授乳婦への薬物療法
12. 抗血栓薬治療の基本的考え方

1) 薬物治療が必要な病態

　妊娠中の血栓塞栓症は母体と胎児の死亡や障害の大きな原因となる．欧米では肺血栓塞栓症が妊娠中死亡原因の10.3%である．心臓人工弁を持つ母体，抗リン脂質抗体症候群，子癇前症や胎児の発育不全に抗凝固薬や抗血小板薬が用いられる．当院における最近5年間約15,000出産のうち，循環器内科が関与，入院加療した周産期血栓塞栓関連疾患は，妊婦の急性心筋梗塞1例，重症静脈血栓塞栓症7例（0.053%，約1,900出産に1例）であった．

2) 妊娠・出産・授乳が疾患に与える影響

　妊娠中，産褥期をあわせて血栓塞栓症の危険性は約5倍となる．妊娠によりフィブリノーゲン，プラスミノーゲンアクチベーターインヒビター，凝固VII，VIII因子，von Willebrand因子や血小板接着因子が増加し，相対的にprotein S活性が低下．下肢静脈の血流速度は妊娠中期後半に50%低下，出産後も6週間は低下が持続する．これらにより妊娠中，産褥期血栓塞栓症の危険が増加する．特に血栓性素因を有する妊婦では注意が必要である．

3) 疾患が母子に与える影響

　当院の重症静脈血栓塞栓症7例の発症時期は妊娠初期3例，中期1例，後期1例，産褥期2例であった．血栓症関連因子を全例で認めた（不妊治療2例，子宮筋腫2例，抗リン脂質抗体症候群1例，先天的AT III欠損1例，帝王切開後2例）．PCPSの使用例もあったが，母体死亡はなく，胎児の生存率は40%（2例/5例）と不良であった．特に肺血栓塞栓症の3例中2例で胎児は死亡．重症血栓塞栓症では母体優先の加療を迫られるため，胎児の予後は不良である．血栓性素因がある母体ではあらかじめ適切な血栓塞栓症予防治療が望まれる．産褥期は出産後6週間と定義されるが，血栓傾向は12週間まで持続する．

　人工弁症例はチャレンジングである．最近のコホート研究（EORP）では母体死亡は機械弁1.4%，生体弁1.5%，人工弁のない群0.2%．機械弁の血栓症は10人（4.7%），半分の5人は妊娠初期にワルファリンからヘパリンに切り替えた際に発症．出血は機械弁23.1%，生体弁5.1%，人工弁のない群4.9%．重大合併症なく出産できる割合は機械弁58%，生体弁79%，人工弁のない群78%．一方，妊娠初期にビタミンK拮抗薬を使用するとヘパリン群に比して流産（28.6% vs 9.2%），遅発性胎児死亡（7.1% vs 0.7%）が有意に高率であった．

4）薬物療法が母子に与える影響

a）抗凝固薬

①クマリン系薬

● ワルファリン

胎盤を通過．妊娠初期では鼻骨の低形成，軟骨形成不全，胎児の出血リスクを増大させる．用量依存性があり，1日5mgを超えると有意に流産，死産や胎児異常が増加．授乳は安全で，出産直後の母親の抗凝固治療の第一選択とされる．

②ヘパリン

● 未分画ヘパリン

大きな極性分子の集まりで第X，II因子を阻害．胎盤を通過せず，母乳にも分泌されない．妊婦の血栓症の治療，予防，習慣性流産の治療や子癇の予防，胎児発育不全の治療にも使用．投与中止から4時間以内に活性化部分プロトロンビン時間（aPTT）を正常化でき，産後出血を減少，安全に局所麻酔を使用できる．長期使用による妊娠中の骨粗鬆症は2～5％．妊娠初期，中期では，ヘパリン結合蛋白増加，糸球体濾過量，凝固因子，体液分布が増加，胎盤は成熟につれヘパリンを分解するため必要投与量は漸次増加する．

● 低分子ヘパリン

半減期が長く，1日1回投与．体重で投与量を決定する．胎児，新生児への悪影響も報告されていない．本邦では適応外．

③合成Xa阻害薬

● フォンダパリヌクス：アメリカ産婦人科学会では，ヘパリン誘発性血小板減少症（HIT）やそのほかのヘパリンアレルギーの時に使用が推奨されている．少量は胎盤を通過する可能性がある．

● リバロキサバン：動物実験では胎盤を通過，胎児催奇形性があり，母体の出血を増加させる可能性がある．母乳中にも分泌される．

● アピキサバン，エドキサバン：現在いかなる報告も認めない．

④抗トロンビン薬

● アルガトロバン：動物実験では，低用量では胎児毒性はない．人での安全性は未確認．持続静脈注射投与のみ．半減期が39～51分と短く，腰椎麻酔前の短時間投与に利用される．産後出血の危険性は低い．

⑤トロンビン直接阻害薬

● ダビガトラン：新しい経口抗トロンビン薬．生体外の研究では本剤と代謝産物は胎盤を通過する．妊婦においては使用すべきでない．

b）抗血小板薬

①アスピリン

動物実験では，妊娠後期の高用量アスピリン（20mg/kg）投与は胎児の動脈管収縮と早期閉鎖を誘発する．これを受けてFDAではD群薬（潜在的な胎児リスクのエビデンスはあるが，有用性がこれを上回る場合には使用する）．使用報告は多く，母体や胎児の出血，胎盤機能不全，胎児奇形を生じない．低用量を出産まで継続した場合にも腰椎麻酔の合併症を増加させない．

AHAは人工弁症例では妊娠中期から後期に低用量アスピリン（75〜100mg）1日1錠を使用することを推奨している.

②クロピドグレル

アデノシンニリン酸受容体へのフィブリノーゲンの結合を阻害. 動物実験では, 人での使用量の65倍以上の量を使用しても妊娠への影響を認めない. 本剤と代謝産物は母乳中に分泌される. 人の母乳でのデータはない. クロピドグレルはFDAカテゴリーのB群（動物実験では胎児に問題を認めず, 妊婦での十分なデータは存在しない.

5）疾患ごとの抗凝固抗血栓治療方針

a）静脈血栓塞栓症

血栓症リスクの高低ならびに静脈血栓塞栓症の既往の有無で予防的抗凝固治療の適応を決定する. 誘因なく発生した, または再発性静脈血栓症は高リスクであり抗凝固治療を行うべきである. 血栓溶解にはウロキナーゼを用いる.

b）人工弁

AHA/ACC心臓弁膜症のガイドラインで, 妊娠初期は用量調節した低分子ヘパリンを少なくとも1日2回, 妊娠中期, 後期にはワルファリンの服用を推奨. 妊娠中の人工弁患者の低分子ヘパリンの使用では頻回のモニターが必要. 未分画ヘパリン使用群の生命に関わる血栓症は29〜33%, 死亡率は7〜15%. 最近のメタアナリシスでは母体胎児のリスクは低用量ワルファリンで5%/15%, 低分子ヘパリンで15%/10%であった. 日本循環器学会のガイドラインもほぼ同様だが, ヘパリンは未分画ヘパリンのみ記載されており, 12時間おきに7,500〜10,000単位の皮下注射が推奨されている.

c）抗リン脂質抗体症候群

ループスアンチコアグラント, 抗カルジオリピン抗体, 抗β2グリコプロテインの3者が陽性の患者では血栓症の危険は年率5.3%である. 少なくとも2回の検査で確定が必要である. 抗リン脂質抗体陽性と習慣性流産の関係は確立しており, ヘパリンとアスピリンの併用が有効である. この併用治療により, アスピリン単独と比べて有意に自然流産を減少させ, 正常出産の頻度を増加させる.

d）妊娠高血圧症候群, 胎児発育不全

妊娠高血圧症候群は妊娠中の高血圧により定義される. 母体の多臓器と胎盤に影響し, 胎児の発育不全をきたす. 胎盤の機能不全と虚血が原因と考えられている. CLASP研究で妊娠16週以前に60mgのアスピリンを始めた群で有意に妊娠高血圧症候群を減少させた.

6）治療薬と投与法・投与量

- 未分画ヘパリン（カプロシン）：7,500から10,000単位を12時間おきに皮下注. aPTTを正常の1.5〜2倍に延長させるように調整. 自己注射可能.
- ワルファリンカリウム（ワーファリン）：適量0.5〜10mg, 1日1回経口投与. PT-INRを2〜3となるように調整.
- アスピリン（バイアスピリン）：100mg, 1日1回経口投与.

■文献

1) Yarrington CD, Vlente AM, Economy KE. Cardiovascular management in pregnancy, antithrombotic agents and anti-platelet agent. Circulation. 2015; 132: 1354-64.

2) 循環器病の診断と治療に関するガイドライン（2008年度合同研究班報告）. 4. 妊娠時の抗血栓療法. In: 循環器疾患における抗凝固・抗血小板療法に関するガイドライン（2009年改訂版）. p.57-62.

3) Hirsh J, Guyatt G, Albers GW, et al. American College of Chest Physician. Antithrombotic and thrombolytic therapy: American College of Chest Physicians Evidence-Based Clinical Practice Guidelines（8th Edition）. Chest. 2008; 133（6suppl）: 110S-112S.

4) van Hagen IM, Roos-Hesselink JW, Ruys TPE, et al. Pregnancy in women with a mechanical heart valve: data of the European Society of Cardiology Registry of Pregnancy and Cardiac Disease（ROPAC）. Circulation. 2015; 132: 132-42.

5) Steinberg ZL, Dominguez-Islas CP, Otto CM, et al. Matemal and fetal outcomes of anticoagulation in pregnant women with mechanical heart valves. J Am Coll Cardiol. 2017; 69: 2681-91.

〈池ノ内　浩〉

II. 妊婦・授乳婦への薬物療法
13. 潰瘍性大腸炎，クローン病薬物療法の基本的考え方

1）薬物療法が必要な病態

潰瘍性大腸炎は，主として大腸の粘膜を侵し，しばしばびらんや潰瘍を形成する大腸の原因不明のびまん性非特異性炎症である．主症状は血性下痢で，腹痛や頻回の便意を伴うこともある．

クローン病は，消化管の慢性の肉芽腫性炎症性病変を主体とする原因不明の疾患である．小腸・大腸・肛門周囲に好発し，腹痛，下痢，血便，発熱，裂肛，痔瘻などの症状を呈する．

潰瘍性大腸炎とクローン病は，遺伝的素因を持った人に様々な環境因子が関与して腸粘膜の免疫系の調節機構が障害されるために発症すると考えられており[1]，炎症性腸疾患（inflammatory bowel disease, 以下IBD）と総称される．潰瘍性大腸炎とクローン病は異なる疾患と考えられているが，10代後半から30代前半の若年に好発する，しばしば皮膚粘膜病変や関節炎などの腸管外合併症を伴うといった類似点も多く，治療法も共通するところが多い[2]．IBDに対する治療は近年急速に進歩したが，現在の治療は対症療法である[1]ため，治療の中断は疾患の増悪再燃をきたしやすい．治療法は薬物療法が基本であるが，劇症・難治性の潰瘍性大腸炎や腸管の狭窄・瘻孔を形成したクローン病に対しては手術も行われる[2]．

2）妊娠・出産・授乳が病態に与える影響

妊娠中のIBDの再燃率は，非妊時の再燃率と変わらないと報告されている[3]．疾患の悪化は妊娠成立時の病状と相関があり，IBDの症状が強い状態で妊娠した場合には妊娠中に病状が悪化しやすい[3]．担当医あるいは患者が妊娠を契機として薬物療法を中止してしまうことも増悪に関与する．

経腟分娩は回腸囊肛門吻合術を受けた潰瘍性大腸炎や肛門周囲病変を有するクローン病患者に対して悪影響を与える懸念がある．しかし正常な経腟分娩は病状を悪化させないとされており，帝王切開術の適応は症例毎に検討する必要がある[3]．

授乳はIBDの病態に悪影響を与えない．授乳婦での再燃率は，薬物療法を継続していれば非授乳婦と比較して変わらないという報告[4]と低下するという報告[5]がある．

妊娠はIBDの長期予後を悪化させない．妊娠後の3年間は妊娠前にくらべて再燃率が低下するという報告[6]もある．

3）疾患が母子に与える影響

IBDの妊娠・新生児予後に与える影響は妊娠成立時の疾患の活動性に左右される．妊娠成立時に寛解状態にある場合は妊娠・新生児予後が一般人と変わらないのに対し，疾患の活動性が高い場合には流早産，死産，低出生体重児が増加する[3]．先天奇形率はIBDによって増加しないとの報告がほとんどである[3]．

4）薬物療法が母子に与える影響

　催奇形性が明らかな薬剤（メトトレキサートなど）を除いて，IBD の治療薬は妊娠中も投与可能である．薬剤の中止が疾患の再燃を招きやすく，さらに疾患の制御が周産期予後にとって重要なことから，妊娠前から使用されていた薬剤は妊娠中も継続するのが原則である．

　5- アミノサリチル酸製剤（メサラジン，サラゾスルファピリジン）は IBD に対して古くから用いられてきた薬剤である．胎盤通過性を有するが，胎児への悪影響は報告されていない[3, 7]．スルファサラジンは葉酸欠乏症を起こしやすいので，妊娠中には葉酸の補充が必要である[3]．5- アミノサリチル酸製剤は母乳中に分泌される．まれに乳児が下痢になることがあるので，授乳中は児の便の性状に注意する[7]．

　ステロイド剤は中等症以上の IBD に投与される．妊娠中には胎盤通過性の少ないプレドニゾロンが用いられる．妊娠第 1 三半期の投与により児の口唇口蓋裂が増加するが，それ以外の奇形の増加は報告されていない[8]．

　チオプリン製剤（アザチオプリン，6- メルカプトプリン）はステロイド剤の減量・離脱が困難な IBD に対して使用される．動物実験で催奇形性が認められているが，ヒトでの奇形の増加は報告されていない[3]．新生児の免疫不全症や白血球・血小板の減少が報告されており，妊娠第 3 三半期の使用には注意が必要である[9]．母乳への分泌は極めて少なく，授乳可能である[3, 9]．

　タクロリムスは臓器移植の拒絶反応を抑える免疫抑制薬として広く用いられているが，難治性の潰瘍性大腸炎に対しても投与される．さらにクローン病にも有効と報告されている[10]．タクロリムスは胎盤を通過するが，催奇形性や胎児・新生児毒性は報告されていない[11]．母乳中への移行は微量であり，授乳可能である[11]．

　抗 TNF-α 抗体製剤は重症の IBD に対して投与される．現在日本で用いられるインフリキシマブとアダリムマブは IgG1 型の抗体製剤である．第 1 三半期は胎盤通過性がなく，催奇形性もない．第 2 三半期以降は胎盤での能動輸送により胎児に移行する．胎児に移行した抗 TNF-α 抗体が胎児・新生児の免疫反応を抑制する懸念があるため，第 3 三半期では投与を中止するという意見もあるが，現在のところ有害事象の報告はない[3]．抗 TNF-α 抗体製剤を使用した母から生まれた児は，生後 6 カ月ごろまで BCG および生ワクチン接種を控える[12]．母乳中への移行は微量であり，授乳可能である[3]．

　日本では適応外であるが，外国ではメトトレキサートとサリドマイドも IBD に使用されている．これらは催奇形性があるため，妊娠を望む女性に対して使用すべきでない．

5）治療薬と投与法・投与量

a）5- アミノサリチル酸製剤

- メサラジン
  - ペンタサ錠　内服 1,500〜4,000mg/ 日　1 日 2〜3 回食後
  - ペンタサ注腸液・坐剤　直腸内注入 1g　1 日 1 回
  - アサコール錠　内服　2,400〜3,600mg/ 日　1 日 3 回食後
- サラゾスルファピリジン　サラゾピリン錠　内服　2〜4g/ 日　1 日 4〜6 回

b) ステロイド剤

- プレドニゾロン

  - プレドニン錠, プレドニゾロン錠　内服　開始量 40〜60mg/ 日　1 日 1 回
  - 水溶性プレドニン　点滴静注　40〜60mg/ 日　1 日 1 回
  - プレドネマ注腸液　1 回 60mg　直腸内注入　1 日 1 回

c) 免疫抑制薬

- アザチオプリン

  - イムラン錠, アザニン錠　1〜2mg/kg/ 日　1 日 1 回

- 6-メルカプトプリン

  - ロイケリン散　2〜3mg/kg/ 日　1 日 1 回

- タクロリムス

  - プログラフカプセル　0.05mg/kg/ 日　1 日 2 回　血中濃度により調整

d) 抗 TNF-α抗体製剤

- インフリキシマブ

  - レミケード点滴静注用　5mg/kg/ 回　初回投与後, 2 週間後, 6 週間後, 以後 8 週間隔で投与

- アダリムマブ

  - ヒュミラ皮下注シリンジ　初回 160mg, 初回投与後 2 週間後に 80mg, 初回投与 4 週間後以降は 40mg を 2 週に 1 回投与

■文献

1) 日比紀文, 久松理一. 炎症性腸疾患の病態解明と治療の進歩. 日内会誌. 2013; 102: 2195-213.
2) 横山　薫. 炎症性腸疾患の治療指針. ガイドラインに基づいた治療法. Medicana. 2014; 51: 1048-53.
3) Beaulieu DB, Kane S. Inflammatory bowel disease in pregnancy. Gastroenterol Clin North Am. 2011; 40: 399-413.
4) Kane S, Lemieux N. The role of breastfeeding in postpartum disease activity in women with inflammatory bowel disease. Am J Gastroenterol. 2005; 100: 102-5.
5) Moffatt DC, Ilnyckyj A, Bernstein CN. A population-based study of breastfeeding in inflammatory bowel disease: initiation, duration, and effect on disease in the postpartum period. Am J Gastroenterol. 2009; 104: 2517-23.
6) Castigione F, Pignata S, Morace F, et al. Effect of pregnancy on the clinical course of a cohort of women with inflammatory bowel disease. Ital J Gastroenterol. 1996; 28: 199-204.
7) Briggs GG, Freeman RK, Yaffe SJ, editors. Mesalamine. Drugs in Pregnancy and Lactation. 9th ed. Philadelphia: Lippincott Williams & Wilkins; 2011. p.905-8.
8) Park-Wyllie L, Mazzotta P, Pastuszak A, et al. Birth defects after maternal exposure to corticosteroids: prospective cohort study and meta-analysis of epidemiological studies. Teratology. 2000; 62: 385-92.
9) Briggs GG, Freeman RK, Yaffe SJ, editors. Azathioprine. Drugs in Pregnancy and Lactation. 9th ed. Philadelphia: Lippincott Williams & Wilkins; 2011. p.120-2.
10) Sandborn WJ, Present DH, Isaacs KL, et al. Tacrolimus for the treatment of fistulas in patients with Crohn's disease: a randomized, placebo-controlled trial. Gastroenterology. 2003; 125: 380-8.
11) Zheng S, Easterling TR, Hays X, et al. Tacrolimus placental transfer at delivery and neonatal exposure through breast milk. Br J Clin Fharmacol. 2013; 76: 988-96.
12) 日本小児感染症学会, 監修. 小児の臓器移植および免疫不全状態における予防接種ガイドライン 2014. 東京: 協和企画; 2014.

〈山田　学〉

II. 妊婦・授乳婦への薬物療法
14. 抗腫瘍薬治療の基本的な考え方

　日本をふくめた先進国では出産年齢が上昇傾向であり，がんの罹患率も年齢とともに増加するため，妊娠中にがんと診断される女性が増加傾向にある．頻度として妊娠中に約1000人に1人の割合でがんが発見され，乳癌，子宮頸癌，悪性リンパ腫，悪性黒色腫の頻度が多いと報告されている．

　妊娠中にがんと診断された患者に化学療法を行わなければならないケースがまれに存在するが，がん化学療法に関するエビデンスは限定的である．主な理由の一つに，抗がん剤による胎児への影響が懸念されるため，倫理的側面から臨床試験を遂行することが非常に困難であることが推察される．

　本邦の抗がん剤の添付文書には，妊娠中の薬剤投与に関して，禁忌や原則禁忌，または治療上の有益性が危険性を上回る場合に投与することと記されている．エビデンスが乏しい中，がん化学療法を検討している妊娠患者に十分なリスクを説明し，そのうえで何をもって有益とするかを議論することは非常に難しい問題であり，基本的には抗がん剤は原則禁忌薬剤と考えるべきである．

　しかし，殺細胞性抗がん剤を使用したがん化学療法を妊娠前期に行うと約15％に先天的な形態異常を生じる可能性があるため避けるべきだが，妊娠中期以降は母体と胎児への安全性と長期的な胎児への影響を十分に考慮し，必要と判断した場合に施行可能ながん化学療法もこれまでの観察研究で報告されている．また，妊娠中のがん患者への分子標的治療薬の投与例も症例報告として散見される．NCCNの乳がんガイドライン中にも項目として明記されており，さらには2013年にEuropean Society for Medical Oncology（ESMO）からもガイドラインが発表され，世界的に非常に関心の高い問題となっている．

　この項では妊娠中のがん化学療法について総説する．

1）がん化学療法

　妊娠中にがん化学療法を行うことは，母体に最大限の効果をもたらしつつ，胎児への安全性を確保するという非常に難問な課題に取り組まなければならない．

　抗がん剤による先天的な形態異常を回避するため，妊娠中期以降にがん化学療法を行った場合，胎児発育不全や早期破水，早産などのリスクが高まることが報告されている．そのため，妊娠中はがん化学療法のサイクルごとに事前の胎児モニタリングを行うことが適切である．また，妊娠中にがん化学療法を受けた早産の新生児は些細ではあるが認知障害を指摘されており，可能であれば37週以降の出産が望ましい．

　分娩時の血液学的合併症のリスクを回避するために妊娠34週以降または，予定分娩前3週以内の化学療法は施行すべきではないが，ドキソルビシン，エピルビシン，パクリタキセルなどの毎週投与レジメンでは血液学的毒性が少ないとされ，継続投与も考慮される．

胎児が子宮内でがん治療を受けた影響について，早期の幼児期には認知発達状況，心機能や発育状況に差はなかったとの報告があるが，長期的に観察した報告は少なく，心筋障害，生殖機能異常，薬剤性二次発がん，精神運動発達遅滞など晩期障害の可能性に関して現時点では不明であ

	着床期	器官形成期	胎児発育期
	1　2	3　4　5　6　7　8	9　16　20〜36　38
殺細胞性抗がん剤	自然流産のリスクが非常に高い	先天性の形態異常が15%程度に出現	母体や胎児への合併症の出現（子宮内発育遅延など）
モノクローナル抗体薬	おそらく自然流産のリスクが高い	形態異常の可能性は比較的低い	薬剤特有の合併症（羊水過少症，リンパ球減少）
チロシンキナーゼ阻害薬	おそらく自然流産のリスクが高い	形態異常の可能性があり	データは不十分であるが母体や胎児への合併症の出現

図5　妊娠中の抗がん剤治療薬によるリスクの違い

表9　妊婦への抗がん剤の投与

	禁忌	原則禁忌	治療上の有益性が危険性を上回る場合に投与すること	投与しないことが望ましい
殺細胞性抗がん剤	パクリタキセル ドセタキセル ダカルバジン ブスルファン（注射） メトトレキサート（経口） カルボプラチン シスプラチン			ドキソルビシン エピルビシン ダウノルビシン イダルビシン シクロホスファミド ブスルファン（経口） 5-FU メトトレキサート（注射） シタラビン ビンブラスチン ビンクリスチン
ホルモン剤	タモキシフェン			
分子標的薬	ペルツズマブ T-DM1 ラパチニブ イマチニブ スニチニブ ソラフェニブ ベバシズマブ	ゲフィチニブ	トラスツズマブ エルロチニブ セツキシマブ パニツムマブ リツキシマブ	

（各薬剤添付文書より）

14．抗腫瘍薬治療の基本的な考え方　57

る.

2）殺細胞性抗がん剤

妊娠中にがん化学療法を受けた患者胎児の先天的な形態異常の割合は全体で5％程度と報告されている．しかし，大部分は妊娠初期にがん化学療法を受けた症例であり，中期以降の割合は3％程度と一般的な妊娠で生じる先天的な胎児形態異常の割合と変わりはない．また，がん化学療法を受けた患者の自然流産の割合は約15％程度と報告されている．

妊娠中の合併症として，多くは羊水過少症や胎児発育不全であるが，その他，妊娠高血圧症候群や早期破水などがあげられる．また，約1/3の症例は早産（37週未満）であり，多くの症例で帝王切開術が行われ，また，低出生体重児の率も増加することが知られている．

がん化学療法が原因と考えられる骨髄抑制が出生時に認められる場合があるが，数週で自然に改善する．

3）分子標的薬

一般的に抗体薬は母体のIgG同様，妊娠16週目以降から能動的に胎児へ移行することが知られており，妊娠前期には重大な胎児の形態異常を生じないと考えられている．一方，小分子化合物は妊娠前期から胎盤を通過することが知られ，自然流産率の増加など様々な障害を引き起こすことが示唆されている．

4）化学療法中の対応

閉経前に化学療法（殺細胞性抗がん剤やホルモン剤）を受けているすべての患者に対し，治療期間中は積極的に避妊するように勧めるべきである．さらに，化学療法の最終投与から3〜6カ月までは避妊することが望まれる．もし，化学療法中に妊娠した場合は，薬剤性の胎児の形態異常のリスクが増加するために，妊娠継続の是非を考慮しなければならない．

一方，抗体薬に関しては前述のとおり，妊娠早期には胎盤を通過しないことが知られており，抗体薬を中断の上，妊娠の継続も選択肢となる．

チロシンキナーゼ阻害薬は妊娠前期から胎盤を通過し，特にイマチニブは胎児の形態異常と流産率が高まることが示されている．他のチロシンキナーゼ阻害薬に関するデータも少なく現在のところ，妊娠継続は難しいと考える．

■文献

1) National Toxicology Program. NTP Monograph: developmental effects and pregnancy outcomes associated with cancer chemotherapy use during pregnancy. NTP Monogr. 2013: i-214.
2) Peccatori FA, Azim HA Jr, Orecchia R, et al; ESMO Guidelines Working Group. Cancer, pregnancy and fertility: ESMO Clinical Practice Guidelines for diagnosis, treatment and follow-up. Ann Oncol. 2013; 24 Suppl 6: vi160-70.
3) NCCN Clinical Practice Guidelines in Oncology Breast Cancer Version 1. 2016.
4) Miyamoto S. Yamada M, Kasai Y, et al. Anticancer drugs during pregnancy. Jpn J Clin Oncol. 2016; 46(9): 795-804.

〈宮本信吾　國頭英夫〉

II. 妊婦・授乳婦への薬物療法
15. 乳癌治療における薬物療法の基本的な考え方

1）薬物療法が必要な病態

　日本人における乳癌の罹患率は年々増加の一途であり，さらに他の癌腫と異なりピークが40歳代後半にあることが特徴とされている．一方で妊娠・出産年齢の高年齢化も進んでおり，妊娠・授乳期乳癌の患者は近年増加している．

　乳癌治療の進歩は集学的治療の経験蓄積や新規治療薬の出現によって年代ごとに目覚ましく，生存率向上に薬物療法は大きく貢献していると考えられる．個々の症例におけるがんのbiomarker等を用いた治療の個別化が重要であり，術前あるいは術後の薬物療法が乳癌治療全体のなかで大きな比率を占めており不可欠と言える．

　妊娠の時期，乳癌の進行度，年齢，今後の挙児希望の有無，さまざまな要素が治療戦略検討には必要であり，患者の価値観，人生観まで含めた議論が重要であると考える．

2）妊娠・出産・授乳が疾患に与える影響

　以前は妊娠・授乳期乳癌の予後は不良とする報告が多くみられたが，現在では非妊娠・授乳期乳癌と差がないという報告が多くなってきている．年齢，治療時期，進行度を合わせるとその予後に変わりはないということである．発見時期の遅れが予後不良の要因の一つとなっていると指摘されている．また，妊娠・授乳期乳癌，若年者乳癌はホルモン感受性陰性乳癌の比率が高く，そのことが予後が不良になることに影響している可能性が高いとも考えられる．いずれにしろ早期発見が重要であると考えられる．

　また乳癌治療後の妊娠出産が乳癌の予後に影響するという考えも現在では否定されている．

3）疾患が母子に与える影響

　妊娠中に乳癌の診断に至り，手術を施行する際，流産等のリスクが増加するかどうか，胎児に対する催奇形性があるかどうか，正確な比較試験は困難である．しかし，現在のところ，周産期異常や胎児の異常が増加するということもなく，妊娠中期以降であれば比較的安全であると考えられている．日本乳癌学会ガイドラインでは妊娠期乳癌に手術は勧められるかという問いに対して，妊娠中期以降に勧められるとし，麻酔科医，産科医との連携が重要としている．またセンチネルリンパ節検索のための色素は禁忌とされており，RI法が勧められている．

　一方，アメリカのガイドラインには，妊娠のどの時期においても現在，麻酔で使用されている薬剤は通常の使用量であれば胎児に対する催奇形性を示されているものはないとし，手術の時期も基本的には制限がないが，可能であれば流産の可能性が低くなる妊娠中期まで待ったほうがよいと述べている．

　いずれにしろ，妊娠期乳癌が非妊娠期乳癌とほぼ同様の考えに沿って同様に治療でき，胎児の

中絶など行うことなく，母体の乳癌に予後を悪化させることなく，治療が行えると現在では考えられている．

授乳期の乳癌では母乳を人工栄養に切り替えたのちに，通常の乳癌治療を行うことで，手術，薬物療法ともに安全に行えると考えている．

4) 薬物療法が母子に与える影響

妊娠期の化学療法は流産率の増加や胎児の死亡，催奇形の増加のリスクの点から妊娠初期（0〜13週）は避けるというのが一般的である．乳癌学会ガイドラインにも行うべきではないとされている．一方，妊娠中期から後期は主要器官の形成後であり，化学療法を施行した場合の先天異常の頻度も低く，胎児への影響は比較的低いことが報告されている．

内分泌療法の胎児への影響は化学療法と同様に妊娠初期では催奇形性が高く，中期以降では胎児の機能的発育への影響が懸念されている．妊娠期のタモキシフェン使用例の報告では11.6%に先天奇形を認めたというものもあり，先天奇形や流産の頻度が高く，妊娠期のタモキシフェンの使用は勧められない．LH-RH agonist やアロマターゼ阻害剤は動物実験であるが，流産，分娩障害，胎児死亡，催奇形性等が報告されており，基本的に使用は禁忌と考えられている．

妊娠期乳癌にトラスツズマブを使用した報告では，投与された73.3%に肺形成不全，筋骨格筋異常，羊水過少症がみられた．出生時に異常のみられた約半数は死亡しており，またHER2が胎児の発育に関与しているという報告もあり，トラスツズマブの妊娠期での投与は避けるべきである．他の抗HER2薬も安全性の報告はなく，使用は避けるべきである．

ビスフォスフォネートは妊娠中期・後期に投与し，安全であったという症例報告はあるが，動物実験で胎児発育不全・死亡，副甲状腺機能低下症などの報告もあり，現時点での安全性は確保されておらず，使用は避けるべきと考えられる．

現在，乳癌罹患患者の妊娠出産は乳癌の予後に影響しないという考え方が主流であり，近年，妊孕性保護の議論が活発に行われている．

乳癌患者に化学療法が行われた場合，薬剤関連性無月経，卵巣機能障害が併発することが知られているが，30歳代では40%なのに対して，40歳以上での化学療法では月経再開が70%以上困難であると考えられている．妊孕性保護のために化学療法中のLH-RH agonist の投与はエビデンスが十分ではなく現時点では推奨されていない．

表10　CQ29 妊娠期乳癌に対して薬物療法は勧められるか

推奨グレード	
D	妊娠前期（〜4カ月）での化学療法は行うべきではない．
C1	妊娠中期（5〜7カ月）・後期（8〜10カ月）でのアンスラサイクリンをベースとした化学療法は，長期の安全性が確立されているとはいえないものの，必要と判断される場合には検討してもよい．
D	内分泌療法は行うべきではない．
D	抗HER2療法は行うべきではない．

（日本乳癌学会，編. 科学的根拠に基づく乳癌診療ガイドライン1　治療編　2015年版. 金原出版; 2015）

5）治療薬と投与法・投与量

（1）アンスラサイクリン

現在妊娠中期以降，乳癌に対して最も多く使用されている薬剤であり，CAF 療法，または AC 療法は比較的安全に行えると考えられている．CAF 療法による胎児への短期的有害事象は増加しないという前向き試験が報告されている．エピルビシンの胎児死亡例が報告されていることからエピルビシンよりもドキソルビシンのほうが好ましいと考えられている．

（2）タキサン

使用報告例が少なく，現時点では使用を控えるほうがよいと考えられているが，少数ながら妊婦や胎児への有害事象は忍容できるとする報告も認められる．

（3）ビノレルビン

低体重児の出生の報告がある．長期の安全性は確認されておらず，使用は控えるべきである．

（4）メトトレキセート

催奇形性，流産の増加など，報告されており，使用は避けるべきである．

（5）制吐剤

5-HT3 受容体拮抗制吐薬，NK1 受容体拮抗制吐薬，デキサメタゾン，G-CSF 製剤は妊娠期に使用され重篤な有害事象の報告はなく，使用は問題ないと考えられているが，長期の使用経験は確認されておらず，避けるべきと思われる．

■文献
1) 日本乳癌学会, 編. 科学的根拠に基づく乳癌診療ガイドライン1　治療編　2015年版. 東京: 金原出版; 2015.
2) 蒔田益次郎. 妊娠関連乳癌の頻度と予後について. 乳癌の臨床. 2013; 28(1): 7-16.
3) 大住省三. 妊娠と乳癌　—外科医の立場から—. 乳癌の臨床. 2013; 28(1): 37-41.
4) 田村宣子, 清水千佳子. 妊娠と乳癌化学療法　—現状と今後の展望—. 乳癌の臨床. 2013; 28(1): 53-60.

〈増田　亮〉

II. 妊婦・授乳婦への薬物療法
16. 向精神薬治療の基本的考え方

1) 疫学的知見の限界

　妊娠・授乳中の向精神薬の投与については，本書の「III. 医薬品各論」や各薬剤の添付文書をたよりに判断することとなるが，こうした疫学的知見だけで臨床的な判断をしないほうがよい．明らかな催奇形性から禁忌に指定された薬剤（リチウムなど）を除いて，ほとんどの薬剤は有害性も明らかでないかわりに，安全性も保証されていないのが実状である．

　ヒトにおける介入研究は倫理的に実施困難なため，知見のほとんどが観察研究や報告事例，または動物実験によっている．リチウムや古典的抗精神病薬，三環系抗うつ薬など古い薬剤では比較的知見の集積があるが，新世代の抗うつ薬，新規抗精神病薬については未だ情報が少ない．また疫学的知見のほとんどが海外研究によるもので，とくに我が国でしか発売されていない薬剤についての情報はほとんどない．さらに，報告されるのは催奇形性や乳児期に観察される症状についてであり，その後の発達や成人期以降のいかなる病態と関連があるかについては現段階で全く不明といってよい．

　こうした現状から，禁忌とされたごく一部の薬剤（リチウムなど）を除いて，向精神薬のほとんどが妊婦に対しては「有益性投与」となっている．授乳に関しては，ほぼ画一的に「服薬する場合は授乳を避ける」よう指示されている．児への安全性を裏付ける十分な根拠がないことに加えて，人工乳という代替法が容易に選択できるためであろう．

2) 判断のポイント

　疫学的知見は，薬剤の母児への生物学的な影響を理解するための貴重な資料ではあるが，知見が本質的に不完全であることに加えて，薬剤の中止が母親の精神状態に及ぼす影響，母乳育児の利点には一切顧慮されていないという問題がある．

　周産期の向精神薬療法の有益性とリスクの判断を行う際には，患者のライフサイクルにおいて妊娠・出産の持つ意義や，精神医学的・心理社会的な観点を含めたより幅広い視野に立ち，以下の点を加味して助言・指導を行う．

a) 向精神薬治療継続の要否

　個々の患者の状態から判断して，現在有効である向精神薬を中止したり，より安全度の高い別の薬剤に切り換えることが可能かどうか．かりに精神症状が悪化したとしても処方を元に戻すことにより回復が容易な場合と，いったん病相が再燃すると重大な結果が予想される場合とでは判断が異なる．

　計画的妊娠の場合には，事前に十分に話し合い計画的に薬物調整を行う余地があるが，実際には服薬治療中に予期せず妊娠する例も少なくない．母親の精神状態が不安定となった場合，妊娠前と比べて妊娠・授乳中の方がその影響は大きい．向精神薬の変更には通常数週を要することか

ら，妊娠が判明してからの薬物調整にはより慎重な判断が必要である．

一方，妊娠判明時に前医や母親自身の判断によりすでに服薬を中断している場合がある．抗うつ薬やベンゾジアゼピン系抗不安薬・睡眠薬には一時的な退薬症候があるが，それを乗り越えられており精神症状が安定している場合は，すぐに薬物療法を再開する必要はない．その後の妊娠・授乳中に病相の再燃がみられたら，妊娠前に有効であった薬物を再開するか，より安全性の高い薬剤に変更するかを，有益性とリスクを勘案して検討していく．

b）患者自身の理解度

患者はインターネットをはじめとしたさまざまなメディアから情報を得ている．また特に理由はなくとも「向精神薬は有害で，妊娠・授乳中には飲みたくない」と思っている人もいるし，家族や友人からそう忠告されている場合もある．すでに別の医師・薬剤師から添付文書に厳格に従った説明を受けていることも少なくない．

こちらの判断を伝える前に，患者自身の理解度や向精神薬についての不安を確認しておくことは重要である．他の医療者から受けた説明とこちらの見解が異なる場合には，まず様々な考え方があることを理解させ，複数の専門家からの矛盾する説明で混乱させることは避けなければならない．

また，挙児を望んでいるのに，向精神薬は胎児に有害だという観念から，「薬をやめられるようになってから」と妊娠をできるだけ遅らせようとする女性もいる．長期的に見て薬物療法の中止が難しい場合は，服薬しながら妊娠・出産する選択肢もあることを早いうちに知らせておきたい．

3）妊娠期の留意点

初期（器官形成期）は薬物投与を避けたいが，母親の精神症状や妊娠・出産の持つ意義を踏まえて，リスクのある向精神薬であっても妊娠前からの維持療法を継続させる場合もある．

妊娠中に生活に支障の大きいうつ病相や不安障害が生じた場合は，妊娠15～20週以降であれば積極的に向精神薬治療を行う．特にうつ症状は母児の保健衛生に与える影響が重大であり，抗うつ薬は効果発現や薬物調整に数週を要することがあるため，早めに導入し，精神症状を安定させることが望ましい．

一方で，妊娠中の向精神薬服用が，周生期の合併症リスクを上昇させたり，神経発達障害を惹起するという観察研究も散見される．

4）授乳期の留意点

添付文書には服薬か授乳育児かどちらか一方しか選択できないように記載されているため，患者・家族がそう信じていたり，そのように指導されている場合がある．多くの向精神薬は，多少とも母乳を通じて児に移行するが，重篤で永続的な有害性はほとんど確認されていない．

個々の薬剤の児への移行性についての疫学的知見は，本書の「III. 医薬品各論」やLactMedにわかりやすく集約されている．これらを参照し，移行性が比較的高い薬剤を使用している場合には他剤に変更可能かどうかを検討する．

なお胎内と出生後とでは，児における薬物動態は異なる．妊娠期から母親が服薬していた場合，胎盤を通じて同じ薬剤にすでに曝露はしているが，出生後は児が自身で代謝・排泄を行うこ

16. 向精神薬治療の基本的考え方　63

とになる．特に肝機能の未熟な新生児，早産児では，薬物の移行量が同じなら妊娠中よりも薬剤の影響が大きいとみなすべきである．

■文献
1) Sachs HC. Committee on Drugs. The transfer of drugs and therapeutics into human breast milk: an update on selected topics. Pediatrics. 2013; 132: e796-809.
2) Exposure to psychotropic medications and other substances during pregnancy and lactation: a handbook for health care providers. Toronto: Centre for Addiction and Mental Health; 2007.

〈福田倫明〉

II. 妊婦・授乳婦への薬物療法
17. 抗てんかん薬治療の基本的考え方

1）薬物治療が必要な病態

　てんかんとは「種々の病因に起因する慢性の脳疾患であり，大脳神経細胞の過剰な発射に由来する反復性の発作（てんかん発作）を主徴とし，変化に富んだ臨床・検査所見の表出を伴う」疾患である．有病率 0.5～1% の頻度の高い神経疾患であり，70～80% は何らかの薬物で寛解に至るが，残る 20～30% は難治に経過する．

　てんかんは，発作の最初から脳全体が興奮する全般てんかんと，発作が脳の一部から起こる部分てんかんとに分類される．全般てんかんと部分てんかんとで治療に用いる抗てんかん薬（AED: antiepileptic drug）が異なる．

2）妊娠・出産・授乳が疾患に与える影響

　妊娠中に発作頻度が変化しない患者が約 7 割，増加するものが約 2 割，逆に減少するものが約 1 割とされる．陣痛と分娩時に発作が生じる可能性は約 5%，分娩時に全般性強直間代発作が 1～2% の頻度で起こるとされる．

　妊娠に伴い，抗てんかん薬の薬物動態が変化する．妊娠中は血漿タンパクが減少し，遊離型 AED（薬物学的には効果がある）が増加するため，血中濃度が過小評価される可能性がある．一方，妊娠中は AED クリアランスが増加するために血中濃度が低下する．これらの薬物動態の変化は，薬物間の差異や個人差もあり，慎重に評価する必要がある．

3）疾患が母子に与える影響

　てんかん発作が一過性にプロラクチン濃度を上昇させる結果，月経周期が影響を受け，受胎頻度が減少する可能性がある．てんかん女性の妊娠率が低いことも報告されている．

　妊婦の全般性強直間代けいれんは，胎児の低酸素状態を引き起こすだけでなく，切迫流産や早産の原因にもなり得る．妊娠初期のけいれん発作が，胎児の低酸素状態や奇形を誘発することはないと考えられている．AED を服用していないてんかんの母親と，非てんかんの母親から生まれた児の間に，奇形出現率に差がないことも知られている．

4）薬物治療が母子に与える影響

　AED 服薬女性の奇形児出産頻度は一般人口の 2～3 倍で，有意に高率である．AED 単剤治療群の奇形発現率は，非治療群 1.1% に比し，VPA（sodium valproate，デパケン）9.3%，PB（phenobarbital，フェノバール）5.5%，CBZ（carbamazepine，テグレトール）3.0%，PHT（phenytoin，アレビアチン）2.9%，LEV（levetiracetam，イーケプラ）2.4%，LTG（lamotrigine，ラミクタール）2.0% であった．AED 単剤治療群では，非治療群に比して約 2～9 倍高く，

最も低いのが LTG の約 2 倍，最も高いのが VPA の約 9 倍である．AED 単剤治療による奇形発現率は，それぞれの用量によっても異なる．複数の AED の併用により頻度はさらに高くなる．特に VPA＋CBZ など特定の薬剤の組み合わせで奇形発現率が増加する．

VPA は他の抗てんかん薬と比較して催奇形性が高く，用量依存性にその危険性は高まる．VPA は 600mg 以上の投与で，他の AED に比し，かなり高い催奇形性を示す．また，VPA 内服群の母親から生まれた児の 6 歳時の IQ は，他剤服用群に比べて有意に低く，その程度は用量依存性である．また，妊婦への VPA 投与で，自閉症児が増えることも報告されている．

一部の AED は血中葉酸濃度を低下させるため，奇形発生のリスクを軽減する目的で，妊娠前から葉酸を補充することも必要である．

AED は母体血中から母乳中にも排泄される．問題となるのは半減期の長い PB，PRM，LEV，並びに母乳移行率の高い ZNS（zonisamide，エクセグラン）である．一方，CBZ，PHT と VPA は母乳移行率が比較的低いので，授乳婦に比較的安全に投与できる．

なお，2016 年に，部分てんかんに対する AED として PER（perampanel，フィコンパ）と LCM（lacosamide，ビムパット）が上市されたが，現段階では安全性情報が少ないため，妊婦・授乳婦への投与は勧められない．

5）治療薬と投与法・投与量

妊娠の可能性のある女性に対しては，妊娠前から AED を調整することが望ましい．てんかん患者の約 7 割は AED による治療によく反応し，単剤療法が可能な易治群である．残りの約 3 割の患者は多剤併用療法を必要とする難治群である．多剤併用療法は催奇形性のリスクを上昇させるため，難治群の妊婦に対しても，妊娠に際しては安全で効果のある薬剤の単剤療法か，投与量を必要最小限に減らした 2 剤併用療法に切り替える努力が必要である．難治群の患者の処方内容決定には，てんかん専門医の協力が不可欠である．

授乳は原則的に可能であるが，一部の抗てんかん薬に関しては，傾眠，低緊張，哺乳力低下などを認めることがあり，その場合には母乳を控えるなどの対応をとる．

ここでは，最近の国内外の報告に基づいて，妊婦に比較的安全に投与できる AED の薬剤名のみを列記する．投与量は必要最小限にすることが求められるが，患者毎に異なるためその詳細は省略する．

a）全般てんかんの妊婦

LTG（ラミクタール）や LEV（イーケプラー）などの新規抗てんかん薬が比較的安全に用いられる．LEV は一部の全般てんかんに対して有効とされる．

VPA（デパケン）は可能な限り使用しないが，使用せざるを得ないときは徐放剤を用い投与量は 600mg 以下とし，葉酸（フォリアミン）を併用する．

b）部分てんかんの妊婦

LTG や LEV などの新規抗てんかん薬，並びに CBZ（テグレトール）などが推奨されている．

■文献
1）日本神経学会, 監. てんかんと女性（妊娠）. In: てんかん治療ガイドライン作成委員会. てんかん治療ガイドライン 2010. 東京: 医学書院; 2010. p.114-25.
2）日本てんかん学会ガイドライン作成委員会. てんかんを持つ妊娠可能年齢の女性に対する治療ガイドライン. てんかん研究. 2007; 25: 27-31.
3）加藤昌明. 妊娠可能女性に対する抗てんかん薬の使い方. てんかん研究. 2015; 33: 116-25.

〈鈴木一郎〉

II. 妊婦・授乳婦への薬物療法
18. 頭痛治療の基本的考え方

1）薬物治療が必要な病態

　患者が頭痛を訴えて来院した場合，妊娠の有無にかかわらず，一次性頭痛と二次性頭痛を鑑別する必要がある．二次性頭痛は，くも膜下出血，髄膜炎，脳腫瘍による急性水頭症などで，突然発症，今までに経験がない，意識障害や項部硬直を有するなどの特徴を有する．このような頭痛は致命的になることもあるので，見逃さずに，脳神経外科医師に診察を依頼する．

　一次性頭痛は片頭痛，緊張型頭痛，群発頭痛などで，妊娠もしくは授乳中でも薬物治療が必要となることもある．妊娠初期の妊娠悪阻に伴う頭痛は一次性頭痛，妊娠後期の妊娠高血圧症候群に伴う頭痛は二次性頭痛に分類される．片頭痛は妊娠可能な20〜30代の女性に多く，発作時の痛みが激しく悪心・嘔吐を伴うのに対し，緊張型頭痛は痛みが比較的軽く，群発頭痛は女性に比較的少ない．したがって，妊娠中や授乳中に問題となる一次性頭痛のほとんどは片頭痛で，ここでは片頭痛を中心に解説する．

2）妊娠・出産・授乳が疾患に与える影響

　妊娠初期には妊娠悪阻に伴う頭痛，妊娠後期から産後にかけては妊娠高血圧症候群に伴う頭痛が誘発される．妊娠期間中は血中エストロゲン濃度の上昇が維持されるため，片頭痛は軽減することが多い．特に，前兆のない片頭痛では，妊娠後半に頭痛発作が軽減または消失することが多い．前兆のある片頭痛は前兆のない片頭痛に比し，妊娠中の改善率が低く，逆に増悪する症例もある．

　出産後は，1ヵ月以内に半数以上の患者で片頭痛が再発し，出産後は母乳栄養にするほうが片頭痛の再発が抑えられると報告されている．

　緊張型頭痛と群発頭痛に関しては，妊娠や授乳との直接的な関係は指摘されていないが，妊娠・出産・授乳に伴う身体的ならびに精神的な影響に伴う間接的な病状変化はある．

3）疾患が母子に与える影響

　頭痛の程度や頻度によっては，母体に過剰な身体的もしくは精神的ストレスが生じ，経過に悪影響を及ぼす可能性がある．

4）薬物治療が母子に与える影響

　妊婦における片頭痛急性期発作の治療薬に安全性が確立したものはないが，最終月経初日から27日目までは，片頭痛治療薬を数回使用したとしても特に心配はない．その後は胎児の器官形成時期に入るため薬剤の使用は控えることが望ましい．

　一次性頭痛に処方されることの多い非ステロイド抗炎症薬（NSAIDs）を妊娠後期に使用する

と胎児の動脈管早期閉鎖をきたすことが知られている．このため，NSAIDs は妊娠後期には禁忌であるが，週数を問わず処方を控えることが望ましい．NSAIDs と異なり抗炎症作用をほとんど有しないアニリン系鎮痛解熱薬のアセトアミノフェン（カロナール）に関しては妊娠中の使用が容認されている．

授乳婦に対しても，アセトアミノフェンが第一選択とされ，NSAIDs の処方は避けることが望ましいが，月に数回程度であれば特定の NSAIDs の処方は許容される．

片頭痛治療薬のトリプタン製剤（イミグラン，レルパックスなど）を妊娠初期に投与しても，催奇形性の危険性が大幅に増加することはないが，先天奇形を引き起こす可能性は完全には否定されていない．妊娠中のスマトリプタン（イミグラン）投与の大規模調査の結果では，催奇形性などの新生児異常に有意差を認めていない．このため，妊婦へのトリプタン製剤の投与は，「治療上の有益性が危険性を上回ると判断される場合のみ」とされ，禁忌ではない．

授乳婦に関しては，スマトリプタンは投与後 12 時間以内の授乳を避けることが求められているが，その後は，他のトリプタン製剤と同様，乳児に移行する薬物量は少なく，乳児への有害作用は問題にならないことから，授乳可能である．

エルゴタミン製剤（クリアミン，ジヒデルゴット）は，子宮筋の収縮を誘発するため妊婦には禁忌であり，また，乳児に痙攣を生じるリスクがあること，乳汁分泌を抑制する作用があることから，授乳婦への投与も避けることが望ましい．

片頭痛の予防薬として，本邦ではバルプロ酸（デパケン）とロメリジン（ミグシス，テラナス）の処方が認可されている．バルプロ酸は神経管閉鎖不全などの奇形だけでなく，児の IQ 低下や自閉症発症のリスク増大などが報告されており，妊婦には禁忌である．カルシウム拮抗薬のロメリジンも妊娠中には禁忌とされている．予防薬が必要な場合には，β 遮断薬，なかでもプロプラノロール（インデラル）が選択肢として挙げられている．

授乳婦に対し，バルプロ酸，ロメリジン，プロプラノロールなど予防薬の乳児に移行する薬物量（相対的乳児薬物投与量：RID）は 10 ％未満で安全と考えられ，授乳可能である．

5）治療薬と投与法・投与量

原則として妊婦への薬剤投与は行わない．投薬以外の対処（こめかみを冷やす，光や騒音を除外するなど）を試し，無効で頭痛の程度が強く，母体へのストレスが大きい場合のみ薬剤治療を行う．授乳婦への薬剤投与は，乱用しなければ可能である．

a）一次性頭痛に対する鎮痛治療

NSAIDs の投与は避け，アセトアミノフェンを処方する．

①アセトアミノフェン（カロナール）300〜500mg/ 回（1 日 3 回まで）

授乳婦に関しては，アセトアミノフェン無効時に，月に数回の頓服に限り，以下の NSAIDs の処方も許容される．

①イブプロフェン（ブルフェン）200mg/ 回

②ナプロキセン（ナイキサン）300mg/ 回

③ジクロフェナク（ボルタレン）25〜50mg/ 回

b）片頭痛に対するトリプタン製剤治療

妊婦・授乳婦とも，アセトアミノフェンが無効の時に処方する．

①スマトリプタン（イミグラン）50mg/ 回（内服後 12 時間の授乳は避ける）

②エレトリプタン（レルパックス）20mg/ 回（授乳可能である）

c）片頭痛の予防治療

妊婦に対しては，片頭痛の予防治療は原則として行わない．

授乳婦に対しての予防治療は，エルゴタミン製剤を除けば許容される．

■**文献**

日本神経学会, 日本頭痛学会, 監. 妊娠中, 授乳中の片頭痛治療（急性期・予防）はどうするか. In: 慢性頭痛の診療ガイドライン作成委員会 編. 慢性頭痛の診療ガイドライン 2013. 東京: 医学書院; 2013. p.139-41.

〈鈴木一郎〉

◆妊婦・授乳婦と造影剤◆

妊婦が医療被曝を受けていなくても新生児の約 3％は何らかの遺伝的な障害を持って生まれてくる．放射線が胎児に与える影響は，受精後から 8 週間までが特に影響を受けやすい．受精から 15 週までに 100mSv 以上の被曝をすると流産や奇形，発育不全の可能性が出てくるが，それ以下では可能性は低いといわれる．

100mSv とは胸部 X 線写真で約 10,000 回，腹部 X 線では約 100 回を 1 度に受けたときの被曝量に相当する．通常被曝線量が 100mSv に達するような検査を妊婦には行わないが，妊娠の可能性のある女性には月経開始 10 日以内に行うのが望ましい．

妊娠中期からは必要に応じて放射線画像検査を行うことがある．以前は羊水造影で胎児消化管奇形や尿路奇形の診断に造影剤が用いられたが，MRI が普及したため最近では用いられない．

MRI 検査は，放射線被曝はないが，医療用に実用化されてからまだ日が浅く，検査に用いる電磁波が特に 3 カ月未満の胎児へどのような影響を与えるかは確認されていない．

当院で使われている非イオン性ヨード造影剤は，2 時間で約 60％，24 時間後にはほぼ全量が尿中に排泄される．40mL 静注すると，ヨウ素の血中濃度は静注後 5 分で約 1.9mg/mL，30 分で約 1mg/mL，4 時間後には 0.2mg/mL 以下に減少する．CT で使われるヨード造影剤を用いる検査を受ける授乳婦は，母乳への移行があるため一般に 24 時間から 48 時間は授乳を控えるように指導する施設が多いが，欧米のガイドライン等によると，検査直後から授乳しても安全であると考えられ当院では通常どおりに授乳継続としている．

MRI 用の造影剤はガドリニウム製剤で，2 時間で 60％以上が，6 時間後には 80％以上が尿中に排泄された．投与後 24 時間までの平均尿中排泄率は 90.7〜99.3％であった．血中濃度は投与量に関わらず投与 4 時間後には 0.1mmol/L 以下になった．MRI 用の造影剤を用いる検査を受ける授乳婦は, 24 時間から 48 時間の授乳を控えるように指導する施設が多いが, CT と同様で検査直後より授乳は可能である．

〈池谷美樹　有馬香織〉

II. 妊婦・授乳婦への薬物療法
19. マイナートラブル治療の基本的考え方

A 風邪（インフルエンザ感染を含む）治療の基本的考え方

1）薬物療法が必要な病態

　風邪症候群は鼻汁，咽頭痛，咳嗽などの症状を呈する急性上気道感染症である．原因の80～90％はウイルス感染（ライノウイルス，コロナウイルスル，アデノウイルス，RSウイルスなど）である．臨床症状は生体防御反応であり，大体1週間以内に自然治癒するため，安静，保温，加湿，栄養・水分補給などを行い，症状が強い場合には症状緩和ための対症療法を行う．

　インフルエンザは，インフルエンザウイルス感染が原因で，38度以上の発熱，頭痛，関節痛の症状を呈し，風邪症候群よりも症状が強い．無治療でも1～2週間程度で自然治癒する．妊婦・授乳婦では重症化を予防するために冬季の流行期前の予防接種が推奨されている．罹患した場合，発症48時間以内に抗インフルエンザ薬を開始することが，発熱期間の短縮および重症化予防に重要である．妊婦および分娩後2週間以内の褥婦が罹患者と濃厚接触した場合には抗インフルエンザ薬の予防投薬を検討する．

2）妊娠・出産・授乳が疾患に与える影響

　かぜ症候群では，ほとんど影響はない．

　妊婦のインフルエンザ感染では，気管支炎・肺炎・脳症など合併症を起こし，重症化しやすい．

3）疾患が母子に与える影響

　激しい咳嗽は，母体に腹圧がかかり，流早産の原因となる場合がある．

　授乳婦がインフルエンザに罹患した場合，濃厚に接触する乳児もインフルエンザに罹患する可能性がある．

4）薬物療法が母子に与える影響

　妊娠後期に解熱鎮痛薬を用いた場合，胎児の動脈管閉鎖を起こすことがある．含嗽薬の使用は問題ないが，ポビドンヨード液の過量使用により母子の甲状腺機能に影響する場合がある．リン酸コデインは，分娩前・授乳中の使用により児が傾眠傾向を示すことがある．

5）治療薬と投与法・投与量

a）鎮痛解熱薬

　アセトアミノフェン（カロナール，ピリナジン，アンヒバ）1回0.3～0.5g，1日1.5gまで

b) 総合感冒薬

① PL 顆粒　1回1g，1日4回

②葛根湯（ツムラ葛根湯エキス）1回2.5g，1日3回食前

c) 含嗽薬

①ポビドンヨード（イソジンガーグル）15～30倍（2～4mL を約60mL の水）に希釈し，1日
数回含嗽

②アズレン（アズノール）1回4～6mg，液は1回押し切り分または5～7mL 液を約100mL の
水に溶かして1日数回含嗽

d) 去痰薬

①ブロムヘキシン塩酸塩（ビソルボン）1回4mg，1日3回

②カルボシステイン（ムコダイン）1回500mg，1日3回

③アンブロキソール塩酸塩（ムコソルバン）1回15mg，1日3回

④小青竜湯（ツムラ小青竜湯エテス）1回2.5g，1日3回食前

e) 鎮咳薬

①臭化水素酸デキストロメトルファン（メジコン）1回15～30mg，1日1～4回

f) インフルエンザワクチン

インフルエンザ HA ワクチン（インフルエンザ HA ワクチン）1回0.5mL 皮下注射

g) 抗インフルエンザ薬（治療）①または②のいずれか

①オセルタミビルリン酸塩（タミフル）1回オセルタミビル150mg，1日2回　5日間

②ザナミビル（リレンザ）1回10mg（2ブリスター）1日2回　5日間

h) 抗インフルエンザ薬（予防）①または②のいずれか

①オセルタミビルリン酸塩（タミフル）1回オセルタミビル75mg，1日1回　10日間

②ザナミビル（リレンザ）1回5mg（1ブリスター）1日1回　10日間

〈有馬香織〉

B 貧血治療の基本的考え方

1）薬物療法が必要な病態

　妊娠中，循環血漿量が漸増し妊娠末期には非妊時の40～50％もの増加をみる．一方，赤血球
も非妊時の約20％増加するが相対的に血液が希釈された状態となり生理的貧血となる．妊娠貧
血の大部分は鉄欠乏性貧血・葉酸欠乏性貧血または両者の合併したものであるが，まれに再生不
良性貧血や溶血性貧血などもあり注意が必要である．

　Hb 11.0g/dL 未満，Ht 33.0％未満では治療の対象となる．

2）妊娠・出産・授乳が疾患に与える影響

　成人女性の鉄保有量は約2000mg で，妊娠すると需要が増大するためさらに約1000mg の鉄が
必要となる．これは1日約4mg の鉄を余分に摂取する必要があることになるが，鉄の吸収率が
10％であることから，1日40mg 余分に経口摂取しなければならない．

ビタミン B_{12} は十分量の体内貯蔵量があるが，妊娠中は葉酸の需要量が増大するため，容易に葉酸欠乏が生じる．葉酸欠乏による貧血は MCV が増加する大球性貧血になり，同時に白血球や血小板も減少することがある．鉄剤投与だけで改善しない貧血には葉酸も併せて投与することも検討する．

3）疾患が母子に与える影響

母体は貧血が強ければ動悸，息切れ，めまいなどの症状が出やすい．重度の貧血の場合，胎児には発育不全の一因となることがある．

4）薬物療法が母子に与える影響

経口薬では副作用として便秘，下痢，悪心などの消化器症状が出現することがしばしばある．悪心が強い場合には食直後に内服させたり，小児用シロップ剤を用いることもある．静脈注射では，過剰投与を行うとまれに母体の肝臓や膵臓などに障害を起こすことがあるので注意する．

5）治療薬と投与法・投与量

①硫酸鉄（テツクール；Fe 100mg，フェロ・グラデュメット；Fe 105mg）1 日 100～200mg（鉄として）分 1～2

②フマル酸第一鉄（フェルム；Fe 100mg）1 日 1 回 100mg（鉄として）

③クエン酸第一鉄ナトリウム（フェロミア；Fe 50mg）1 日 100～200mg（鉄として）分 1～2

④溶性ピロリン酸第二鉄（インクレミン シロップ 5 %；Fe 6mg/mL）1 日 15～30mL（鉄として 90～180mg）分 2～3

⑤含糖酸化鉄（フェジン；Fe 40mg/2mL/A）1 日 40～120mg（鉄として）2 分以上かけて徐々に静注

⑥葉酸（フォリアミン錠；5mg）1 日 5～20mg 分 2～3

〈佐藤真之介〉

C 胃炎治療の基本的考え方

1）薬物療法が必要な病態

「胃炎」は本来，「胃粘膜の組織学的な炎症」とされ，確定診断には病理組織学的診断が必要である（組織学的胃炎）．しかし日常診療では諸検査で器質的疾患がなく心窩部痛，胃部不快感，悪心などの上部消化器症状を訴える場合に用いることも多く（症候性胃炎），自覚症状がなくても内視鏡検査で発赤，びらん，萎縮，過形成などの所見を認めることから胃炎と診断することもある（形態学的胃炎）．ゆえに胃炎には①症状，②形態，③病理組織という 3 つの異なる概念が存在する．本項では，胃炎の中でも急性に腹部症状を呈する急性胃炎について記述することとする．

健康な胃粘膜は，防御因子と攻撃因子のバランスの上に成り立っている．急性胃炎とはこのバランスが崩れ，胃部不快感・食思不振・心窩部痛・悪心嘔吐などの症状を呈する状態を指す．内

視鏡的には発赤・びらん・浮腫・出血などの粘膜変化を伴い，病理組織学的には好中球を主体とする炎症性細胞浸潤と浮腫，出血，びらん，充血，浸出液などの所見を認める．発生誘因は多彩であり，非ステロイド系抗炎症薬（NSAIDs），副腎皮質ホルモン，抗菌薬といった薬剤，刺激物といった食事内容，肉体的あるいは精神的ストレス，感染症などがあげられる．誘因が把握できるものは半数程度で，複数の誘因が関わっていることもある．

消化器症状を呈する妊婦に遭遇した場合，まず行うべきは病歴を聴取して基礎疾患，ストレスの有無，服薬歴の把握をすることである．誘因がある場合はその除去を行い，ライフスタイルの改善（1回の食事量を減らし回数を増やす，刺激物の摂取や就寝直前の飲食を避ける）を行う．それでも症状が軽快しない場合，薬物療法を必要とする．

2）妊娠・出産・授乳が疾患に与える影響

妊娠・出産・授乳が直接的に胃炎の誘因となる可能性は低いとされる．妊娠により増加したプロゲステロンが胃酸分泌の減少・粘液産出の増加を起こし，胎盤から産出されるヒスタミン分解酵素により胃酸分泌が抑制されるため，胃炎発症は減少すると言われている．一方で，妊娠中はプロゲステロンの働きや増大した妊娠子宮による物理的な圧迫により，消化器症状をきたすことがある．さらに抗菌薬やNSAIDsの投与，環境変化により生じたストレスが胃炎発症の誘因となりうる．妊娠悪阻や妊娠高血圧症候群（HELLP症候群，急性妊娠脂肪肝），虫垂炎，胃がんや急性膵炎などの消化器疾患は急性胃炎と類似した症状を呈するため，鑑別が必要となる．

3）疾患が母子に与える影響

胃炎自体が母子に与える影響は少ないが重症化するとQOLが損われるため適切な治療と管理が必要である[4]．

4）薬物療法が母子に与える影響

妊娠初期でなければ薬剤が短期間処方されることがほとんどであり，母子に与える影響は少ないとされるが[4]，薬物療法で症状が軽快しない場合は漫然と投薬を継続すべきではない．消化器系他疾患やHELLP症候群などの産婦人科疾患も考え，血液検査，消化器内科専門医への相談，便潜血・内視鏡による精査も考慮する．

5）治療薬と投与法・投与量

a）防御因子増強薬

　　①スクラルファート（アルサルミン細粒）1日3g，3回分服
　　②テプレノン（セルベックス）1日3カプセル/細粒1.5g，3回分服

b）攻撃因子抑制薬

　　①H$_2$受容体拮抗薬　ラニチジン塩酸塩（ザンタック）1日150mg，2回分服
　　　　　　　　　　　　ファモチジン（ガスター）1日20mg，2回分服
　　②プロトンポンプ阻害薬　オメプラゾール（オメプラール）1日10mg，1回分服

■文献
1) 高久史麿, 他監. 胃疾患. 新臨床内科学. 東京: 医学書院: 2009.
2) Briggs, GG, Freeman RK, Towers CV, et al. Drugs in Pregnancy and Lactation, 11th ed. Lippincott Williams & Wilkins; 2017.
3) 喜多伸幸, 他. 周産期【胃炎（妊娠中）】胃のもたれ, 嘔気を訴えている妊婦です. 臨婦産. 2007; 61(4): 387-9.
4) 池内正恵. 日常的な突発疾患の治療と注意点　消化器系疾患　胃炎. 臨婦産. 2005; 59(4): 435-7.
5) 中井章人. よく使われる薬剤と処方の実際　胃腸薬, 制吐薬, 便秘薬. 臨婦産. 2008; 62(9): 1203-7.

〈滝戸なほみ〉

D 便秘治療の基本的考え方

1) 薬物療法が必要な病態

便秘は排便の回数が減少し, 便の水分含有量が低下して硬便となり, 排便困難や腹部膨満感など症状を伴う便通異常が認められる. 大きくは機能性便秘と器質性便秘に分けられる. 機能性便秘は習慣性便秘と症候性便秘に, そして習慣性便秘は弛緩性便秘（腸管の運動機能が低下）と痙攣性便秘（腸管の運動機能が亢進）とに分類される. また, 直腸の排便反射が鈍麻した直腸性便秘も弛緩性便秘に含まれる.

便秘治療に大切なことは食物繊維が十分な食事を3食規則正しく摂ること, 水分や牛乳の摂取, 適度な運動, 規則正しい睡眠やリラックスで副交感神経を優位にするなどの生活習慣である. それらで改善されなければ緩下剤を服用する. 緩下剤は, 便に水分を含ませ用量を増して排便を促す塩類下剤と, 腸管を刺激する刺激性下剤の2つがある. 妊娠中は塩類下剤のほうが腸管への刺激や習慣性がなく使用しやすい.

2) 妊娠・出産・授乳が疾患に与える影響

妊娠初期は黄体ホルモン（プロゲステロン）の影響で腸管平滑筋の緊張が低下するため弛緩性便秘になりやすい. つわりで水分摂取が困難になると便が硬くなり排便困難を生じる. 中期以降は増大した子宮による腸管圧迫や自律神経の不安定による痙攣性便秘も加わり, 生活習慣を正すだけでは便秘が改善しないことも多い. 出産後も授乳で水分がとられたり, 睡眠不足の生活で便秘になりやすい.

3) 疾患が母子に与える影響

子宮で圧迫され狭くなった腸管を硬い便が通る時に, 母体に腹痛を生じることがある. 長期間, 無理に息むことで, うっ血した肛門に圧力がかかり痔疾の誘因になる. また, 便秘による腹部の張りと子宮収縮の区別が困難になるため, 切迫早産徴候が見逃されやすい.

4) 薬物療法が母子に与える影響

効き過ぎると子宮収縮をきたし, 稀に流早産を誘発することがあるので注意が必要である.

塩類下剤の代表である酸化マグネシウムも汎用されているが, 腎機能障害者において高マグネシウム血症の報告があるため注意する. また, 刺激性下剤の長期大量処方は, 薬剤の耐性による処方の増加に留意する.

74　　II. 妊婦・授乳婦への薬物療法

5）治療薬と投与法・投与量

a）塩類下剤
①酸化マグネシウム（マグラックス）1日1〜2g，3回分服または就寝前1回服用

b）刺激性下剤
①センナ（アローゼン）1回0.5〜1.0g，1日1〜2回

②ピコスルファートナトリウム水和物（ラキソベロン）1日1回5〜7.5mg（10〜15滴）

③センノシド（プルゼニド）1日1回12〜24mg，就寝前1回服用

④ビサコジル（テレミンソフト）1回10mg，1日1〜2回

⑤炭酸水素ナトリウム・無水リン酸二水素ナトリウム配合（新レシカルボン坐薬）
1回1個，1日1〜2個

〈大里文乃〉

E 痔疾治療の基本的な考え方

1）薬物療法が必要な病態

痔核，裂肛，肛門周囲膿瘍，痔瘻といった肛門疾患の中でも，妊娠に関連して主に遭遇するのは痔核である．痔核形成には肛門支持組織の減弱や肛門内圧が関与している．歯状線を境に口側，肛門側にできた静脈瘤をそれぞれ内痔核，外痔核という．主な症状は出血，疼痛，脱出，腫脹，掻痒感，粘液漏出であり，痔核の大きさ，内外痔核の種類，慢性期と急性期などの条件によって症状の程度は異なる．

痔核発症のメカニズムとして排便および生活習慣がリスク因子として重要であるため，妊娠中は特に食事内容への配慮（十分な水分摂取，食物繊維の摂取），排便コントロール，温浴療法，長時間の坐位や刺激物の回避による予防・保存的療法が必要である．生活習慣の改善で症状がなお遷延・増悪する場合は，腫脹，脱出，疼痛，出血などの症状緩和のため薬物療法を行う．しかし，薬物療法には慢性の痔核を完治させる効果はない．痔瘻や肛門周囲膿瘍では外科的治療が必要である．

2）妊娠・出産・授乳が疾患に与える影響

妊娠中は黄体ホルモンの影響で便秘傾向となり，硬便排出時に痔核が増大しやすい．また，肛門周囲には静脈系の血管が発達している．妊娠中の循環血液量の増加に伴って血管が拡張し，その結果痔核の増大，血栓形成が感染や疼痛の原因となる．出産時は努責により肛門括約筋が弛緩し痔核を生じる．産後は肛門括約筋の緊張が戻るが，便秘傾向が続くため，脱肛した痔が増大することもある．

3）疾患が母子に与える影響

痔核は長時間の立位，坐位にて静脈叢の血流異常をきたすことで増悪し，歩行など日常生活に支障をきたす．痔核による排便時の疼痛を避けるため排便行動が制限され，悪循環に陥ることも

多い.

4）薬物療法が母子に与える影響

　外用剤を中心とした薬物療法は痔核の保存的治療法として出血・疼痛・腫脹の緩和に有効であり（推奨度 B），妊婦に安全性が完全確立された薬剤はないが，痔疾用軟膏・坐薬は有用である（推奨度 C）．ステロイド合剤は強い抗炎症作用があるが，長期使用は皮膚感染症の誘発，治癒遅延，眼圧亢進，緑内障発症の原因となり得るため，大量または長期にわたる使用を避けるべきである．

5）治療薬と投与法・投与量

①ジフルコロトロン吉草酸エステル・リドカイン配合（ネリプロクト）坐剤 1 回 1 個，1 日 2 回／軟膏 1 日 2 回肛門内に挿入　炎症発作期〜寛解期に使用可

②大腸菌死菌・ヒドロコルチゾン配合（強力ポステリザン）坐剤 1 回 1 個，1 日 1〜3 回，軟膏 1 日 1〜3 回塗布または注入　主に炎症発作期に使用

■文献
1）日本大腸肛門病学会. 肛門疾患〈痔核・痔瘻・裂肛〉診療ガイドライン 2014 年版. 東京: 南江堂; 2014. p.2-15.
2）中田真木. 痔核. ペリネイタルケア. 2006; 25: 226.
3）武谷雄二, 上妻志郎, 藤井知行, 他. プリンシプル産科婦人科学 2. 東京: メディカルビュー社; 2013. p.283.
4）永澤康滋. 標準処方ガイド '96　痔核・裂肛. 治療. 1996; 78: 617-9.

〈西舘野阿〉

II. 妊婦・授乳婦への薬物療法
20. 子宮収縮薬，子宮収縮抑制薬治療の基本的考え方

　子宮筋に作用する薬物の理解のために，まず子宮平滑筋細胞の収縮弛緩機構を概略する（図1）．

　細胞内カルシウムイオン（以下，Ca^{2+}）濃度の上昇により，ミオシン軽鎖キナーゼが活性化され，ミオシン軽鎖のリン酸化が起こると，アクチン-ミオシン相互作用が可能となり収縮が引き起こされる．弛緩はミオシン軽鎖の脱リン酸化による．そのため，収縮を制御するには，セカンドメッセンジャーである細胞内 Ca^{2+} 濃度の制御が基本となる．

　また隣接する細胞間はギャップ・ジャンクションで結ばれ，細胞間は電気的にカップリングしているため，個々の細胞の膜電位変化は同期して起こる．

　オキシトシンやプロスタグランディン$F2α$（以下，$PGF2α$）は，細胞膜上にある受容体に結合することにより，細胞膜を脱分極させ，膜電位依存性の Ca^{2+} チャネルを介した，細胞外から細胞内への Ca^{2+} 流入をもたらす．また細胞内でIP3を産生し，主として細胞内小胞体にある

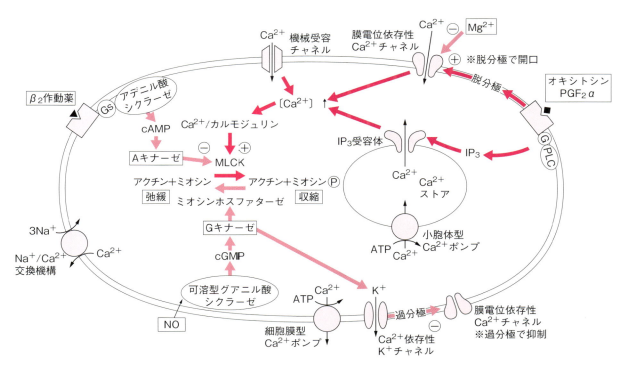

図6　子宮平滑筋細胞の収縮弛緩機構（文献1～4から作成）

Ca^{2+}ストアからのCa^{2+}放出を起こしてCa^{2+}濃度を上昇させる．子宮平滑筋では，このうちCa^{2+}チャネルを介してのCa^{2+}流入が主なCa^{2+}動員機構である[1,2]．

弛緩作用をもたらすβ作用薬は，膜受容体刺激から，アデニル酸シクラーゼ活性化により，cAMPを産生する．cAMP依存性プロテインキナーゼがミオシン軽鎖キナーゼをリン酸化して抑制し，筋弛緩へと作用する．マグネシウム製剤は，Ca^{2+}と拮抗して，膜電位依存性Ca^{2+}チャネルを抑制する[3]．NOは，グアニル酸シクラーゼを直接活性化して，cGMPを産生する．cGMP依存性キナーゼの活性化を介して，細胞内Ca^{2+}濃度を低下させると考えられている[4]．

A 子宮収縮薬治療の基本的考え方[4]

1）薬物治療が必要な病態

子宮収縮の誘発，促進や子宮出血の治療の目的で，分娩誘発，微弱陣痛，弛緩出血，胎盤娩出前後，子宮復古不全，帝王切開術（胎児の娩出後）などの場合に使用する．

2）薬物療法が母子に与える影響，授乳への影響

治療により適切な分娩進行が得られれば，問題ないが，過強陣痛や強直性子宮収縮により，胎児機能不全，子宮破裂，頸管裂傷，羊水塞栓などが起こり，母児に重篤な影響を与えることがある．子宮収縮薬投与中は，分娩監視装置を装着し，胎児心拍数・子宮収縮を連続的にモニタリングする．過強陣痛を予防するため，分娩誘発の場合には，オキシトシンとプロスタグランジンF2αの同時使用をしない．また，プロスタグランジンE2の最終投与から1時間以上あけてオキシトシンあるいはプロスタグランジンF2αの点滴投与を開始する．子宮収縮薬静注後にプロスタグランジンE2を開始する場合も1時間以上の休薬期間を設ける．

プロスタグランジンF2αは，気管支を収縮させ気道抵抗を増加して喘息発作を悪化または誘発するおそれがあるため，気管支喘息・その既往がある場合は禁忌である．また眼圧亢進の可能性があり，緑内障では慎重投与となっており注意が必要である．

3）治療薬と投与法，投与量

〈投与例〉

①オキシトシン： アトニン-O　1単位／1アンプル

● 分娩誘発，微弱陣痛

点滴静注法，5単位を5％糖液（あるいはリンゲル液または生理食塩水）500 mLに溶解（10ミリ単位／mL）し，点滴速度を6〜12 mL／時間（1〜2ミリ単位／分）で開始，子宮収縮と胎児心拍などを観察しながら30分以上たってから輸液量を6〜12 mL（1〜2ミリ単位／分）増量し，最大投与量を120 mL／時間（20ミリ単位／分）とする．

● 弛緩出血，胎盤娩出前後，帝王切開術（胎児の娩出後）など

点滴静注法，5〜10単位を5％糖液500 mL等に溶解し，適宜増減する．

静注法，5〜10単位を緩徐に投与．

78　II．妊婦・授乳婦への薬物療法

②プロスタグランジン F2α：プロスタルモン F　1000μg／1 アンプル

● 分娩誘発，微弱陣痛

　点滴静注法，3000μg（3 アンプル）を 5％糖液（あるいはリンゲル液または生理食塩水）500mL に溶解（6μg／mL）し，点滴速度を 15〜30mL／時間（1.5〜3.0μg／分）で開始，子宮収縮と胎児心拍などを観察しながら 30 分以上たってから輸液量を 15〜30mL／時間（1.5〜3.0μg／分）増量し，最大投与量を 250mL／時間（25μg／分）とする．

● 弛緩出血，胎盤娩出前後，帝王切開術（胎児の娩出後）など

　点滴静注法，5〜10 単位を 5％糖液 500mL 等に溶解し，適宜増減する．

　静注法，5〜10 単位を緩徐に投与．

③プロスタグランジン E2

　1 回 1 錠，次回服用には 1 時間以上あける．1 日最大 6 錠まで．

B　子宮収縮抑制薬治療の基本的考え方 [4,5]

1）薬物治療が必要な病態

　切迫早産

2）薬物療法が母子に与える影響

　リトドリンの副作用として，母体に対しては，頻脈，不整脈，肺水腫，血圧変動などの心血管系，高血糖などの代謝性変化，肝機能障害，黄疸，汎血球減少，無顆粒球症，横紋筋融解症，腸閉塞，皮膚の紅斑，腫脹などの過敏症などが，胎児・新生児に対しては，頻脈，不整脈，低血糖，腎障害，多呼吸などの呼吸障害などがある．重篤な甲状腺機能亢進症，重篤な高血圧，重篤な心疾患，重篤な糖尿病，重篤な肺高血圧あるいは妊娠 16 週未満の妊婦へは禁忌となる．

　マグネシウムの母体への重大な副作用としては，マグネシウム中毒〔眼瞼下垂，膝蓋腱反射の消失，筋緊張低下，心電図異常（房室ブロック，伝導障害），呼吸数低下，呼吸困難等〕，心（肺）停止，呼吸停止，呼吸不全，横紋筋融解症，肺水腫，イレウス（腸管麻痺）などが挙げられる．

　マグネシウムイオンは，胎盤を容易に通過し，胎児に高マグネシウム血症を起こし，呼吸障害，筋緊張低下，腸管麻痺などの症状を引き起こすことがある．本剤を分娩前 24 時間以内に母体に投与した場合には注意が必要である．母体投与により誘発された場合は，出生後 48 時間以内に消失する [5]．

　マグネシウムの妊娠中の投与で，胎児心拍モニター上基線細変動の減少，呼吸様運動や胎動減少をきたすことがある．また，2016 年に「7 日以上の投与は低カルシウム血症や骨減少症の危険がある」と FDA より警告が出されている．

　血清マグネシウム濃度と中毒症状には以下の相関が知られている．

濃度（mg/dL）	症状
4〜7.5	切迫早産の治療域
8.4〜12	膝蓋腱反射消失
12〜14.4	呼吸抑制
14.4 以上	呼吸麻痺，呼吸停止，不整脈（房室ブロック，伝導障害）

3）治療薬と投与法，投与量

①リトドリン塩酸塩；ウテメリン注50mg

点滴静注法，1〜3アンプル（リトドリン塩酸塩50〜150mg）を5％ブドウ糖液500mLに希釈し，毎分50μgから開始する．有効濃度は毎分50〜150μgで，極量は200μgである．

②硫酸マグネシウム・ブドウ糖酸合；マグセント注100mL

40mLを20分以上かけて静脈内投与を行った後，10mL（1.0g）／時で持続点滴を行い，収縮が抑制されない場合，20mL（2.0g）／時まで増量する．血清マグネシウム濃度は，治療域（4〜7.5mg/dL）を超えないようにモニタリングを行う．

③Rapid tocolysis 緊急子宮弛緩

ニトログリセリン（NTG）：保険適応外の使用であるが，子宮内反症や早産に対する帝王切開術で迅速に子宮弛緩が必要な場合には有効である．

例）ミリスロール100μg　静注，または　0.3mg舌下錠　1錠

④黄体ホルモン療法

海外では，早産予防として黄体ホルモン療法が報告されており，頸管短縮例に対する膣内プロゲステロン療法に早産予防効果が期待されている．わが国では，ヒドロキシプロゲステロンカプロン酸エステル125mg週1回筋注法が切迫早産に保険適応のある投与法になっている．しかし現在までのところ，日本人を対象とした黄体ホルモン療法の有効性を示した高いレベルのエビデンスはない．

■文献
1) Kasai Y, Iino M, Tsutsumi O, et al. Effect of cyclopiazonic acid on rhythmic contractions in uterine smooth muscle bundles of the rat. Br J Pharmacol. 1994; 112: 1132-6.
2) 笠井靖代, 武谷雄二. 子宮筋の収縮と細胞内カルシウム. Hormone Frontier in Gynecology. 1997; 4: 343-7.
3) Yuan W, López Bernal A. Cyclic AMP signaling pathways in the regulation of uterine relaxation. BMC Pregnancy Childbirth. 2007; 7 Suppl 1: S10.
4) Buxton IL. Regulation of uterine function: a biochemical conundrum in the regulation of smooth muscle relaxation. Mol Pharmacol. 2004; 65: 1051-9.
5) 日本産科婦人科学会, 日本産婦人科医会. 産婦人科診療ガイドライン産科編2017. 2017. CQ301, CQ302, CQ415-1, CQ415-2, CQ415-3.

〈笠井靖代〉

II. 妊婦・授乳婦への薬物療法
21. 高プロラクチン血症治療の基本的考え方

1) 薬物療法が必要な病態
妊娠・出産・授乳に関連して，主に以下の3つの場合に薬物療法が必要となる．

①プロラクチン産生下垂体腫瘍合併妊娠では腫瘍サイズの縮小または増大の予防を目的に高プロラクチン血症治療薬を使用する．腫瘍サイズや腫瘍の増大傾向の有無に応じて薬物治療を行う[1]．

②不妊症症例で，高プロラクチン血症のため排卵障害がある場合，高プロラクチン血症治療薬を使用するが，妊娠が成立した場合，投薬を終了することが通常である．

③産後の乳汁分泌過多や，乳腺炎，死産後，産褥の合併症（産褥心筋症など）治療[2,3]などで，乳汁分泌を抑制したい場合にも，高プロラクチン血症治療薬を使用する．

2) 妊娠・出産・授乳が疾患に与える影響
妊娠によりプロラクチン値は10～20倍に増加する．分娩時に値は急激に減少し，産後2時間でまた増加する．授乳中の女性は高値が持続するが，授乳をしない場合は2～3週でもとの値に戻る[4]．

①下垂体腫瘍合併妊娠の場合，腫瘍サイズが小さい（10mm未満）場合，妊娠中に腫瘍が増大するリスクは低いが，腫瘍サイズが大きい（10mm以上）場合は，腫瘍の増大の可能性が高くなる[1,5]．

②妊娠初期に内服した場合，催奇形性については問題ないと考えられているが，無月経が持続した場合妊娠反応を適宜行い，妊娠が判明した時点で内服を中止する[6]．

③授乳中，吸啜刺激により，産後7日目くらいまでは一時的に血漿プロラクチンレベルは増加するが，産後2週頃には基礎値が低下し，吸啜刺激による増加もあまり認められなくなる．

3) 疾患が母子に与える影響
①妊娠中に腫瘍が増大した場合，視野に異常が現れたり頭痛や吐き気，めまいが出現したり，下垂体卒中により生命に危険を及ぼす可能性もある．そのように症状がある場合は高プロラクチン血症治療薬の内服を続けたり，下垂体腫瘍の外科的手術を行う必要がある[1,5]．母体の生命に危険を及ぼす可能性がある場合，妊娠を終了させる必要がある．

②本来妊娠するとプロラクチンの分泌がさかんになるため，それを抑制する必要はない．

4) 薬物療法が母子に与える影響
①高プロラクチン血症治療薬内服中に妊娠した場合，流早産や多胎妊娠が増加するというエビ

デンスはない[6]．産後の授乳期間中は内服により乳汁分泌は抑制されるが，内服を行いながら授乳を続けることは可能である[7]．

②妊娠初期に投与した場合，胎児の発達，発育に影響を及ぼさないと考えられている．

③薬剤の乳汁移行は認められていないが，乳汁分泌が抑制されるので，内服中の授乳は中止する．

5) 治療薬と投与法・投与量

① 妊娠中の高プロラクチン血症治療には，ドパミンアゴニストを用いる．

〈処方例〉

ブロモクリプチン（Bromocriptine）：パーロデル錠2.5mg 分1

テルグリド（Terguride）：テルロン錠0.5mg 2錠 分2

カバゴリン（Cabagoline）：カバサール錠0.25mg 分1，1週毎に0.25mgずつ増量する．

②不妊患者で高プロラクチン血症による排卵障害にも，①と同様な処方を行い，プロラクチン値を測定しつつ，投与量を調節する．妊娠と診断した時点で投薬は終了する．

③産褥性乳汁分泌抑制

〈処方例〉

カバサール錠1mg 分1，1回投与．分娩直後に内服することが望ましく，乳汁分泌開始後に内服開始した場合は効果が不十分なこともあり，その場合は1週後に追加処方を行う．

パーロデル錠5.0～7.5mg 分2～3，14日間投与．

■文献

1) Serri O, Chik CL, Ur E, et al. Diagnosis and management of hyperprolactinemia. CMAJ. 2003; 169(6): 575-81.
2) Hilfiker-Kleiner D, et al. A cathepsin D-cleaved 16 kDa form of prolactin mediates postpartum cardiomyopathy. Cell. 2007; 128(3): 589-600.
3) Capriola M. Peripartum cardiomyopathy: a review. Int J Womens Health. 2013; 5: 1-8.
4) Ramsay MM, et al. 内分泌. プロラクチン. In: 武谷雄二, 編. 妊娠時における母体評価と胎児評価. 東京: エルゼビア・ジャパン; 2004. p.54.
5) Bronstein MD. Prolactinomas and pregnancy. Pituitary. 2005; 8(1): 31-8.
6) Melmed S, Casanueva FF, Hoffman AR, et al. Diagnosis and treatment of hyperprolactinemia: an endocrine society clinical practice guideline. Clin Endocrinel Society. 2011; 96(2): 273-88.
7) Verma S, Shah D, Faridi MM, et al. Breastfeeding a baby with mother on bromocriptine. Indian J Pediatr. 2006; 73(5): 435-6.

〈渡邊理子〉

医薬品各論

🍡 抗菌薬（ペニシリン系）

ベンジルペニシリンベンザチン水和物
benzylpenicillin benzathine

【医薬品名】バイシリン顆粒万単位

総合分類		
	分類	基準
妊娠	*	―
授乳	I	許容

● 資料・本書分類基準

		資料			本書	
	資料名	分類	基準	分類	分類	基準
妊娠	TGA	A	多数の妊婦に使用されたが，奇形や有害作用の頻度は増加していない．	I	許容	
	Briggs	記載なし		―	記載なし	

参考情報　FDA分類：記載なし

	資料名	分類	基準	分類	基準
授乳	WHO	授乳中投与可能		I	許容
	Briggs	記載なし		―	記載なし
	MMM	L1	可能	I	許容

◆母乳移行情報

RID（%）	―
M/P	―

◆解説

特記事項なし

◆添付文書記載

【妊娠】有益性投与
【授乳】―

◆薬物動態

Tmax（hr）	2
T1/2（hr）	―

84　III. 医薬品各論

抗菌薬（ペニシリン系）

アンピシリン水和物
ampicillin

【医薬品名】ビクシリンカプセル

総合分類			1 抗菌薬
	分類	基準	
妊娠	III	要確認	
授乳	I	許容	

◆解説参照

資料・本書分類基準

	資料				本書	
	資料名	分類	基準		分類	基準
妊娠	TGA	A	多数の妊婦に使用されたが，奇形や有害作用の頻度は増加していない．		I	許容
	Briggs		ヒトデータより第1三半期での危険性あり		III	要確認

参考情報　FDA分類：ヒトでの危険性の証拠はない

	資料名	分類	基準		分類	基準
授乳	WHO		授乳中投与可能		I	許容
	Briggs		両立可能		I	許容
	MMM	L1	可能		I	許容

◆母乳移行情報

RID（%）	0.2-0.5
M/P	0.58

◆解説

【妊娠】＊許容
　　　・薬剤特性等より判断

◆添付文書記載

【妊娠】有益性投与
【授乳】投与しないことが望ましいが，やむを得ず投与する場合は授乳中止

◆薬物動態

Tmax（hr）	1
T1/2（hr）	―

JCOPY 498-06051

III. 医薬品各論　85

抗菌薬（ペニシリン系）

スルタミシリン水和物
sultamicillin

【医薬品名】ユナシン錠

総合分類

	分類	基準
妊娠	—	記載なし
授乳	—	記載なし

◆解説参照

資料・本書分類基準

妊娠	資料			本書	
	資料名	分類	基準	分類	基準
	TGA	—	記載なし	—	記載なし
	Briggs	記載なし		—	記載なし

参考情報　FDA分類：記載なし

授乳	資料名	分類	基準	分類	基準
	WHO	記載なし		—	記載なし
	Briggs	記載なし		—	記載なし
	MMM	—	記載なし	—	記載なし

◆母乳移行情報

RID（%）	—
M/P	—

◆解説

【妊娠】＊許容
　　　　・薬剤特性等より判断
【授乳】＊許容
　　　　・薬剤特性等より判断

◆添付文書記載

【妊娠】有益性投与
【授乳】投与しないことが望ましいが，やむを得ず投与する場合は授乳中止

◆薬物動態

Tmax（hr）	1.40（アンピシリン），1.18（スルバクタム）
T1/2　（hr）	1.15（アンピシリン），0.94（スルバクタム）

86　　III. 医薬品各論

抗菌薬（ペニシリン系）

アモキシシリン水和物
amoxicillin

【医薬品名】パセトシン錠

総合分類

	分類	基準
妊娠	III	要確認
授乳	I	許容

◆解説参照

資料・本書分類基準

		資料		本書	
	資料名	分類	基準	分類	基準
妊娠	TGA	A	多数の妊婦に使用されたが，奇形や有害作用の頻度は増加していない．	I	許容
	Briggs		ヒトデータより第1・3三半期での危険性あり	III	要確認

参考情報　FDA分類：ヒトでの危険性の証拠はない

	資料名	分類	基準	分類	基準
授乳	WHO		授乳中投与可能	I	許容
	Briggs		両立可能	I	許容
	MMM	L1	可能	I	許容

◆母乳移行情報

RID（％）	1
M/P	0.014-0.043

◆解説

【妊娠】＊許容
・薬剤特性等より判断

◆添付文書記載

【妊娠】有益性投与
【授乳】授乳回避が望ましい

◆薬物動態

Tmax（hr）	1.67±0.5
T1/2 （hr）	1.0±0.2

〔アモキシシリン水和物として1回1000mg（力価），クラリスロマイシンとして1回400mg（力価）及びランソプラゾールとして1回30mgの3剤を同時に経口投与（絶食下）した場合〕

● 抗菌薬（ペニシリン系）

ピペラシリンナトリウム
piperacillin

【医薬品名】ペントシリン注射用

総合分類		
	分類	基準
妊娠	II	概ね許容
授乳	II	概ね許容

● 資料・本書分類基準

	資料				本書	
	資料名	分類	基準		分類	基準
妊娠	TGA	B1	妊婦の使用経験は少ないが，奇形や有害作用の頻度は増加していない．動物試験で有害作用の頻度は増加していない．		II	概ね許容
	Briggs	両立可能			I	許容

参考情報　FDA 分類：ヒトでの危険性の証拠はない

	資料名	分類	基準	分類	基準
授乳	WHO	記載なし		—	記載なし
	Briggs	両立可能		I	許容
	MMM	L2	概ね可能	II	概ね許容

◆母乳移行情報

RID（%）	—
M/P	—

◆解説

特記事項なし

◆添付文書記載

【妊娠】有益性投与
【授乳】授乳中止

◆薬物動態

Tmax（hr）	投与終了後
T1/2 （hr）	0.78

（30 分かけて点滴静注）

88　　III. 医薬品各論

抗菌薬（ペニシリン系）

タゾバクタム / ピペラシリン水和物
tazobactam/piperacillin

【医薬品名】ゾシン静注用

総合分類		
	分類	基準
妊娠	II	概ね許容
授乳	II	概ね許容

資料・本書分類基準

		資料		本書	
	資料名	分類	基準	分類	基準
妊娠	TGA	B1	妊婦の使用経験は少ないが，奇形や有害作用の頻度は増加していない．動物試験で有害作用の頻度は増加していない．	II	概ね許容
	Briggs		限られたヒトデータと動物データから危険性は低い / 両立可能	II / I	概ね許容

参考情報　FDA 分類：記載なし

	資料名	分類	基準	分類	基準
授乳	WHO		記載なし	—	記載なし
	Briggs		限られたヒトデータから哺乳児に重大な危険性はなく概ね可能 / 両立可能	II / I	概ね許容
	MMM	L2	概ね可能	II	概ね許容

◆母乳移行情報

RID（%）	—
M/P	—

◆解説

特記事項なし

◆添付文書記載

【妊娠】有益性投与
【授乳】授乳中止

◆薬物動態

Tmax（hr）	投与終了後
T1/2 （hr）	0.81±0.1（タゾバクタム），0.87±0.1（ピペラシリン）

（30 分かけて点滴静注）

抗菌薬（ペニシリン系）

クラブラン酸カリウム / アモキシシリン水和物
clavulanate/amoxicillin

【医薬品名】オーグメンチン配合錠

総合分類

	分類	基準
妊娠	III	要確認
授乳	II	概ね許容

◆解説参照

資料・本書分類基準

			資料	本書	
	資料名	分類	基準	分類	基準
妊娠	TGA	B1/A	妊婦の使用経験は少ないが，奇形や有害作用の頻度は増加していない．動物試験で有害作用の頻度は増加していない / 多数の妊婦に使用されたが，奇形や有害作用の頻度は増加していない．	II / I	概ね許容 / 許容
	Briggs		両立可能 / ヒトデータより第1・3三半期での危険性あり	I / III	許容 / 要確認

参考情報　FDA分類：ヒトでの危険性の証拠はない

	資料名	分類	基準	分類	基準
授乳	WHO		授乳中投与可能	I	許容
	Briggs		ヒトデータはないが，重大な危険性はなく概ね可能 / 両立可能	II / I	概ね許容 / 許容
	MMM	L1	可能	I	許容

◆母乳移行情報

RID（%）	0.9
M/P	0.014-0.043

◆解説

【妊娠】 ＊概ね許容
　　　　・薬剤特性，類薬情報等より判断

◆添付文書記載

【妊娠】 有益性投与
【授乳】 ―

◆薬物動態

Tmax（hr）	約1.5（アモキシシリン，クラブラン酸）
T1/2（hr）	約1（アモキシシリン，クラブラン酸）

90　　III. 医薬品各論

抗菌薬（セフェム系）

セファクロル
cefaclor

【医薬品名】ケフラールカプセル

総合分類		
	分類	基準
妊娠	II	概ね許容
授乳	I	許容

1
抗菌薬

資料・本書分類基準

		資料		本書	
	資料名	分類	基準	分類	基準
妊娠	TGA	B1	妊婦の使用経験は少ないが，奇形や有害作用の頻度は増加していない．動物試験で有害作用の頻度は増加していない．	II	概ね許容
	Briggs	両立可能		I	許容

参考情報　FDA分類：ヒトでの危険性の証拠はない

	資料名	分類	基準	分類	基準
授乳	WHO	記載なし		—	記載なし
	Briggs	両立可能		I	許容
	MMM	L1	可能	I	許容

◆母乳移行情報

RID（%）	0.4-0.8
M/P	—

◆解説

特記事項なし

◆添付文書記載

【妊娠】有益性投与
【授乳】投与を避けることが望ましい，やむを得ず投与する場合は授乳中止

◆薬物動態

Tmax（hr）	43分
T1/2（hr）	27分

III. 医薬品各論　91

🔴 抗菌薬（セフェム系）

セファゾリンナトリウム水和物
cefazolin

【医薬品名】セファメジン α 注射用

総合分類

	分類	基準
妊娠	＊	—
授乳	I	許容

◆解説参照

資料・本書分類基準

		資料			本書	
	資料名	分類	基準	分類	基準
妊娠	TGA	—	記載なし	—	記載なし
	Briggs	両立可能		I	許容

参考情報　FDA 分類：ヒトでの危険性の証拠はない

	資料名	分類	基準	分類	基準
授乳	WHO	記載なし		—	記載なし
	Briggs	両立可能		I	許容
	MMM	L1	可能	I	許容

◆母乳移行情報

RID（%）	0.8
M/P	0.023

◆解説

【妊娠】＊許容
　　　　・薬剤特性等より判断

◆添付文書記載

【妊娠】有益性投与

【授乳】投与を避けることが望ましいが，やむを得ず投与する場合は授乳回避

◆薬物動態

Tmax（hr）	投与終了後
T1/2（hr）	2.46

（30 分かけて点滴静注）

92　　III. 医薬品各論

🔴 抗菌薬（セフェム系）

セフォチアム ヘキセチル塩酸塩
cefotiam

【医薬品名】パンスポリン T 錠

総合分類		
	分類	基準
妊娠	－	記載なし
授乳	－	記載なし

◆解説参照

🟣 資料・本書分類基準

		資料		本書	
	資料名	分類	基準	分類	基準
妊娠	TGA	－	記載なし	－	記載なし
	Briggs	記載なし		－	記載なし

参考情報　FDA 分類：記載なし

	資料名	分類	基準	分類	基準
授乳	WHO	記載なし		－	記載なし
	Briggs	記載なし		－	記載なし
	MMM	－	記載なし	－	記載なし

◆母乳移行情報

RID（%）	－
M/P	－

◆解説

【妊娠】＊概ね許容
　　　　・薬剤特性，類薬情報等より判断
【授乳】＊概ね許容
　　　　・薬剤特性，類薬情報等より判断

◆添付文書記載

【妊娠】有益性投与
【授乳】－

◆薬物動態

Tmax（hr）	－
T1/2（hr）	0.64

III. 医薬品各論　　93

抗菌薬（セフェム系）

セフメタゾールナトリウム
cefmetazole

【医薬品名】セフメタゾール Na 静注用

総合分類

	分類	基準
妊娠	＊	—
授乳	＊	—

◆解説参照

◆資料・本書分類基準

	資料名	資料 分類	資料 基準	本書 分類	本書 基準
妊娠	TGA	—	記載なし	—	記載なし
	Briggs	両立可能		I	許容

参考情報　FDA 分類：ヒトでの危険性の証拠はない

	資料名	分類	基準	分類	基準
授乳	WHO	記載なし		—	記載なし
	Briggs	両立可能		I	許容
	MMM	—	記載なし	—	記載なし

◆母乳移行情報

RID（%）	—
M/P	—

◆解説

【妊娠】＊許容
　・薬剤特性等より判断
【授乳】＊許容
　・薬剤特性等より判断

◆添付文書記載

【妊娠】有益性投与
【授乳】—

◆薬物動態

Tmax（hr）	投与終了後
T1/2（hr）	1.1

● 抗菌薬（セフェム系）

フロモキセフナトリウム
flomoxef

【医薬品名】フルマリン静注用

総合分類		
	分類	基準
妊娠	－	記載なし
授乳	－	記載なし

◆**解説**参照

1
抗菌薬

資料・本書分類基準

	資料				本書	
	資料名	分類	基準		分類	基準
妊娠	TGA	－	記載なし		－	記載なし
	Briggs	記載なし			－	記載なし

参考情報　FDA 分類：記載なし

	資料名	分類	基準		分類	基準
授乳	WHO	記載なし			－	記載なし
	Briggs	記載なし			－	記載なし
	MMM	－	記載なし		－	記載なし

◆母乳移行情報

RID（%）	－
M/P	－

◆解説

【妊娠】＊概ね許容
　　　　・薬剤特性等より判断
【授乳】＊概ね許容
　　　　・薬剤特性等より判断

◆添付文書記載

【妊娠】有益性投与
【授乳】－

◆薬物動態

Tmax（hr）	－
T1/2 （hr）	49.2 分（β）

JCOPY 498-06051

III. 医薬品各論　95

🔴 抗菌薬（セフェム系）

セフィキシム水和物
cefixime

【医薬品名】セフスパンカプセル

総合分類

	分類	基準
妊娠	＊	—
授乳	II	概ね許容

◆解説参照

資料・本書分類基準

		資料		本書	
	資料名	分類	基準	分類	基準
妊娠	TGA	— 記載なし		—	記載なし
	Briggs	両立可能		I	許容

参考情報　FDA分類：ヒトでの危険性の証拠はない

	資料名	分類	基準	分類	基準
授乳	WHO	記載なし		—	記載なし
	Briggs	両立可能		I	許容
	MMM	L2　概ね可能		II	概ね許容

◆母乳移行情報

RID（%）	—
M/P	—

◆解説

【妊娠】 ＊概ね許容
　　　　・薬剤特性，類薬情報等より判断

◆添付文書記載

【妊娠】 有益性投与
【授乳】 —

◆薬物動態

Tmax（hr）	約4
T1/2 （hr）	2.3–2.5

🔴 抗菌薬（セフェム系）

セフカペン ピボキシル塩酸塩水和物
cefcapene

【医薬品名】フロモックス錠

総合分類		
	分類	基準
妊娠	―	記載なし
授乳	―	記載なし

◆解説参照

🟣 資料・本書分類基準

		資料			本書	
妊娠	資料名	分類	基準		分類	基準
	TGA	―	記載なし		―	記載なし
	Briggs	記載なし			―	記載なし

参考情報　FDA 分類：記載なし

	資料名	分類	基準		分類	基準
授乳	WHO	記載なし			―	記載なし
	Briggs	記載なし			―	記載なし
	MMM	―	記載なし		―	記載なし

◆母乳移行情報

RID（%）	―
M/P	―

◆解説

【妊娠】＊概ね許容
　　　・薬剤特性，類薬情報等より判断
【授乳】＊概ね許容
　　　・薬剤特性，類薬情報等より判断

◆添付文書記載

【妊娠】有益性投与
【授乳】―

◆薬物動態

Tmax（hr）	1.3±0.5
T1/2 （hr）	1.01±0.1

Ⅲ．医薬品各論　　97

● 抗菌薬（セフェム系）

セフジトレン ピボキシル
cefditoren

【医薬品名】 メイアクト MS 錠

総合分類

	分類	基準
妊娠	＊	―
授乳	II	概ね許容

◆解説参照

資料・本書分類基準

		資料		本書	
	資料名	分類	基準	分類	基準
妊娠	TGA	― 記載なし		―	記載なし
	Briggs	両立可能		I	許容

参考情報　FDA分類：ヒトでの危険性の証拠はない

	資料名	分類	基準	分類	基準
授乳	WHO	記載なし		―	記載なし
	Briggs	両立可能		I	許容
	MMM	L2 概ね可能		II	概ね許容

◆母乳移行情報

RID（%）	―
M/P	―

◆解説

【妊娠】 ＊概ね許容
　　　　・薬剤特性，類薬情報等より判断

◆添付文書記載

【妊娠】 有益性投与
【授乳】 ―

◆薬物動態

Tmax（hr）	1.4
T1/2 （hr）	0.8

🔴 抗菌薬（セフェム系）

セフジニル
cefdinir

【医薬品名】セフゾンカプセル

総合分類		
	分類	基準
妊娠	＊	―
授乳	Ｉ	許容

◆**解説**参照

🟣 資料・本書分類基準

		資料		本書	
	資料名	分類	基準	分類	基準
妊娠	TGA	―	記載なし	―	記載なし
	Briggs		両立可能	Ｉ	許容

参考情報　FDA 分類: ヒトでの危険性の証拠はない

	資料名	分類	基準	分類	基準
授乳	WHO		記載なし	―	記載なし
	Briggs		両立可能	Ｉ	許容
	MMM	L1	可能	Ｉ	許容

◆母乳移行情報

RID（%）	―
M/P	―

◆解説

【妊娠】＊概ね許容
　　　　・薬剤特性，類薬情報等より判断

◆添付文書記載

【妊娠】有益性投与
【授乳】―

◆薬物動態

Tmax（hr）	約 4
T1/2 （hr）	1.6–1.8

III. 医薬品各論　　99

抗菌薬（セフェム系）

セフテラム ピボキシル
cefteram

【医薬品名】トミロン錠

総合分類

	分類	基準
妊娠	―	記載なし
授乳	―	記載なし

◆解説参照

資料・本書分類基準

		資料			本書	
	資料名	分類	基準		分類	基準
妊娠	TGA	― 記載なし			―	記載なし
	Briggs	記載なし			―	記載なし

参考情報　FDA分類：記載なし

	資料名	分類	基準		分類	基準
授乳	WHO	記載なし			―	記載なし
	Briggs	記載なし			―	記載なし
	MMM	― 記載なし			―	記載なし

◆母乳移行情報

RID（%）	―
M/P	―

◆解説

【妊娠】 ＊概ね許容
　　　　・薬剤特性，類薬情報等より判断
【授乳】 ＊概ね許容
　　　　・薬剤特性，類薬情報等より判断

◆添付文書記載

【妊娠】有益性投与
【授乳】―

◆薬物動態

Tmax（hr）	3
T1/2　（hr）	0.9

100　　III.　医薬品各論

● 抗菌薬（セフェム系）

セフポドキシム プロキセチル
cefpodoxime

【医薬品名】バナン錠

総合分類		
	分類	基準
妊娠	II	概ね許容
授乳	II	概ね許容

● 資料・本書分類基準

		資料			本書	
	資料名	分類	基準		分類	基準
妊娠	TGA	B1	妊婦の使用経験は少ないが，奇形や有害作用の頻度は増加していない．動物試験で有害作用の頻度は増加していない．		II	概ね許容
	Briggs	両立可能			I	許容

参考情報　FDA分類：ヒトでの危険性の証拠はない

	資料名	分類	基準		分類	基準
授乳	WHO	記載なし			—	記載なし
	Briggs	両立可能			I	許容
	MMM	L2	概ね可能		II	概ね許容

◆母乳移行情報

RID（%）	—
M/P	0-0.16

◆解説

特記事項なし

◆添付文書記載

【妊娠】有益性投与
【授乳】授乳させないように注意

◆薬物動態

Tmax（hr）	3-4
T1/2（hr）	約2

III. 医薬品各論　101

🔴 抗菌薬（セフェム系）

セフォタキシムナトリウム
cefotaxime

【医薬品名】セフォタックス注射用

総合分類

	分類	基準
妊娠	II	概ね許容
授乳	II	概ね許容

⬤ 資料・本書分類基準

			資料	本書	
	資料名	分類	基準	分類	基準
妊娠	TGA	B1	妊婦の使用経験は少ないが，奇形や有害作用の頻度は増加していない．動物試験で有害作用の頻度は増加していない．	II	概ね許容
	Briggs	両立可能		I	許容

参考情報　FDA分類：ヒトでの危険性の証拠はない

	資料名	分類	基準	分類	基準
授乳	WHO	記載なし		—	記載なし
	Briggs	両立可能		I	許容
	MMM	L2	概ね可能	II	概ね許容

◆母乳移行情報

RID（%）	0.14-0.3
M/P	0.027-0.17

◆解説

特記事項なし

◆添付文書記載

【妊娠】有益性投与
【授乳】有益性投与

◆薬物動態

Tmax（hr）	—
T1/2（hr）	56分

（2時間かけて点滴静注）

抗菌薬（セフェム系）

スルバクタムナトリウム / セフォペラゾンナトリウム
sulbactam/cefoperazone

【医薬品名】セフォセフ静注用

総合分類

	分類	基準
妊娠	＊	—
授乳	＊	—

◆解説参照

資料・本書分類基準

		資料			本書	
	資料名	分類	基準		分類	基準
妊娠	TGA	—	記載なし		—	記載なし
	Briggs	両立可能 / —			I / —	許容 / 記載なし

参考情報　FDA分類：記載なし

	資料名	分類	基準	分類	基準
授乳	WHO	記載なし		—	記載なし
	Briggs	両立可能 / —		I	許容 / 記載なし
	MMM	—	記載なし		記載なし

◆母乳移行情報

RID（%）	—
M/P	—

◆解説
【妊娠】＊概ね許容
　　　・薬剤特性，類薬情報等より判断
【授乳】＊概ね許容
　　　・薬剤特性，類薬情報等より判断

◆添付文書記載
【妊娠】有益性投与
【授乳】授乳回避

◆薬物動態

Tmax（hr）	投与終了後
T1/2（hr）	1.22（スルバクタム），1.56（セフォペラゾン）

🔴 抗菌薬（セフェム系）

セフトリアキソンナトリウム水和物
ceftriaxone

【医薬品名】セフトリアキソンナトリウム静注用

総合分類		
	分類	基準
妊娠	II	概ね許容
授乳	I	許容

● 資料・本書分類基準

		資料			本書	
	資料名	分類	基準		分類	基準
妊娠	TGA	B1	妊婦の使用経験は少ないが，奇形や有害作用の頻度は増加していない．動物試験で有害作用の頻度は増加していない．		II	概ね許容
	Briggs	両立可能			I	許容

参考情報　FDA分類：ヒトでの危険性の証拠はない

	資料名	分類	基準		分類	基準
授乳	WHO	記載なし			—	記載なし
	Briggs	両立可能			I	許容
	MMM	L1	可能		I	許容

◆母乳移行情報

RID（%）	4.1-4.2
M/P	0.03

◆解説

特記事項なし

◆添付文書記載

【妊娠】有益性投与

【授乳】授乳を避けさせることが望ましいが，やむを得ず投与する場合には乳児等の状態を観察しながら慎重投与

◆薬物動態

Tmax（hr）	投与終了後
T1/2（hr）	8.1

104　III．医薬品各論

抗菌薬（セフェム系）

セフタジジム水和物
ceftazidime

【医薬品名】セフタジジム静注用

総合分類

	分類	基準
妊娠	II	概ね許容
授乳	I	許容

抗菌薬

資料・本書分類基準

			資料		本書	
	資料名	分類	基準		分類	基準
妊娠	TGA	B1	妊婦の使用経験は少ないが，奇形や有害作用の頻度は増加していない．動物試験で有害作用の頻度は増加していない．		II	概ね許容
	Briggs	両立可能			I	許容

参考情報　FDA 分類：ヒトでの危険性の証拠はない

	資料名	分類	基準		分類	基準
授乳	WHO	記載なし			—	記載なし
	Briggs	両立可能			I	許容
	MMM	L1	可能		I	許容

◆母乳移行情報

RID（％）	0.9
M/P	—

◆解説

特記事項なし

◆添付文書記載

【妊娠】有益性投与
【授乳】慎重投与

◆薬物動態

Tmax（hr）	投与終了後
T1/2（hr）	1.6

III. 医薬品各論　105

抗菌薬（セフェム系）

セフピロム
cefpirome

【医薬品名】ブロアクト注

総合分類

	分類	基準
妊娠	＊	—
授乳	—	記載なし

◆解説参照

資料・本書分類基準

	資料名	資料 分類	資料 基準	本書 分類	本書 基準
妊娠	TGA	B2	妊婦の使用経験は少ないが，奇形や有害作用の頻度は増加していない．動物試験は不十分だが，入手しうる情報では奇形や有害作用の頻度は増加しない．	II	概ね許容
	Briggs	記載なし		—	記載なし

参考情報　FDA分類：記載なし

	資料名	資料 分類	資料 基準	本書 分類	本書 基準
授乳	WHO	記載なし		—	記載なし
	Briggs	記載なし		—	記載なし
	MMM	—	記載なし	—	記載なし

◆母乳移行情報

RID（%）	—
M/P	—

◆解説
【妊娠】＊概ね許容
・薬剤特性，類薬情報等より判断
【授乳】＊概ね許容
・薬剤特性，類薬情報等より判断

◆添付文書記載
【妊娠】有益性投与
【授乳】投与を避けることが望ましいが，やむを得ず投与する場合には授乳回避

◆薬物動態

Tmax（hr）	—
T1/2（hr）	1.72（β）

🔴 抗菌薬（セフェム系）

セフェピム塩酸塩水和物
cefepime

【医薬品名】セフェピム塩酸塩静注用

総合分類		
	分類	基準
妊娠	II	概ね許容
授乳	II	概ね許容

⬤ 資料・本書分類基準

			資料		本書	
	資料名	分類	基準		分類	基準
妊娠	TGA	B1	妊婦の使用経験は少ないが，奇形や有害作用の頻度は増加していない．動物試験で有害作用の頻度は増加していない．		II	概ね許容
	Briggs		両立可能		I	許容

参考情報　FDA分類：ヒトでの危険性の証拠はない

	資料名	分類	基準	分類	基準
授乳	WHO		記載なし	—	記載なし
	Briggs		両立可能	I	許容
	MMM	L2	概ね可能	II	概ね許容

◆母乳移行情報

RID（%）	0.3
M/P	0.8

◆解説

特記事項なし

◆添付文書記載

【妊娠】有益性投与
【授乳】授乳回避

◆薬物動態

Tmax（hr）	—
T1/2（hr）	1.76

（30分かけて点滴静注）

III. 医薬品各論　107

抗菌薬（ペネム系）

ファロペネムナトリウム水和物
faropenem

【医薬品名】 ファロム錠

総合分類

	分類	基準
妊娠	—	記載なし
授乳	—	記載なし

◆解説参照

資料・本書分類基準

		資料		本書	
	資料名	分類	基準	分類	基準
妊娠	TGA	— 記載なし		—	記載なし
	Briggs	記載なし		—	記載なし

参考情報　FDA分類：記載なし

	資料名	分類	基準	分類	基準
授乳	WHO	記載なし		—	記載なし
	Briggs	記載なし		—	記載なし
	MMM	— 記載なし		—	記載なし

◆母乳移行情報

RID（%）	—
M/P	—

◆解説

【妊娠】 ＊概ね許容
　　　　・薬剤特性，類薬情報等より判断
【授乳】 ＊概ね許容
　　　　・薬剤特性，類薬情報等より判断

◆添付文書記載

【妊娠】 有益性投与
【授乳】 授乳回避

◆薬物動態

Tmax（hr）	0.96±0.5
T1/2（hr）	0.76±0.14

108　　III．医薬品各論

🔴 抗菌薬（カルバペネム系）

イミペネム水和物 / シラスタチンナトリウム
imipenem/cilastatin

【医薬品名】 イミペネム / シラスタチン点滴用

総合分類		
	分類	基準
妊娠	III	要確認
授乳	II	概ね許容

1
抗菌薬

🟣 資料・本書分類基準

		資料		本書	
	資料名	分類	基準	分類	基準
妊娠	TGA	B3	妊婦の使用経験は少ないが，奇形や有害作用の頻度は増加していない．動物試験では奇形や有害作用が増加している．	III	要確認
	Briggs		ヒトデータは限られているが，動物データから危険性は低い．	II	概ね許容

参考情報　FDA分類：記載なし

	資料名	分類	基準	分類	基準
授乳	WHO		記載なし	—	記載なし
	Briggs		限られたヒトデータから哺乳児に重大な危険性はなく概ね可能	II	概ね許容
	MMM	L3	有益性投与	II	概ね許容

◆母乳移行情報

RID（%）	—
M/P	—

◆解説

特記事項なし

◆添付文書記載

【妊娠】 有益性投与
【授乳】 授乳回避

◆薬物動態

Tmax（hr）	投与終了後
T1/2（hr）	イミペネム（β）：C.97 シラスタチン（β）：1.10

（30分かけて点滴静注）

III. 医薬品各論　109

抗菌薬（ペネム系）

メロペネム水和物
meropenem

【医薬品名】 メロペン点滴用

総合分類

	分類	基準
妊娠	II	概ね許容
授乳	II	概ね許容

資料・本書分類基準

<table>
<tr><th rowspan="2"></th><th colspan="3">資料</th><th colspan="2">本書</th></tr>
<tr><th>資料名</th><th>分類</th><th>基準</th><th>分類</th><th>基準</th></tr>
<tr><td rowspan="2">妊娠</td><td>TGA</td><td>B2</td><td>妊婦の使用経験は少ないが，奇形や有害作用の頻度は増加していない．動物試験は不十分だが，入手しうる情報では奇形や有害作用の頻度は増加しない．</td><td>II</td><td>概ね許容</td></tr>
<tr><td>Briggs</td><td></td><td>ヒトデータは限られているが，動物データから危険性は低い．</td><td>II</td><td>概ね許容</td></tr>
</table>

参考情報　FDA 分類：ヒトでの危険性の証拠はない

<table>
<tr><th rowspan="2"></th><th>資料名</th><th>分類</th><th>基準</th><th>分類</th><th>基準</th></tr>
<tr><td>WHO</td><td colspan="2">記載なし</td><td>—</td><td>記載なし</td></tr>
<tr><td rowspan="2">授乳</td><td>Briggs</td><td colspan="2">限られたヒトデータから哺乳児に重大な危険性はなく概ね可能</td><td>II</td><td>概ね許容</td></tr>
<tr><td>MMM</td><td>L3</td><td>有益性投与</td><td>II</td><td>概ね許容</td></tr>
</table>

◆母乳移行情報

RID（%）	0.17-0.23
M/P	—

◆解説
特記事項なし

◆添付文書記載
【妊娠】有益性投与
【授乳】授乳回避

◆薬物動態

Tmax（hr）	投与終了後
T1/2（hr）	1.03

（30分かけて点滴静注）

🔴 抗菌薬（ペネム系）

ビアペネム
biapenem

【医薬品名】オメガシン点滴用

総合分類		
	分類	基準
妊娠	−	記載なし
授乳	−	記載なし

◆解説参照

1

抗菌薬

🔴 資料・本書分類基準

		資料			本書	
妊娠	資料名	分類	基準		分類	基準
	TGA	−	記載なし		−	記載なし
	Briggs	記載なし			−	記載なし

参考情報　FDA 分類：記載なし

	資料名	分類	基準		分類	基準
授乳	WHO	記載なし			−	記載なし
	Briggs	記載なし			−	記載なし
	MMM	−	記載なし		−	記載なし

◆母乳移行情報

RID（%）	−
M/P	−

◆解説

【授乳】＊概ね許容
　　　　・薬剤特性，類薬情報等より判断

◆添付文書記載

【妊娠】有益性投与

【授乳】投与しないことが望ましいが，やむを得ず投与する場合は授乳中止

◆薬物動態

Tmax（hr）	投与終了後
T1/2 （hr）	1.03±0.1（β）

（60 分かけて点滴静注）

III. 医薬品各論　　111

● 抗菌薬（ペネム系）

ドリペネム水和物
doripenem

【医薬品名】 フィニバックス点滴静注用

総合分類		
	分類	基準
妊娠	III	要確認
授乳	II	概ね許容

● 資料・本書分類基準

		資料			本書	
	資料名	分類	基準		分類	基準
妊娠	TGA	B2	妊婦の使用経験は少ないが，奇形や有害作用の頻度は増加していない．動物試験は不十分だが，入手しうる情報では奇形や有害作用の頻度は増加しない．		II	概ね許容
	Briggs		ヒトデータはないが薬の特性より概ね両立可能		III	要確認

参考情報　FDA分類: ヒトでの危険性の証拠はない

	資料名	分類	基準		分類	基準
授乳	WHO		記載なし		—	記載なし
	Briggs		ヒトデータはないが，哺乳児に重大な危険性はなく概ね可能		II	概ね許容
	MMM	L3	有益性投与		II	概ね許容

◆母乳移行情報

RID（%）	—
M/P	—

◆解説
　特記事項なし

◆添付文書記載
【妊娠】有益性投与
【授乳】授乳回避

◆薬物動態

Tmax（hr）	投与終了後
T1/2（hr）	0.86（β）

（30分かけて点滴静注）

112　III. 医薬品各論

🔴 抗菌薬（マクロライド系）

エリスロマイシンステアリン酸塩
erythromycin

【医薬品名】エリスロシン錠

総合分類		
	分類	基準
妊娠	I	許容
授乳	II	概ね許容

● 資料・本書分類基準

			資料		本書	
	資料名	分類	基準		分類	基準
妊娠	TGA	A	多数の妊婦に使用されたが，奇形や有害作用の頻度は増加していない．		I	許容
	Briggs		両立可能（エストレート塩を除く）		I	許容

参考情報　FDA分類：ヒトでの危険性の証拠はない

	資料名	分類	基準		分類	基準
授乳	WHO		授乳中投与可能		I	許容
	Briggs		両立可能		I	許容
	MMM	L3	有益性投与		II	概ね許容

◆母乳移行情報

RID（%）	1.4-1.7
M/P	0.92

◆解説

特記事項なし

◆添付文書記載

【妊娠】有益性投与
【授乳】授乳回避

◆薬物動態

Tmax（hr）	2.8
T1/2（hr）	—

III. 医薬品各論　113

抗菌薬（マクロライド系）

クラリスロマイシン
clarithromycin

【医薬品名】 クラリス錠

総合分類

	分類	基準
妊娠	III	要確認
授乳	I	許容

◆解説参照

資料・本書分類基準

	資料名	分類	基準	分類	基準
妊娠	TGA	B3	妊婦の使用経験は少ないが，奇形や有害作用の頻度は増加していない．動物試験では奇形や有害作用が増加している．	III	要確認
	Briggs	両立可能		I	許容

参考情報　FDA分類：危険性は否定できない

	資料名	分類	基準	分類	基準
授乳	WHO	記載なし		―	記載なし
	Briggs	両立可能		I	許容
	MMM	L1	可能	I	許容

◆母乳移行情報

RID（％）	2.1
M/P	＞1

◆解説
【妊娠】＊許容
・妊婦性器クラミジア感染症治療の推奨薬[1]

◆添付文書記載
【妊娠】有益性投与
【授乳】授乳回避

◆薬物動態

Tmax（hr）	1.9
T1/2（hr）	4.04

抗菌薬（マクロライド系）

ロキシスロマイシン
roxithromycin

【医薬品名】ルリッド錠

総合分類

	分類	基準
妊娠	＊	ー
授乳	ー	記載なし

◆解説参照

◆ 資料・本書分類基準

	資料名	資料 分類	資料 基準	本書 分類	本書 基準
妊娠	TGA	B1	妊婦の使用経験は少ないが，奇形や有害作用の頻度は増加していない．動物試験で有害作用の頻度は増加していない．	II	概ね許容
	Briggs	記載なし		ー	記載なし

参考情報　FDA分類：記載なし

	資料名	分類	基準	分類	基準
授乳	WHO	記載なし		ー	記載なし
	Briggs	記載なし		ー	記載なし
	MMM	ー	記載なし	ー	記載なし

◆母乳移行情報

RID（％）	ー
M/P	ー

◆解説

【妊娠】＊概ね許容
　　　・薬剤特性，類薬情報等より判断

【授乳】＊概ね許容
　　　・薬剤特性，類薬情報等より判断

◆添付文書記載

【妊娠】有益性投与
【授乳】投与することを避け，やむを得ず投与する場合は授乳中止

◆薬物動態

Tmax（hr）	2.5
T1/2（hr）	6.2

🔴 抗菌薬（マクロライド系）

アジスロマイシン水和物
azithromycin

【医薬品名】ジスロマック錠

総合分類		
	分類	基準
妊娠	II	概ね許容
授乳	II	概ね許容

◆解説参照

資料・本書分類基準

	資料				本書	
	資料名	分類	基準		分類	基準
妊娠	TGA	B1	妊婦の使用経験は少ないが，奇形や有害作用の頻度は増加していない．動物試験で有害作用の頻度は増加していない．		II	概ね許容
	Briggs	両立可能			I	許容

参考情報　FDA分類：ヒトでの危険性の証拠はない

	資料名	分類	基準		分類	基準
授乳	WHO	記載なし			—	記載なし
	Briggs	両立可能			I	許容
	MMM	L2	概ね可能		II	概ね許容

◆母乳移行情報

RID（%）	5.9
M/P	—

◆解説

【妊娠】＊許容
　　　・妊婦性器クラミジア感染症治療の推奨薬[1]

◆添付文書記載

【妊娠】有益性投与
【授乳】投与することを避け，やむを得ず投与する場合は授乳中止

◆薬物動態

Tmax（hr）	2.5±0.8
T1/2（hr）	61.9±9.4

🔴 抗菌薬（リンコマイシン系）

クリンダマイシン塩酸塩
clindamycin

【医薬品名】ダラシンカプセル

総合分類		
	分類	基準
妊娠	I	許容
授乳	III	要確認

◆解説参照

🔴 資料・本書分類基準

		資料			本書	
	資料名	分類	基準		分類	基準
妊娠	TGA	A	多数の妊婦に使用されたが，奇形や有害作用の頻度は増加していない．		I	許容
	Briggs	両立可能			I	許容

参考情報　FDA分類：ヒトでの危険性の証拠はない

	資料名	分類	基準		分類	基準
授乳	WHO		できれば授乳を避ける，乳児の副作用を観察する．		III	要確認
	Briggs	両立可能			I	許容
	MMM	L2	概ね可能		II	概ね許容

◆母乳移行情報

RID（%）	0.9–1.8
M/P	0.47

◆解説

【授乳】乳児の下痢や血便を観察する[2]．

◆添付文書記載

【妊娠】投与しないことが望ましい．
【授乳】投与しないことが望ましいが，やむを得ず投与する場合は授乳回避

◆薬物動態

Tmax（hr）	1
T1/2 （hr）	—

III. 医薬品各論　117

抗菌薬（テトラサイクリン系）

ミノサイクリン塩酸塩
minocycline

【医薬品名】ミノマイシン錠

総合分類

	分類	基準
妊娠	III	要確認
授乳	II	概ね許容

◆解説参照

資料・本書分類基準

妊娠	資料名	分類	基準	分類	基準
	TGA	D	ヒトでの奇形や有害作用を増加する証拠がある．	III	要確認
	Briggs		第2・3三半期禁忌（テトラサイクリン）	III	要確認

参考情報　FDA分類：危険性を示す明確な証拠がある

授乳	資料名	分類	基準	分類	基準
	WHO		記載なし	—	記載なし
	Briggs		両立可能（テトラサイクリン）	I	許容
	MMM	L3	有益性投与	II	概ね許容

◆母乳移行情報

RID（%）	4.2
M/P	—

◆解説

【妊娠】
- 妊娠中・後期ヒトで催奇形性・胎児毒性を示す明らかな証拠が報告されている医薬品に分類されている[1]．
- 妊娠18週まで（受胎後16週）の使用は許容できるが，その後の使用は児の歯の変色を引き起こす可能性がある[3]．

【授乳】
- 歯や骨への色素沈着の懸念を理由に，禁忌とされているが，母乳中濃度は低く，母乳中のカルシウムによって乳児への吸収が阻害されることから，授乳中短期間の使用は概ね許容されると判断されている[4]．

◆添付文書記載

【妊娠】有益性投与
【授乳】投与しないことが望ましいが，やむを得ず投与する場合は授乳中止

◆薬物動態

Tmax（hr）	4
T1/2（hr）	9.5

抗菌薬（テトラサイクリン系）

ドキシサイクリン塩酸塩水和物
doxycycline

【医薬品名】ビブラマイシン錠

総合分類

	分類	基準
妊娠	III	要確認
授乳	III	要確認

◆解説参照

資料・本書分類基準

			資料	本書	
	資料名	分類	基準	分類	基準
妊娠	TGA	D	ヒトでの奇形や有害作用を増加する証拠がある.	III	要確認
	Briggs		第2・3三半期禁忌	III	要確認

参考情報　FDA分類：危険性を示す明確な証拠がある

	資料名	分類	基準	分類	基準
授乳	WHO		できれば授乳を避ける，乳児の副作用を観察する.	III	要注意
	Briggs		両立可能	I	許容
	MMM	L3	有益性投与	II	概ね許容

◆母乳移行情報

RID（%）	4.2–13.3
M/P	0.3–0.4

◆解説

【妊娠】・妊娠中・後期ヒトで催奇形性・胎児毒性を示す明らかな証拠が報告されている医薬品に分類されている[1].
　　　・妊娠18週まで（受胎後16週）の使用は許容できるが，その後の使用は児の歯の変色を引き起こす可能性がある.

【授乳】・乳児の歯が着色しうる，単回投与はおそらく授乳可能である．理論的には，特に長期間の使用は歯の着色や骨成長の阻害が起こりうる[2].
　　　・歯や骨への色素沈着の懸念を理由に，禁忌とされているが，母乳中濃度は低く，母乳中のカルシウムによって乳児への吸収が阻害されることから，授乳中短期間の使用は概ね許容されると判断されている[4].

◆添付文書記載

【妊娠】有益性投与
【授乳】投与しないことが望ましいが，投与する場合には授乳中止

◆薬物動態

Tmax（hr）	2–4
T1/2（hr）	11–13

III. 医薬品各論　119

● 抗菌薬（テトラサイクリン系）

テトラサイクリン塩酸塩
tetracycline

【医薬品名】アクロマイシントローチ

総合分類

	分類	基準
妊娠	III	要確認
授乳	II	概ね許容

◆解説参照

資料・本書分類基準

			資料		本書	
	資料名	分類	基準		分類	基準
妊娠	TGA	D	ヒトでの奇形や有害作用を増加する証拠がある.		III	要確認
	Briggs		第2・3三半期禁忌		III	要確認

参考情報　FDA分類：危険性を示す明確な証拠がある

	資料名	分類	基準		分類	基準
授乳	WHO		授乳中投与可能		I	許容
	Briggs		両立可能		I	許容
	MMM	L3	有益性投与		II	概ね許容

◆母乳移行情報

RID（%）	0.6
M/P	0.58–1.28

◆解説

【妊娠】・妊娠中・後期ヒトで催奇形性・胎児毒性を示す明らかな証拠が報告されている医薬品に分類されている[1].

・妊娠18週まで（受胎後16週）の使用は許容できるが，その後の使用は児の歯の変色を引き起こす可能性がある[3].

◆添付文書記載

【妊娠】—
【授乳】—

◆薬物動態

Tmax（hr）	約5分（最高唾液中濃度）
T1/2 （hr）	—

（単回上頬部に静かに挿入）

抗菌薬（ニューキノロン系）

オフロキサシン
ofloxacin

【医薬品名】タリビッド眼軟膏，点眼液

総合分類

	分類	基準
妊娠	IV	禁忌
授乳	II	概ね許容

◆解説参照

資料・本書分類基準

			資料		本書	
	資料名	分類	基準		分類	基準
妊娠	TGA	B3	妊婦の使用経験は少ないが，奇形や有害作用の頻度は増加していない．動物試験では奇形や有害作用が増加している．		III	要確認
	Briggs		妊娠全期間で禁忌（代替薬がなければ使用可）		IV	禁忌

参考情報　FDA分類：危険性は否定できない

	資料名	分類	基準	分類	基準
授乳	WHO	記載なし		—	記載なし
	Briggs	限られたヒトデータから哺乳児に重大な危険性はなく概ね可能		II	概ね許容
	MMM	L2	概ね可能	II	概ね許容

◆母乳移行情報

RID（%）	3.1
M/P	0.98-1.66

◆解説

【妊娠】＊概ね許容（外用薬）
・ニューキノロン薬の中でも外用薬については概ね許容されると考えられる．

◆添付文書記載

【妊娠】有益性投与
【授乳】—

◆薬物動態

Tmax（hr）	—
T1/2（hr）	—

III. 医薬品各論　121

抗菌薬（ニューキノロン系）

レボフロキサシン水和物
levofloxacin

【医薬品名】クラビット錠

総合分類

	分類	基準
妊娠	＊	―
授乳	II	概ね許容

◆解説参照

資料・本書分類基準

		資料		本書	
	資料名	分類	基準	分類	基準
妊娠	TGA	―	記載なし	―	記載なし
	Briggs		妊娠全期間で禁忌（代替薬がなければ使用可）	IV	禁忌

参考情報　FDA分類：危険性は否定できない

	資料名	分類	基準	分類	基準
授乳	WHO		記載なし	―	記載なし
	Briggs		限られたヒトデータから哺乳児に重大な危険性はなく概ね可能	II	概ね許容
	MMM	L2	概ね可能	II	概ね許容

◆母乳移行情報

RID（%）	10.5-17.2
M/P	0.95

◆解説

【妊娠】＊要確認

・添付文書は禁忌であるが，妊娠初期に偶発的に投与されても，臨床的に有意な胎児への影響はないと判断してよい医薬品に分類される[1]．

・ヨーロッパの奇形情報センター（ENTIS）のコホート研究で，ニューキノロン薬を使用した母親の出生児の奇形率は自然発生率を上回らないことが報告されている[5]．

・妊娠が判明している場合はペニシリン系，セフェム系等を選択する．

◆添付文書記載

【妊娠】禁忌

・安全性は確立していない．

【授乳】授乳回避

◆薬物動態

Tmax（hr）	0.99±0.5
T1/2（hr）	7.89±1.0

122　III. 医薬品各論

抗菌薬（ニューキノロン系）

塩酸シプロフロキサシン
ciprofloxacin

【医薬品名】シプロキサン錠

総合分類

	分類	基準
妊娠	IV	禁忌
授乳	III	要確認

◆解説参照

◆ 資料・本書分類基準

<table>
<tr><th rowspan="2"></th><th colspan="3">資料</th><th colspan="2">本書</th></tr>
<tr><th>資料名</th><th>分類</th><th>基準</th><th>分類</th><th>基準</th></tr>
<tr><td rowspan="2">妊娠</td><td>TGA</td><td>B3</td><td>妊婦の使用経験は少ないが，奇形や有害作用の頻度は増加していない．動物試験では奇形や有害作用が増加している．</td><td>III</td><td>要確認</td></tr>
<tr><td>Briggs</td><td></td><td>妊娠全期間で禁忌（代替薬がなければ使用可）</td><td>IV</td><td>禁忌</td></tr>
</table>

参考情報　FDA分類：危険性は否定できない

<table>
<tr><th></th><th>資料名</th><th>分類</th><th>基準</th><th>分類</th><th>基準</th></tr>
<tr><td rowspan="3">授乳</td><td>WHO</td><td></td><td>できれば授乳を避ける，乳児の副作用を観察する．</td><td>III</td><td>要確認</td></tr>
<tr><td>Briggs</td><td></td><td>限られたヒトデータから哺乳児に悪影響を与える可能性がある．</td><td>III</td><td>要確認</td></tr>
<tr><td>MMM</td><td>L3</td><td>有益性投与</td><td>II</td><td>概ね許容</td></tr>
</table>

◆ 母乳移行情報

RID（%）	0.44-6.34
M/P	>1

◆ 解説

【妊娠】・添付文書は禁忌であるが，妊娠初期に偶発的に投与されても，臨床的に有意な胎児への影響はないと判断してよい医薬品に分類される[1]．
・ヨーロッパの奇形情報センター（ENTIS）のコホート研究で，ニューキノロン薬を使用した母親の出生児の奇形率は自然発生率を上回らないことが報告されている[5]．
・妊娠が判明している場合はペニシリン系，セフェム系等を選択する．

【授乳】・さらなるデータが集まるまでできれば授乳を避ける[2]．

◆ 添付文書記載

【妊娠】禁忌
　　　・安全性は確立していない．
【授乳】投与は避けることが望ましいが　やむを得ず投与する場合は授乳回避

◆ 薬物動態

Tmax（hr）	1.18±0.2
T1/2（hr）	3.02±0.3

抗菌薬（ニューキノロン系）

トスフロキサシン水和物
tosufloxacin

【医薬品名】 オゼックス錠

総合分類

	分類	基準
妊娠	－	記載なし
授乳	－	記載なし

◆解説参照

資料・本書分類基準

		資料			本書	
	資料名	分類	基準		分類	基準
妊娠	TGA	－	記載なし		－	記載なし
	Briggs	記載なし			－	記載なし

参考情報　FDA分類：記載なし

	資料名	分類	基準		分類	基準
授乳	WHO	記載なし			－	記載なし
	Briggs	記載なし			－	記載なし
	MMM	－	記載なし		－	記載なし

◆母乳移行情報

RID（%）	－
M/P	－

◆解説

【妊娠】 ＊要確認

- 添付文書は禁忌であるが，妊娠初期に偶発的に投与されても，臨床的に有意な胎児への影響はないと判断してよい医薬品に分類される[1].
- ヨーロッパの奇形情報センター（ENTIS）のコホート研究で，ニューキノロン薬を使用した母親の出生児の奇形率は自然発生率を上回らないことが報告されている[5].
- 妊娠が判明している場合はペニシリン系，セフェム系等を選択する.

◆添付文書記載

【妊娠】 禁忌，有益性投与（炭疽・コレラに限り）
- 安全性は確立していない.

【授乳】 授乳中止

◆薬物動態

Tmax（hr）	2
T1/2（hr）	4.85

抗菌薬（ニューキノロン系）

パズフロキサシンメシル酸塩
pazufloxacin

【医薬品名】パシル点滴静注液

総合分類		
	分類	基準
妊娠	－	記載なし
授乳	－	記載なし

1
抗菌薬

資料・本書分類基準

		資料			本書	
	資料名	分類	基準		分類	基準
妊娠	TGA	－	記載なし		－	記載なし
	Briggs	記載なし			－	記載なし

参考情報　FDA分類：記載なし

	資料名	分類	基準		分類	基準
授乳	WHO	記載なし			－	記載なし
	Briggs	記載なし			－	記載なし
	MMM	－	記載なし		－	記載なし

◆母乳移行情報

RID（%）	－
M/P	－

◆解説

特記事項なし

◆添付文書記載

【妊娠】禁忌
　　　　・安全性は確立していない．
【授乳】授乳中止

◆薬物動態

Tmax（hr）	1.1±0.0
T1/2（hr）	3.0±0.3

Ⅲ．医薬品各論　125

抗菌薬（ニューキノロン系）

モキシフロキサシン塩酸塩
moxifloxacin

【医薬品名】アベロックス錠

総合分類

	分類	基準
妊娠	IV	禁忌
授乳	II	概ね許容

◆解説参照

◆資料・本書分類基準

<table>
<tr><th rowspan="2"></th><th colspan="3">資料</th><th colspan="2">本書</th></tr>
<tr><th>資料名</th><th>分類</th><th>基準</th><th>分類</th><th>基準</th></tr>
<tr><td rowspan="2">妊娠</td><td>TGA</td><td>B3</td><td>妊婦の使用経験は少ないが，奇形や有害作用の頻度は増加していない．動物試験では奇形や有害作用が増加している．</td><td>III</td><td>要確認</td></tr>
<tr><td>Briggs</td><td></td><td>妊娠全期間で禁忌（代替薬がなければ使用可）</td><td>IV</td><td>禁忌</td></tr>
</table>

参考情報　FDA分類：危険性は否定できない

<table>
<tr><th></th><th>資料名</th><th>分類</th><th>基準</th><th>分類</th><th>基準</th></tr>
<tr><td rowspan="3">授乳</td><td>WHO</td><td colspan="2">記載なし</td><td>—</td><td>記載なし</td></tr>
<tr><td>Briggs</td><td></td><td>ヒトデータはないが，哺乳児に重大な危険性はなく概ね可能</td><td>II</td><td>概ね許容</td></tr>
<tr><td>MMM</td><td>L3</td><td>有益性投与</td><td>II</td><td>概ね許容</td></tr>
</table>

◆母乳移行情報

RID（％）	—
M/P	—

◆解説

【妊娠】
- ヨーロッパの奇形情報センター（ENTIS）のコホート研究で，類薬のニューキノロン薬を使用した母親の出生児の奇形率は自然発生率を上回らないことが報告されている[5]．
- 妊娠を知らずに投与された場合では，臨床的に有意な胎児への影響はないと判断される．
- 妊娠が判明している場合はペニシリン系，セフェム系等を選択する[1]．

◆添付文書記載

【妊娠】禁忌
- 安全性は確立していない．動物実験で有害事象の報告あり

【授乳】投与は避けることが望ましいが，やむを得ず投与する場合は授乳回避

◆薬物動態

Tmax（hr）	1.75
T1/2（hr）	13.9

抗菌薬（ニューキノロン系）

メシル酸ガレノキサシン水和物
garenoxacin

【医薬品名】ジェニナック錠

総合分類		
	分類	基準
妊娠	—	記載なし
授乳	—	記載なし

1 抗菌薬

資料・本書分類基準

		資料			本書	
	資料名	分類	基準		分類	基準
妊娠	TGA	—	記載なし		—	記載なし
	Briggs	記載なし			—	記載なし

参考情報　FDA分類：記載なし

	資料名	分類	基準		分類	基準
授乳	WHO	記載なし			—	記載なし
	Briggs	記載なし			—	記載なし
	MMM	—	記載なし		—	記載なし

◆母乳移行情報

RID（%）	—
M/P	—

◆解説

特記事項なし

◆添付文書記載

【妊娠】禁忌
　　　・安全性は確立していない.
【授乳】授乳中止

◆薬物動態

Tmax（hr）	1.58±1.0
T1/2（hr）	12.4±1.1

III. 医薬品各論　127

🔴 抗菌薬（ニューキノロン系）

シタフロキサシン水和物
sitafloxacin

【医薬品名】 グレースビット錠

総合分類		
	分類	基準
妊婦	－	記載なし
授乳	－	記載なし

🟣 資料・本書分類基準

	資料				本書	
	資料名	分類	基準		分類	基準
妊娠	TGA	－	記載なし		－	記載なし
	Briggs	記載なし			－	記載なし

参考情報　FDA 分類：記載なし

	資料名	分類	基準		分類	基準
授乳	WHO	記載なし			－	記載なし
	Briggs	記載なし			－	記載なし
	MMM	－	記載なし		－	記載なし

◆母乳移行情報

RID（%）	－
M/P	－

◆解説

特記事項なし

◆添付文書記載

【妊娠】禁忌
　　　　・安全性は確立していない.
【授乳】授乳回避

◆薬物動態

Tmax（hr）	1.2±0.5
T1/2 （hr）	6.2±0.4

🔴 抗菌薬（ホスホマイシン系）

ホスホマイシンカルシウム水和物
fosfomycin

【医薬品名】ホスミシン錠

総合分類		
	分類	基準
妊娠	＊	―
授乳	II	概ね許容

◆解説参照

🟣 資料・本書分類基準

妊娠	資料			本書	
	資料名	分類	基準	分類	基準
	TGA	―	記載なし	―	記載なし
	Briggs	両立可能		I	許容

参考情報　FDA分類：ヒトでの危険性の証拠はない

授乳	資料名	分類	基準	分類	基準
	WHO	記載なし		―	記載なし
	Briggs	限られたヒトデータから重大な危険性はなく概ね可能		II	概ね許容
	MMM	L3	有益性投与	II	概ね許容

◆母乳移行情報

RID（%）	―
M/P	0.1

◆解説

【妊娠】＊概ね許容
　　　　・薬剤特性等より判断

◆添付文書記載

【妊娠】投与しないことが望ましい.
【授乳】―

◆薬物動態

Tmax（hr）	2.63
T1/2（hr）	4.35

III. 医薬品各論　　129

抗菌薬（アミノグリコシド系）

アミカシン
amikacin

【医薬品名】アミカシン注射液

総合分類

	分類	基準
妊娠	III	要確認
授乳	II	概ね許容

◆解説参照

資料・本書分類基準

妊娠	資料			本書	
	資料名	分類	基準	分類	基準
	TGA	D	ヒトでの奇形や有害作用を増加する証拠がある.	III	要確認
	Briggs		ヒトデータから妊娠全期間に渡りリスクは低い.	II	概ね許容

参考情報　FDA分類：危険性を示す明確な証拠がある

授乳	資料名	分類	基準	分類	基準
	WHO		記載なし	—	記載なし
	Briggs		両立可能	I	許容
	MMM	L2	概ね可能	II	概ね許容

◆母乳移行情報

RID（%）	—
M/P	—

◆解説

【妊娠】
- 妊娠中・後期ヒトで催奇形性・胎児毒性を示す明らかな証拠が報告されている医薬品に分類されている[1].
- 胎児の腎に選択的に取り込まれることで未熟なネフロンに損傷を及ぼす可能性がある. いくつかのアミノグリコシド系薬剤で第8脳神経障害が報告されており, 児に対する潜在的な腎毒性と耳毒性を考慮するべきである[3].
- 母親の血中濃度は児の安全性と相関しないとされている[3].

◆添付文書記載

【妊娠】有益性投与
【授乳】—

◆薬物動態

Tmax（hr）	投与終了時
T1/2（hr）	1.7-2.2

（1時間かけて点滴静注）

🔴 抗菌薬（アミノグリコシド系）

カナマイシン
kanamycin

【医薬品名】カナマイシンカプセル

総合分類		
	分類	基準
妊娠	III	要確認
授乳	＊	―

◆解説参照

1
抗菌薬

⬤ 資料・本書分類基準

		資料		本書	
	資料名	分類	基準	分類	基準
妊娠	TGA	D	ヒトでの奇形や有害作用を増加する証拠がある．	III	要確認
	Briggs		ヒトデータより妊娠全期間で危険性あり	III	要確認

参考情報　FDA 分類：危険性を示す明確な証拠がある

	資料名	分類	基準	分類	基準
授乳	WHO		記載なし	―	記載なし
	Briggs		限られたヒトデータから哺乳児に重大な危険性はなく概ね可能	II	概ね許容
	MMM	―	記載なし	―	記載なし

◆母乳移行情報

RID（%）	―
M/P	―

◆解説

【妊娠】　・妊娠中・後期ヒトで催奇形性・胎児毒性を示す明らかな証拠が報告されている医薬品に分類されている[1]．

　　　　・胎児の腎に選択的に取り込まれることで未熟なネフロンに損傷を及ぼす可能性がある．いくつかのアミノグリコシド系薬剤で第8脳神経障害が報告されており，児に対する潜在的な腎毒性と耳毒性を考慮するべきである[3]．

　　　　・母親の血中濃度は児の安全性と相関しないとされている[3]．

【授乳】　＊概ね許容
　　　　・情報は少ないが，薬剤特性等より判断

◆添付文書記載

【妊娠】―

【授乳】―

◆薬物動態

Tmax（hr）	―
T1/2　（hr）	―

JCOPY 498-06051

III．医薬品各論　　131

抗菌薬（アミノグリコシド系）

ゲンタマイシン
gentamicin

【医薬品名】ゲンタシン軟膏

総合分類

	分類	基準
妊娠	III	要確認
授乳	II	概ね許容

◆解説参照

◆資料・本書分類基準

妊娠	資料名	分類	基準	分類	基準
	TGA	D	ヒトでの奇形や有害作用を増加する証拠がある．	III	要確認
	Briggs		ヒトデータから妊娠全期間に渡りリスクは低い．	II	概ね許容

参考情報　FDA分類：危険性を示す明確な証拠がある

授乳	資料名	分類	基準	分類	基準
	WHO		授乳中投与可能，乳児の副作用を観察する．	II	概ね許容
	Briggs		両立可能	I	許容
	MMM	L2	概ね可能	II	概ね許容

◆母乳移行情報

RID（%）	2.1
M/P	0.11-0.44

◆解説

【妊娠】＊概ね許容（外用薬）
・アミノグリコシド系薬の中でも外用薬については概ね許容されると考えられる．
（全身投与）
・妊娠中・後期ヒトで催奇形性・胎児毒性を示す明らかな証拠が報告されている医薬品に分類されている[1]．

【授乳】・乳児のカンジダや下痢を観察する[2]．

◆添付文書記載

【妊娠】―
【授乳】―

◆薬物動態

Tmax（hr）	―
T1/2（hr）	―

抗菌薬（アミノグリコシド系）

トブラマイシン
tobramycin

【医薬品名】トブラシン注

総合分類

	分類	基準
妊娠	III	要確認
授乳	II	概ね許容

◆解説参照

◆資料・本書分類基準

妊娠	資料				本書	
	資料名	分類	基準		分類	基準
	TGA	D	ヒトでの奇形や有害作用を増加する証拠がある．		III	要確認
	Briggs		ヒトデータから妊娠全期間に渡りリスクは低い．		II	概ね許容

参考情報　FDA分類：危険性を示す明確な証拠がある

授乳	資料名	分類	基準	分類	基準
	WHO		記載なし	—	記載なし
	Briggs		両立可能	I	許容
	MMM	L2	概ね可能	II	概ね許容

◆母乳移行情報

RID（%）	2.6
M/P	—

◆解説

【妊娠】
- 妊娠中・後期ヒトで催奇形性・胎児毒性を示す明らかな証拠が報告されている医薬品に分類されている[1]．
- 胎児の腎に選択的に取り込まれることで未熟なネフロンに損傷を及ぼす可能性がある[3]．
- いくつかのアミノグリコシド系薬剤で第8脳神経障害が報告されており，児に対する潜在的な腎毒性と耳毒性を考慮するべきである[3]．
- 母親の血中濃度は児の安全性と相関しないとされている[3]．

◆添付文書記載

【妊娠】有益性投与
【授乳】—

◆薬物動態

Tmax（hr）	投与終了後
T1/2（hr）	1.53

（60分かけて点滴静注）

抗菌薬（アミノグリコシド系）

ストレプトマイシン
streptomycin

【医薬品名】ストレプトマイシン硫酸塩注射用

総合分類

	分類	基準
妊娠	*	―
授乳	II	概ね許容

◆解説参照

資料・本書分類基準

妊娠	資料名	分類	基準	分類	基準
	TGA	―	記載なし	―	記載なし
	Briggs		ヒトデータより妊娠全期間で危険性あり	III	要確認

参考情報　FDA分類：危険性を示す明確な証拠がある

授乳	資料名	分類	基準	分類	基準
	WHO		授乳中投与可能，乳児の副作用を観察する．	II	概ね許容
	Briggs		両立可能	I	許容
	MMM	L3	有益性投与	II	概ね許容

◆母乳移行情報

RID（%）	0.3–0.6
M/P	0.12–1

◆解説

【妊娠】・妊娠中・後期ヒトで催奇形性・胎児毒性を示す明らかな証拠が報告されている医薬品に分類されている[1]．
・胎児の第8脳神経障害の可能性があるため，妊娠中の結核治療には使用しない[6]．

【授乳】・乳児のカンジダや下痢を観察する[2]．

◆添付文書記載

【妊娠】有益性投与
【授乳】授乳回避が望ましい．

◆薬物動態

Tmax（hr）	1–2
T1/2（hr）	5

（筋肉内注射）

🔴 抗菌薬（アミノグリコシド系）

アルベカシン
arbekacin

【医薬品名】 アルベカシン注射液

総合分類

	分類	基準
妊娠	―	記載なし
授乳	―	記載なし

1

抗菌薬

● 資料・本書分類基準

		資料			本書	
	資料名	分類	基準		分類	基準
妊娠	TGA	―	記載なし		―	記載なし
	Briggs	記載なし			―	記載なし

参考情報　FDA 分類：記載なし

	資料名	分類	基準		分類	基準
授乳	WHO	記載なし			―	記載なし
	Briggs	記載なし			―	記載なし
	MMM	―	記載なし		―	記載なし

◆母乳移行情報

RID（%）	―
M/P	―

◆解説

特記事項なし

◆添付文書記載

【妊娠】 有益性投与

【授乳】 ―

◆薬物動態

Tmax（hr）	投与終了後
T1/2 （hr）	2.3

（1 時間かけて点滴静注）

III. 医薬品各論　135

抗菌薬（グリコペプチド系）

バンコマイシン
vancomycin

【医薬品名】バンコマイシン塩酸塩点滴静注用

総合分類		
	分類	基準
妊娠	II	概ね許容
授乳	II	概ね許容

資料・本書分類基準

	資料			本書	
	資料名	分類	基準	分類	基準
妊娠	TGA	B2	妊婦の使用経験は少ないが，奇形や有害作用の頻度は増加していない．動物試験は不十分だが，入手しうる情報では奇形や有害作用の頻度は増加しない．	II	概ね許容
	Briggs	両立可能		I	許容

参考情報　FDA分類：ヒトでの危険性の証拠はない

	資料名	分類	基準	分類	基準
授乳	WHO	記載なし		—	記載なし
	Briggs	限られたヒトデータから哺乳児に重大な危険性はなく概ね可能		II	概ね許容
	MMM	L1	可能	I	許容

◆母乳移行情報

RID（%）	6.7
M/P	—

◆解説

特記事項なし

◆添付文書記載

【妊娠】有益性投与
【授乳】投与することを避け，やむを得ず投与する場合は授乳中止

◆薬物動態

Tmax（hr）	投与終了後
T1/2（hr）	5.23

（60分かけて点滴静注）

136　III．医薬品各論

抗菌薬（サルファ剤）

スルファメトキサゾール / トリメトプリム
sulfamethoxazole/trimethoprim

【医薬品名】バクタ配合錠

総合分類

	分類	基準
妊娠	III	要確認
授乳	III	要確認

◆解説参照

抗菌薬 1

資料・本書分類基準

	資料名	分類	基準	分類	基準
			資料	本書	
妊娠	TGA	C/B3	薬理作用による有害作用を引き起こす可能性があるが，催奇形性はない / 妊婦の使用経験は少ないが，奇形や有害作用の頻度は増加していない．動物実験では奇形や有害作用が増加している．	III	要確認
	Briggs		ヒトデータより第3三半期での危険性あり / ヒトデータより妊娠全期間で危険性あり	III/III	要確認 / 要確認

参考情報　FDA分類：危険性は否定できない

	資料名	分類	基準	分類	基準
授乳	WHO		授乳中投与可能，乳児の副作用を観察する．	II	概ね可能
	Briggs		限られたヒトデータから哺乳児に悪影響を与える可能性がある / 両立可能	III/I	要確認 / 許容
	MMM	L3	有益性投与	II	概ね許容

◆母乳移行情報

RID（%）	—
M/P	0.06/1.25

◆解説

【妊娠】・新生児黄疸や新生児溶血性貧血を引き起こす可能性がある[3]．

【授乳】・未熟児や生後1ヵ月以下の児ではできれば授乳を避ける．G6PD欠乏症の児では授乳を避ける．授乳する場合は溶血黄疸の副作用を観察する[2]．

◆添付文書記載

【妊娠】禁忌

・動物実験で催奇形性の報告あり

・妊娠中に本剤を単独又は併用投与された患者の児において，先天異常があらわれたとの報告がある．

【授乳】授乳回避

◆薬物動態

Tmax（hr）	3.4±0.9（スルファメトキサゾール），3.3±0.7（トリメトプリム）
T1/2（hr）	7.8±0.8（スルファメトキサゾール），6.8±1.2（トリメトプリム）

III. 医薬品各論　　137

🔴 抗菌薬（リポペプチド系）

ダプトマイシン
daptomycin

【医薬品名】キュビシン静注用

総合分類		
	分類	基準
妊娠	II	概ね許容
授乳	II	概ね許容

⬤ 資料・本書分類基準

		資料		本書	
	資料名	分類	基準	分類	基準
妊娠	TGA	B1	妊婦の使用経験は少ないが，奇形や有害作用の頻度は増加していない．動物試験で有害作用の頻度は増加していない．	II	概ね許容
	Briggs		ヒトデータは限られているが，動物データから危険性は低い．	II	概ね許容

参考情報　FDA分類：ヒトでの危険性の証拠はない

	資料名	分類	基準	分類	基準
授乳	WHO	記載なし		—	記載なし
	Briggs	限られたヒトデータから哺乳児に重大な危険性はなく概ね可能		II	概ね許容
	MMM	L1	可能	I	許容

◆母乳移行情報

RID（%）	0.06-0.1
M/P	0.0012

◆解説

特記事項なし

◆添付文書記載

【妊娠】有益性投与
【授乳】授乳回避

◆薬物動態

Tmax（hr）	30分
T1/2（hr）	10.2±1.1

（30分かけて点滴静注）

🔴 抗菌薬（ポリペプチド系）

コリスチン
colistin（colistimethate）

【医薬品名】 オルドレブ点滴静注用

総合分類		
	分類	基準
妊娠	III	要確認
授乳	＊	―

1
抗菌薬

🔵 資料・本書分類基準

	資料			本書	
	資料名	分類	基準	分類	基準
妊娠	TGA	B2	妊婦の使用経験は少ないが，奇形や有害作用の頻度は増加していない．動物試験は不十分だが，入手しうる情報では奇形や有害作用の頻度は増加しない．	II	概ね許容
	Briggs		限られたヒトデータと動物データから危険性は中等度	III	要確認

参考情報　FDA 分類：危険性は否定できない

	資料名	分類	基準	分類	基準
授乳	WHO		記載なし	―	記載なし
	Briggs		限られたヒトデータから哺乳児に重大な危険性はなく概ね可能	II	概ね許容
	MMM	―	記載なし	―	記載なし

◆母乳移行情報

RID（%）	―
M/P	―

◆解説

特記事項なし

◆添付文書記載

【妊娠】 有益性投与
【授乳】 授乳回避

◆薬物動態

Tmax（hr）	0.5（コリスチンメタンスルホン酸），2.0（コリスチン）
T1/2　（hr）	0.7±0.3（コリスチンメタンスルホン酸），4.0±0.7（コリスチン）

（30 分かけて点滴静注）

III．医薬品各論　139

● 抗菌薬（眼科用剤）

ガチフロキサシン水和物
gatifloxacin

【医薬品名】 ガチフロ点眼液

総合分類

	分類	基準
妊娠	III	要確認
授乳	II	概ね許容

◆解説参照

資料・本書分類基準

			資料		本書	
	資料名	分類	基準		分類	基準
妊娠	TGA	B3	妊婦の使用経験は少ないが，奇形や有害作用の頻度は増加していない．動物試験では奇形や有害作用が増加している．		III	要確認
	Briggs		ヒトデータはないが薬の特性より概ね両立可能		II	概ね許容

参考情報　FDA 分類：危険性は否定できない

	資料名	分類	基準	分類	基準
授乳	WHO	記載なし		—	記載なし
	Briggs	ヒトデータはないが，哺乳児に重大な危険性はなく概ね可能		II	概ね許容
	MMM	L3	有益性投与	II	概ね許容

◆母乳移行情報

RID（%）	—
M/P	—

◆解説

【妊娠】 ＊概ね許容（外用薬）
　　　・ニューキノロン薬の中でも外用薬については概ね許容されると考えられる．
【授乳】 ＊許容（外用薬）
　　　・外用薬であり使用は許容できる．

◆添付文書記載

【妊娠】 有益性投与
【授乳】 有益性投与

◆薬物動態

Tmax（hr）	—
T1/2　（hr）	—

（片眼に 1 回 2 滴単回点眼後，翌日から 1 回 2 滴 1 日 4 回 7 日間点眼し，さらにその翌日から 1 回 2 滴 90 分間隔で 1 日 8 回 3 日間点眼）

🔴 抗原虫用薬

メトロニダゾール
metronidazole

【医薬品名】 フラジール内服錠

総合分類		
	分類	基準
妊娠	II	概ね許容
授乳	III	要確認

◆解説参照

資料・本書分類基準

		資料			本書	
	資料名	分類	基準		分類	基準
妊娠	TGA	B2	妊婦の使用経験は少ないが, 奇形や有害作用の頻度は増加していない. 動物試験は不十分だが, 入手しうる情報では奇形や有害作用の頻度は増加しない.		II	概ね許容
	Briggs		ヒトデータから妊娠全期間に渡りリスクは低い.		II	概ね許容

参考情報 　FDA 分類: ヒトでの危険性の証拠はない

	資料名	分類	基準	分類	基準
授乳	WHO		できれば授乳を避ける, 乳児の副作用を観察する.	III	要確認
	Briggs		限られたヒトデータから哺乳児に悪影響を与える可能性がある.	III	要確認
	MMM	L2	概ね可能	II	概ね許容

◆母乳移行情報

RID （%）	12.6-13.5
M/P	1.15

◆解説

【妊娠】・催奇形性は否定的だが, わが国においては, 有益性が危険性を上回ると判断される疾患の場合を除き妊娠 3 カ月以内の経口投与は禁忌とされている[1].

【授乳】・動物の発がん性, ヒトの変異原性の可能性が証明されているため, 母乳育児中に長期間メトロニダゾールを使用することの妥当性については専門家間で意見が異なるが, 一部の専門家は, 単回投与の場合治療後 12〜24 時間母乳育児を中止することを推奨している. 局所的または腟内での使用は許容できるとしている[4].

◆添付文書記載

【妊娠】禁忌（有益性がある場合を除き, 特に妊娠 3 カ月以内）
　　　・経口投与により胎盤関門を通過して胎児へ移行することが報告されている.

【授乳】授乳中止

◆薬物動態

Tmax （hr）	2
T1/2 （hr）	―

● 抗真菌薬

イトラコナゾール
itraconazole

【医薬品名】イトリゾールカプセル

総合分類

	分類	基準
妊娠	III	要確認
授乳	III	要確認

◆解説参照

資料・本書分類基準

	資料名	分類	基準	分類	基準
妊娠	TGA	B3	妊婦の使用経験は少ないが，奇形や有害作用の頻度は増加していない．動物試験では奇形や有害作用が増加している．	III	要確認
	Briggs		ヒトデータから妊娠全期間に渡りリスクは低い．	II	概ね許容

参考情報　FDA分類：危険性は否定できない

	資料名	分類	基準	分類	基準
授乳	WHO		記載なし	—	記載なし
	Briggs		限られたヒトデータから哺乳児に悪影響を与える可能性がある．	III	要確認
	MMM	L3	有益性投与	II	概ね許容

◆母乳移行情報

RID（％）	0.2
M/P	0.51-1.77

◆解説

【妊娠】・添付文書は禁忌であるが，妊娠初期に偶発的に投与されても，臨床的に有意な胎児への影響はないと判断してよい医薬品に分類される[1]．
　　　　・添付文書は禁忌であるが，深在性真菌症，全身性真菌症の場合，インフォームドコンセントを得た上で投与すべき医薬品とされている[1]．
【授乳】・情報が限られているため代替薬が推奨される[4]．

◆添付文書記載

【妊娠】禁忌
　　　　・動物実験で催奇形性の報告あり
【授乳】授乳回避

◆薬物動態

Tmax（hr）	4.4-4.8（未変化体），4.4-6.0（活性代謝物）
T1/2（hr）	未変化体　　　：—（α），約14-28（β） 主活性代謝物：—（α），約10-21（β）

抗真菌薬

テルビナフィン塩酸塩
terbinafine

【医薬品名】ラミシール錠

総合分類

	分類	基準
妊娠	II	概ね許容
授乳	III	要確認

◆解説参照

◆資料・本書分類基準

	資料			本書	
	資料名	分類	基準	分類	基準
妊娠	TGA	B1	妊婦の使用経験は少ないが，奇形や有害作用の頻度は増加していない．動物試験で有害作用の頻度は増加していない．	II	概ね許容
	Briggs		ヒトデータはないが動物データから危険性は低い．	II	概ね許容

参考情報　FDA分類：ヒトでの危険性の証拠はない

	資料名	分類	基準	分類	基準
授乳	WHO		記載なし	—	記載なし
	Briggs		限られたヒトデータから哺乳児に悪影響を与える可能性がある．	III	要確認
	MMM	L2	概ね可能	II	概ね許容

◆母乳移行情報

RID（％）	—
M/P	—

◆解説

【授乳】・情報は限られているが，母乳移行は少ないとされている．しかし，投与する場合は乳児の黄疸やその他の肝障害の観察が必要としている[4]．

◆添付文書記載

【妊娠】有益性投与
【授乳】投与しないこと，やむを得ず投与する場合は授乳中止

◆薬物動態

Tmax（hr）	2.2±0.3
T1/2（hr）	39.9±7.1

III．医薬品各論

● 抗真菌薬

アムホテリシン B
amphotericin B

【医薬品名】ファンギゾンシロップ

総合分類		
	分類	基準
妊娠	III	要確認
授乳	II	概ね許容

● 資料・本書分類基準

		資料			本書	
	資料名	分類	基準		分類	基準
妊娠	TGA	B3	妊婦の使用経験は少ないが，奇形や有害作用の頻度は増加していない．動物試験では奇形や有害作用が増加している．		III	要確認
	Briggs	両立可能			I	許容

参考情報　FDA分類：ヒトでの危険性の証拠はない

	資料名	分類	基準	分類	基準
授乳	WHO	記載なし		—	記載なし
	Briggs	ヒトデータはないが哺乳児に重大な危険性はなく概ね可能		II	概ね許容
	MMM	L3	有益性投与	II	概ね許容

◆母乳移行情報

RID（%）	—
M/P	—

◆解説

特記事項なし

◆添付文書記載

【妊娠】有益性投与
【授乳】授乳回避

◆薬物動態

Tmax（hr）	—
T1/2（hr）	—

（アムホテリシンBを経口投与しても消化管からはほとんど吸収されない）

● 抗真菌薬

フルコナゾール
fluconazole

【医薬品名】 ジフルカンカプセル

総合分類		
	分類	基準
妊娠	III	要確認
授乳	II	概ね許容

◆解説参照

3

抗真菌薬

● 資料・本書分類基準

	資料				本書	
妊娠	資料名	分類	基準		分類	基準
	TGA	D	ヒトでの奇形や有害作用を増加する証拠がある.		III	要確認
	Briggs		ヒトデータより妊娠全期間で危険性あり（400mg/ 日以上）		III	要確認

参考情報　FDA 分類: 危険性を示す明確な証拠がある

	資料名	分類	基準		分類	基準
授乳	WHO		授乳中投与可能		I	許容
	Briggs		両立可能		I	許容
	MMM	L2	概ね可能		II	概ね許容

◆母乳移行情報

RID （%）	16.4-21.5
M/P	0.46-0.85

◆解説

【妊娠】 ・150mg の単剤療法では妊娠への影響はみられていない[3].

・400-800mg の連用は動物試験と同様に先天異常の発生との関連性がみられている[3].

◆添付文書記載

【妊娠】 禁忌

・催奇形性を疑う症例報告あり

【授乳】 授乳回避

◆薬物動態

Tmax （hr）	1.4-1.7
T1/2 （hr）	約 30

III. 医薬品各論　　145

抗真菌薬

カスポファンギン
caspofungin

【医薬品名】カンサイダス点滴静注用

総合分類

	分類	基準
妊娠	III	要確認
授乳	II	概ね許容

● 資料・本書分類基準

	資料名	分類	基準	分類	基準
妊娠	TGA	B3	妊婦の使用経験は少ないが，奇形や有害作用の頻度は増加していない．動物試験では奇形や有害作用が増加している．	III	要確認
	Briggs		ヒトデータはないが動物データから危険性は高い．	III	要確認

参考情報　FDA 分類：危険性は否定できない

	資料名	分類	基準	分類	基準
授乳	WHO		記載なし	—	記載なし
	Briggs		ヒトデータはないが哺乳児に重大な危険性はなく概ね可能	II	概ね許容
	MMM	L3	有益性投与	II	概ね許容

◆母乳移行情報

RID（%）	—
M/P	—

◆解説
特記事項なし

◆添付文書記載
【妊娠】有益性投与
【授乳】授乳回避

◆薬物動態

Tmax（hr）	投与終了後
T1/2（hr）	9.86（β）

（60 分かけて点滴静注）

🔴 抗真菌薬

ボリコナゾール
voriconazole

【医薬品名】 ブイフェンド錠

総合分類		
	分類	基準
妊娠	III	要確認
授乳	III	要確認

3

抗真菌薬

⬤ 資料・本書分類基準

			資料		本書	
	資料名	分類	基準		分類	基準
妊娠	TGA	B3	妊婦の使用経験は少ないが，奇形や有害作用の頻度は増加していない．動物試験では奇形や有害作用が増加している．		III	要確認
	Briggs		限られたヒトデータと動物データから危険性は高い．		III	要確認

参考情報　FDA分類：危険性を示す明確な証拠がある

	資料名	分類	基準	分類	基準
授乳	WHO	記載なし		—	記載なし
	Briggs	ヒトデータはないが哺乳児に悪影響を与える可能性がある．		III	要確認
	MMM	L3	有益性投与	II	概ね許容

◆母乳移行情報

RID（%）	—
M/P	—

◆解説

特記事項なし

◆添付文書記載

【妊娠】禁忌
　　　　・動物実験で催奇形性・有害事象の報告あり
【授乳】有益性投与

◆薬物動態

Tmax（hr）	1.3
T1/2（hr）	6.8

III. 医薬品各論　147

抗ウイルス薬

アシクロビル
aciclovir

【医薬品名】 ゾビラックス錠

総合分類

	分類	基準
妊娠	III	要確認
授乳	II	概ね許容

◆解説参照

資料・本書分類基準

			資料		本書	
	資料名	分類	基準		分類	基準
妊娠	TGA	B3	妊婦の使用経験は少ないが，奇形や有害作用の頻度は増加していない．動物試験では奇形や有害作用が増加している．		III	要確認
	Briggs	両立可能			I	許容

参考情報　FDA分類: ヒトでの危険性の証拠はない

	資料名	分類	基準		分類	基準
授乳	WHO	授乳中投与可能			I	許容
	Briggs	両立可能			I	許容
	MMM	L2	概ね可能		II	概ね許容

◆母乳移行情報

RID （%）	1.09-1.53
M/P	0.6-4.1

◆解説

【妊娠】 ＊概ね許容
・性器ヘルペス病変の場合，妊娠初期はアシクロビル軟膏，妊娠中期・後期の初発では内服薬あるいは注射薬による抗ウイルス薬の全身投与を行う[1].

◆添付文書記載

【妊娠】 有益性投与
【授乳】 授乳回避

◆薬物動態

Tmax （hr）	約1.3
T1/2 （hr）	約2.5

148　III. 医薬品各論

抗ウイルス薬

バラシクロビル
valaciclovir

【医薬品名】バルトレックス錠

総合分類

	分類	基準
妊娠	III	要確認
授乳	＊	―

◆解説参照

資料・本書分類基準

			資料		本書	
	資料名	分類	基準	分類	分類	基準
妊娠	TGA	B3	妊婦の使用経験は少ないが，奇形や有害作用の頻度は増加していない．動物試験では奇形や有害作用が増加している．	III		要確認
	Briggs	両立可能			I	許容

参考情報　FDA分類：ヒトでの危険性の証拠はない

	資料名	分類	基準	分類	基準
授乳	WHO	記載なし		―	記載なし
	Briggs	両立可能		―	記載なし
	MMM	L2	概ね可能	II	概ね許容

◆母乳移行情報

RID（%）	4.7
M/P	0.6-4.1

◆解説

【妊娠】＊概ね許容
・性器ヘルペス病変の場合，妊娠初期はアシクロビル軟膏，妊娠中期・後期の初発では内服薬あるいは注射薬による抗ウイルス薬の全身投与を行う[1]．

【授乳】＊概ね許容
・母乳移行量は少なく，有害作用を起こすことはないと判断されている[4]．

◆添付文書記載

【妊娠】有益性投与
【授乳】慎重投与

◆薬物動態

Tmax（hr）	1.50±0.6
T1/2（hr）	2.96±0.4

III. 医薬品各論　149

🔴 抗ウイルス薬

ザナミビル水和物
zanamivir

【医薬品名】リレンザ

総合分類

	分類	基準
妊娠	II	概ね許容
授乳	II	概ね許容

◆解説参照

資料・本書分類基準

			資料		本書	
	資料名	分類	基準		分類	基準
妊娠	TGA	B1	妊婦の使用経験は少ないが，奇形や有害作用の頻度は増加していない．動物試験で有害作用の頻度は増加していない．		II	概ね許容
	Briggs		母体有益性が胎児リスクを上回るため両立可能		II	概ね許容

参考情報　FDA分類：危険性は否定できない

	資料名	分類	基準		分類	基準
授乳	WHO		記載なし		—	記載なし
	Briggs		ヒトデータはないが哺乳児に重大な危険性はなく概ね可能		II	概ね許容
	MMM	L2	概ね可能		II	概ね許容

◆母乳移行情報

RID（%）	—
M/P	—

◆解説

【妊娠】・インフルエンザ感染症の場合，重症化回避のため抗ウイルス薬投与が推奨される[1]．

◆添付文書記載

【妊娠】有益性投与
【授乳】授乳回避

◆薬物動態

Tmax（hr）	1.67 ± 0.8
T1/2 （hr）	2.56 ± 0.6

💊 抗ウイルス薬

オセルタミビルリン酸塩
oseltamivir

【医薬品名】タミフルカプセル

総合分類		
	分類	基準
妊娠	II	概ね許容
授乳	II	概ね許容

◆解説参照

資料・本書分類基準

			資料	本書	
	資料名	分類	基準	分類	基準
妊娠	TGA	B1	妊婦の使用経験は少ないが，奇形や有害作用の頻度は増加していない．動物試験で有害作用の頻度は増加していない．	II	概ね許容
	Briggs		母体有益性が胎児リスクを上回るため両立可能	II	概ね許容

参考情報　FDA分類：危険性は否定できない

	資料名	分類	基準	分類	基準
授乳	WHO	記載なし		—	記載なし
	Briggs	両立可能		I	許容
	MMM	L2	概ね可能	II	概ね許容

◆母乳移行情報

RID（%）	0.47
M/P	—

◆解説

【妊娠】・インフルエンザ感染症の場合，重症化回避のため抗ウイルス薬投与が推奨される[1]．

◆添付文書記載

【妊娠】有益性投与
【授乳】授乳回避

◆薬物動態

Tmax（hr）	4.1±1.2
T1/2（hr）	6.4±3.7

III. 医薬品各論　151

● 抗ウイルス薬

アマンタジン
amantadine

【医薬品名】シンメトレル錠

総合分類		
	分類	基準
妊娠	III	要確認
授乳	III	要確認

資料・本書分類基準

			資料		本書	
	資料名	分類	基準		分類	基準
妊娠	TGA	B3	妊婦の使用経験は少ないが，奇形や有害作用の頻度は増加していない．動物試験では奇形や有害作用が増加している．		III	要確認
	Briggs		限られたヒトデータと動物データから危険性は極めて高い．		III	要確認

参考情報　FDA分類：危険性は否定できない

	資料名	分類	基準	分類	基準
授乳	WHO		記載なし	—	記載なし
	Briggs		限られたヒトデータから哺乳児に悪影響を与える可能性がある．	III	要確認
	MMM	L3	有益性投与	II	概ね許容

◆母乳移行情報

RID（%）	—
M/P	—

◆解説

特記事項なし

◆添付文書記載

【妊娠】警告，禁忌

・ヒトで催奇形性を疑う症例報告があり，また動物実験で催奇形性の報告あり

【授乳】禁忌

・母乳移行の報告あり

◆薬物動態

Tmax（hr）	3
T1/2（hr）	10.3

抗ウイルス薬

ラニナミビルオクタン酸エステル水和物
laninamivir

【医薬品名】 イナビル吸入粉末剤

総合分類

	分類	基準
妊娠	—	記載なし
授乳	—	記載なし

◆解説参照

資料・本書分類基準

		資料			本書	
	資料名	分類	基準		分類	基準
妊娠	TGA	—	記載なし		—	記載なし
	Briggs	記載なし			—	記載なし

参考情報　FDA分類：記載なし

	資料名	分類	基準		分類	基準
授乳	WHO	記載なし			—	記載なし
	Briggs	記載なし			—	記載なし
	MMM	—	記載なし		—	記載なし

◆母乳移行情報

RID（%）	—
M/P	—

◆解説

【妊娠】 ＊概ね許容
　　　　・インフルエンザ感染症の場合，重症化回避のため抗ウイルス薬投与が推奨される[1].

【授乳】 ＊概ね許容
　　　　・類薬情報，投与経路より判断

◆添付文書記載

【妊娠】 有益性投与

【授乳】 授乳回避

◆薬物動態

Tmax（hr）	3-6
T1/2 （hr）	74.4±19.3

III. 医薬品各論　　153

🔴 抗ウイルス薬

ペラミビル水和物
peramivir

【医薬品名】ラピアクタ点滴静注液

総合分類		
	分類	基準
妊娠	＊	—
授乳	＊	—

🟣 資料・本書分類基準

	資料				本書	
	資料名	分類	基準		分類	基準
妊娠	TGA	—	記載なし		—	記載なし
	Briggs	母体有益性が胎児リスクを上回るため両立可能			II	概ね許容

参考情報　FDA分類：危険性は否定できない

	資料名	分類	基準		分類	基準
授乳	WHO	記載なし			—	記載なし
	Briggs	ヒトデータはないが，哺乳児に重大な危険性はなく概ね可能			II	概ね可能
	MMM	—	記載なし			記載なし

◆母乳移行情報

RID（％）	—
M/P	—

◆解説

特記事項なし

◆添付文書記載

【妊娠】有益性投与
【授乳】授乳回避

◆薬物動態

Tmax（hr）	投与終了後
T1/2（hr）	—

154　III．医薬品各論

🔴 抗ウイルス薬

エンテカビル水和物
entecavir

【医薬品名】バラクルード錠

総合分類		
	分類	基準
妊娠	III	要確認
授乳	III	要確認

◆解説参照

4
抗ウイルス薬

🟣 資料・本書分類基準

		資料			本書	
	資料名	分類	基準		分類	基準
妊娠	TGA	B3	妊婦の使用経験は少ないが，奇形や有害作用の頻度は増加していない．動物試験では奇形や有害作用が増加している．		III	要確認
	Briggs		母体有益性が胎児リスクを上回るため両立可能		II	概ね許容

参考情報　FDA分類：危険性は否定できない

	資料名	分類	基準	分類	基準
授乳	WHO		記載なし	—	記載なし
	Briggs		ヒトデータはないが哺乳児に重大な危険性はなく概ね可能（B型肝炎の場合）	III	要確認
	MMM	L4	悪影響を与える可能性あり注意	III	要確認

◆母乳移行情報

RID（%）	—
M/P	—

◆解説

【授乳】・HIVの場合は禁忌

◆添付文書記載

【妊娠】有益性投与
【授乳】授乳中止

◆薬物動態

Tmax（hr）	0.63
T1/2（hr）	96.6

（1日1回14日間反復経口投与）

III．医薬品各論　155

抗ウイルス薬

リバビリン
ribavirin

【医薬品名】 レベトールカプセル

総合分類

	分類	基準
妊娠	IV	禁忌
授乳	III	要確認

◆解説参照

●資料・本書分類基準

	資料名	分類	基準	分類	基準
妊娠	TGA	X	妊娠中禁忌	IV	禁忌
	Briggs		妊娠全期間で禁忌	IV	禁忌

参考情報　FDA分類：妊娠中禁忌

	資料名	分類	基準	分類	基準
授乳	WHO	記載なし		—	記載なし
	Briggs	ヒトデータはないが哺乳児に悪影響を与える可能性がある．		III	要確認
	MMM	L4	悪影響を与える可能性あり注意	III	要確認

◆母乳移行情報

RID（%）	—
M/P	—

◆解説

【妊娠】
- 証拠は得られていないもののヒトでの催奇形性・胎児毒性が強く疑われる医薬品に分類されている[1]．
- 多くの動物で催奇形性・胎芽致死性が認められている[3]．

【授乳】
- 授乳中の母親に関するリバビリンの研究はされていない．C型肝炎ウイルスは母乳からの感染はないとされているが，米国疾病管理センターは，乳頭にひび割れや出血があった場合，母乳育児を控えるべきと勧告している[4]．

◆添付文書記載

【妊娠】 警告，禁忌
- 動物実験で催奇形性・有害事象の報告あり
- ヒトで催奇形性及び精巣・精子の形態変化等が報告されているので，妊娠する可能性のある女性患者及びパートナーが妊娠する可能性のある男性患者に投与する場合には，避妊をさせること
- 妊娠する可能性のある女性及びパートナーが妊娠する可能性のある男性は，投与中及び投与終了後6カ月間は信頼できる避妊法を用いるなどして妊娠を避けること．また投与直前の妊娠検査結果が陰性であることを確認後に投与を開始すること．なお妊娠していないことを確認するために，妊娠検査を毎月1回実施すること
- 精液中への本剤の移行が否定できないことから，パートナーが妊娠している男性には，その危険性を患者に十分理解させ，投与中及び投与終了後6カ月間は本剤が子宮内へ移行しないようにコンドームを使用するよう指導すること

【授乳】 禁忌，やむを得ず投与する場合は授乳回避
（動物実験で乳汁移行の報告あり）

◆薬物動態

Tmax（hr）	1.4
T1/2（hr）	31.0（β）

抗ウイルス薬

ガンシクロビル
ganciclovir

【医薬品名】デノシン点滴静注用

総合分類

	分類	基準
妊娠	III	要確認
授乳	III	要確認

◆解説参照

資料・本書分類基準

妊娠	資料名	分類	基準	分類	基準
	TGA	D	ヒトでの奇形や有害作用を増加する証拠がある.	III	要確認
	Briggs		母体有益性が胎児リスクを上回るため両立可能	II	概ね許容

参考情報　FDA 分類：危険性は否定できない

授乳	資料名	分類	基準	分類	基準
	WHO		記載なし	—	記載なし
	Briggs		ヒトデータはないが哺乳児に悪影響を与える可能性がある.	III	要確認
	MMM	L3	有益性投与	II	概ね許容

◆母乳移行情報

RID（%）	—
M/P	—

◆解説

【妊娠】動物において催奇形性と胎児毒性が示されている[3].

◆添付文書記載

【妊娠】警告，禁忌
・動物実験で催奇形性・変異原性・発がん性・妊孕性の低下・有害事象の報告あり
・ヒトにおいて精子形成機能障害を起こすおそれがある.
・妊娠の可能性のある女性は投与期間中，また，男性は投与期間中及び投与後 90 日間は有効な避妊を行わせること

【授乳】授乳中止

◆薬物動態

Tmax（hr）	—
T1/2（hr）	約 3.6

（1 時間かけて点滴静注）

🔴 抗ウイルス薬

バルガンシクロビル
valganciclovir

【医薬品名】バリキサ錠

総合分類		
	分類	基準
妊娠	＊	―
授乳	IV	禁忌

資料・本書分類基準

	資料				本書	
	資料名	分類	基準		分類	基準
妊娠	TGA	―	記載なし		―	記載なし
	Briggs		母体有益性が胎児リスクを上回るため両立可能		II	概ね許容

参考情報　FDA 分類：記載なし

	資料名	分類	基準		分類	基準
授乳	WHO		記載なし		―	記載なし
	Briggs		哺乳児への重大な毒性や母体への危険性から授乳禁止		IV	禁忌
	MMM	L3	有益性投与		II	概ね許容

◆母乳移行情報

RID（％）	―
M/P	―

◆解説

特記事項なし

◆添付文書記載

【妊娠】警告，禁忌
- 動物実験で催奇形性・遺伝毒性・発がん性・妊孕性低下・有害事象の報告あり
- ヒトにおいて精子形成機能障害を起こすおそれがあることを患者に説明し慎重に投与すること
- 妊娠の可能性のある女性は投与期間中，男性は投与期間中及び投与後 90 日間は有効な避妊を行わせること

【授乳】授乳中止

◆薬物動態

Tmax（hr）	2
T1/2（hr）	3.9

（HIV 陽性患者でサイトメガロウイルス網膜炎発症者に本剤を 1 回 2 錠 1 日 2 回投与）

抗ウイルス薬

ファムシクロビル
famciclovir

【医薬品名】ファムビル錠

総合分類

	分類	基準
妊娠	II	概ね許容
授乳	III	要確認

資料・本書分類基準

	資料名	分類	基準	分類	基準
妊娠	TGA	B1	妊婦の使用経験は少ないが，奇形や有害作用の頻度は増加していない．動物試験で有害作用の頻度は増加していない．	II	概ね許容
	Briggs		ヒトデータは限られているが，動物データから危険性は低い．	II	概ね許容

参考情報　FDA分類：ヒトでの危険性の証拠はない

	資料名	分類	基準	分類	基準
授乳	WHO		記載なし	—	記載なし
	Briggs		ヒトデータはないが哺乳児に悪影響を与える可能性がある．	III	要確認
	MMM	L3	有益性投与	II	概ね許容

◆母乳移行情報

RID（%）	—
M/P	>1

◆解説

特記事項なし

◆添付文書記載

【妊娠】有益性投与
【授乳】授乳回避

◆薬物動態

Tmax（hr）	0.91±0.6
T1/2（hr）	1.84±0.6

🔴 解熱鎮痛薬

アセトアミノフェン
acetaminophen

【医薬品名】カロナール錠

総合分類		
	分類	基準
妊娠	＊	―
授乳	I	許容

◆解説参照

● 資料・本書分類基準

		資料		本書	
	資料名	分類	基準	分類	基準
妊娠	TGA	―	記載なし	―	記載なし
	Briggs		ヒトデータから妊娠全期間に渡りリスクは低い.	II	概ね許容

参考情報　FDA分類：記載なし

	資料名	分類	基準	分類	基準
授乳	WHO		授乳中投与可能	I	許容
	Briggs		両立可能	I	許容
	MMM	L1	可能	I	許容

◆母乳移行情報

RID（%）	8.8-24.2
M/P	0.91-1.42

◆解説

【妊娠】＊許容
　　　・多くの使用経験より妊娠期の第一選択薬とされている.

◆添付文書記載

【妊娠】有益性投与
【授乳】―

◆薬物動態

Tmax（hr）	0.46±0.2
T1/2（hr）	2.36±0.3

鎮痛薬

ペンタゾシン
pentazocine

【医薬品名】トスパリール注

総合分類

	分類	基準
妊娠	III	要確認
授乳	II	概ね許容

◆解説参照

資料・本書分類基準

妊娠	資料名	分類	基準	本書 分類	基準
	TGA	C	薬理作用による有害作用を引き起こす可能性があるが，催奇形性はない．	III	要確認
	Briggs		ヒトデータより妊娠全期間で危険性あり	III	要確認

参考情報　FDA分類：危険性は否定できない

授乳	資料名	分類	基準	分類	基準
	WHO		記載なし	―	記載なし
	Briggs		ヒトデータはないが，哺乳児に重大な危険性はなく概ね可能	II	概ね許容
	MMM	L3	有益性投与	II	概ね許容

◆母乳移行情報

RID（%）	―
M/P	―

◆解説
【妊娠】・第3三半期：新生児に呼吸抑制をもたらす可能性がある．長期連用時に新生児薬物離脱症候群が報告されている[3]．

◆添付文書記載
【妊娠】有益性投与
【授乳】―

◆薬物動態

Tmax（hr）	投与終了後
T1/2（hr）	0.73±0.6

鎮痛薬

ブプレノルフィン塩酸塩
buprenorphine

【医薬品名】レペタン坐剤

総合分類

	分類	基準
妊娠	III	要確認
授乳	III	要確認

◆解説参照

 資料・本書分類基準

	資料名	分類	基準	分類	基準
妊娠	TGA	C	薬理作用による有害作用を引き起こす可能性があるが，催奇形性はない．	III	要確認
	Briggs		ヒトデータは限られているが，薬の特性より概ね両立可能	II	概ね許容

参考情報　FDA分類：危険性は否定できない

	資料名	分類	基準	分類	基準
授乳	WHO		記載なし	—	記載なし
	Briggs		限られたヒトデータから哺乳児に悪影響を与える可能性がある．	III	要確認
	MMM	L2	概ね可能	II	概ね許容

◆母乳移行情報

RID（%）	0.09–1.9
M/P	1.7

◆解説

【妊娠】・第3三半期：新生児に呼吸抑制をもたらす可能性がある．長期連用時に新生児薬物離脱症候群が報告されている[3]．

◆添付文書記載

【妊娠】禁忌
・動物実験で有害事象の報告あり
・ヒトに妊娠中に大量投与したとき，出生した新生児に禁断症状がみられたとの報告がある．

【授乳】授乳回避

◆薬物動態

Tmax（hr）	約2
T1/2（hr）	—

鎮痛薬

プレガバリン
pregabalin

【医薬品名】リリカカプセル

総合分類

	分類	基準
妊娠	III	要確認
授乳	III	要確認

● 資料・本書分類基準

	資料			本書	
	資料名	分類	基準	分類	基準
妊娠	TGA	B3	妊婦の使用経験は少ないが，奇形や有害作用の頻度は増加していない．動物試験では奇形や有害作用が増加している．	III	要確認
	Briggs		ヒトデータはないが，動物データから危険性は中等度	III	要確認

参考情報　FDA分類：危険性は否定できない

	資料名	分類	基準	分類	基準
授乳	WHO		記載なし	—	記載なし
	Briggs		ヒトデータはないが，哺乳児に悪影響を与える可能性がある．	III	要確認
	MMM	L3	有益性投与	II	概ね許容

◆母乳移行情報

RID（%）	7.18
M/P	0.34-0.76

◆解説

特記事項なし

◆添付文書記載

【妊娠】有益性投与
【授乳】授乳回避

◆薬物動態

Tmax（hr）	1
T1/2（hr）	5.93

III．医薬品各論

鎮痛薬

イソプロピルアンチピリン/アセトアミノフェン/アリルイソプロピルアセチル尿素/無水カフェイン
pyrazolone anti-pyretics / anti-analgesics combined drug

【医薬品名】SG 配合顆粒

総合分類		
	分類	基準
妊娠	―	記載なし
授乳	―	記載なし

◆解説参照

資料・本書分類基準

		資料		本書	
	資料名	分類	基準	分類	基準
妊娠	TGA	―	記載なし	―	記載なし
	Briggs	記載なし		―	記載なし

参考情報　FDA 分類：記載なし

	資料名	分類	基準	分類	基準
授乳	WHO	記載なし		―	記載なし
	Briggs	記載なし		―	記載なし
	MMM	―	記載なし	―	記載なし

◆母乳移行情報

RID（%）	―
M/P	―

◆解説

【妊娠】＊概ね許容
　　　　・類薬情報より判断
【授乳】＊概ね許容
　　　　・類薬情報より判断

◆添付文書記載

【妊娠】有益性投与
【授乳】授乳回避

◆薬物動態

Tmax（hr）	0.45±0.2（イソプロピルアンチピリン） 0.56±0.5（アセトアミノフェン） 1.08±0.7（アリルイソプロピルアセチル尿素） 0.52±0.3（カフェイン）
T1/2　（hr）	1.49±0.3（イソプロピルアンチピリン） 2.57±0.3（アセトアミノフェン） 14.28±5.8（アリルイソプロピルアセチル尿素） 4.00±0.9（カフェイン）

5
非ステロイド性消炎鎮痛薬・解熱鎮痛薬

鎮痛薬

トラマドール塩酸塩
tramadol

【医薬品名】トラマール錠

総合分類

	分類	基準
妊娠	III	要確認
授乳	III	要確認

◆解説参照

資料・本書分類基準

	資料				本書	
	資料名	分類	基準		分類	基準
妊娠	TGA	C	薬理作用による有害作用を引き起こす可能性があるが，催奇形性はない．	III	要確認
	Briggs		ヒトデータより妊娠全期間で危険性あり	III	要確認

参考情報　FDA分類：危険性は否定できない

	資料名	分類	基準	分類	基準
授乳	WHO		記載なし	―	記載なし
	Briggs		限られたヒトデータから哺乳児に悪影響を与える可能性がある．	III	要確認
	MMM	L3	有益性投与	II	概ね許容

◆母乳移行情報

RID（%）	2.86
M/P	2.4

◆解説

【妊娠】・第3三半期：新生児に呼吸抑制をもたらす可能性がある．長期連用時に新生児薬物離脱症候群が報告されている[3]．

◆添付文書記載

【妊娠】有益性投与
【授乳】投与することを避け，やむを得ず投与する場合は授乳中止

◆薬物動態

Tmax（hr）	1.5±0.8
T1/2 （hr）	5.31±1.6

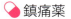 鎮痛薬

フェンタニル
fentanyl

【医薬品名】フェンタニル注射液

総合分類	分類	基準
妊娠	III	要確認
授乳	II	概ね許容

◆解説参照

 資料・本書分類基準

	資料			本書	
	資料名	分類	基準	分類	基準
妊娠	TGA	C	薬理作用による有害作用を引き起こす可能性があるが，催奇形性はない．	III	要確認
	Briggs		ヒトデータより妊娠全期間で危険性あり	III	要確認

参考情報　FDA分類：危険性は否定できない

	資料名	分類	基準	分類	基準
授乳	WHO		記載なし	―	記載なし
	Briggs		両立可能	I	許容
	MMM	L2	概ね可能	II	概ね許容

◆母乳移行情報

RID（%）	2.9-5
M/P	―

◆解説

【妊娠】・第3三半期：新生児に呼吸抑制をもたらす可能性がある．
・長期連用時に新生児薬物離脱症候群が報告されている[3]．

◆添付文書記載

【妊娠】有益性投与
【授乳】授乳回避

◆薬物動態

Tmax（hr）	―
T1/2（hr）	約3.6

● 非ステロイド性消炎鎮痛薬

メフェナム酸
mefenamic acid

【医薬品名】ポンタールカプセル

総合分類

	分類	基準
妊娠	III	要確認
授乳	*	—

◆解説参照

● 資料・本書分類基準

	資料名	分類	基準	分類 (本書)	基準 (本書)
妊娠	TGA	C	薬理作用による有害作用を引き起こす可能性があるが，催奇形性はない．	III	要確認
	Briggs		ヒトデータより第1・3三半期での危険性あり	III	要確認

参考情報　FDA分類：危険性は否定できない

	資料名	分類	基準	分類	基準
授乳	WHO		記載なし	—	記載なし
	Briggs		限られたヒトデータから哺乳児に重大な危険性はなく概ね可能	II	概ね許容
	MMM	—	記載なし	—	記載なし

◆母乳移行情報

RID（％）	—
M/P	—

◆解説

【妊娠】・妊娠後期ヒトで胎児毒性を示す明らかな証拠が報告されている医薬品に分類されている[1]．
・第3三半期：プロスタグランジン合成阻害作用により，胎児動脈管閉鎖，胎児腎障害，血小板凝集抑制，分娩遅延，妊娠期間の延長などが起こりうる[3]．

【授乳】＊概ね許容
・情報は限られているが，母乳育児を中止する理由はないとされている[4]．
・新生児，早産児では他剤の選択も考慮する[4]．

◆添付文書記載

【妊娠】禁忌（後期），有益性投与（後期以外）
・安全性は確立していない．動物実験で有害事象の報告あり
・他の消炎鎮痛剤を妊娠末期に投与したところ，胎児循環持続症（PFC）が起きたとの報告がある．

【授乳】授乳中止

◆薬物動態

Tmax（hr）	2
T1/2（hr）	—

III．医薬品各論　167

🔴 非ステロイド性消炎鎮痛薬

インドメタシン
indometacin

【医薬品名】インテバン坐剤

総合分類		
	分類	基準
妊娠	＊	―
授乳	Ⅱ	概ね許容

◆**解説**参照

🔵 資料・本書分類基準

	資料			本書	
	資料名	分類	基準	分類	基準
妊娠	TGA	―	記載なし	―	記載なし
	Briggs	ヒトデータより第1・3三半期での危険性あり		Ⅲ	要確認

参考情報　FDA 分類：記載なし

	資料名	分類	基準	分類	基準
授乳	WHO	記載なし		―	記載なし
	Briggs	限られたヒトデータから哺乳児に重大な危険性はなく概ね可能		Ⅱ	概ね許容
	MMM	L3	有益性投与	Ⅱ	概ね許容

◆母乳移行情報

RID（%）	1.2
M/P	0.37

◆解説

【妊娠】＊要確認

- 妊娠後期ヒトで胎児毒性を示す明らかな証拠が報告されている医薬品に分類されている[1].
- 第3三半期：類薬情報よりプロスタグランジン合成阻害作用により，胎児動脈管閉鎖，胎児腎障害，血小板凝集抑制，分娩遅延，妊娠期間の延長などが起こりうる[3].

◆添付文書記載

【妊娠】禁忌

- 動物実験で催奇形性の報告あり
- 妊娠末期に投与したところ，胎児循環持続症（PFC），胎児の動脈管収縮，動脈管開存症，胎児腎不全，胎児腸穿孔，羊水過少症が起きたとの報告がある．また早期出産した新生児に壊死性腸炎の発生率が高いとの報告，及び消化管穿孔，頭蓋内出血が起きたとの報告がある．

【授乳】授乳中止

◆薬物動態

Tmax（hr）	1.6
T1/2（hr）	2

● 非ステロイド性消炎鎮痛薬

ジクロフェナクナトリウム
diclofenac

【医薬品名】ボルタレン錠

総合分類

	分類	基準
妊娠	III	要確認
授乳	II	概ね許容

◆解説参照

資料・本書分類基準

	資料			本書	
	資料名	分類	基準	分類	基準
妊娠	TGA	C	薬理作用による有害作用を引き起こす可能性があるが，催奇形性はない．	III	要確認
	Briggs		ヒトデータより第1・3三半期での危険性あり	III	要確認

参考情報　FDA分類：危険性は否定できない　30週以降：危険性を示す証拠がある

	資料名	分類	基準	分類	基準
授乳	WHO		記載なし	—	記載なし
	Briggs		ヒトデータはないが哺乳児に重大な危険性はなく概ね可能	II	概ね許容
	MMM	L2	概ね可能	II	概ね許容

◆母乳移行情報

RID（％）	—
M/P	—

◆解説

【妊娠】・妊娠後期ヒトで胎児毒性を示す明らかな証拠が報告されている医薬品に分類されている[1]．
・第3三半期：プロスタグランジン合成阻害作用により，胎児動脈管閉鎖，胎児腎障害，血小板凝集抑制，分娩遅延，妊娠期間の延長などが起こりうる[3]．

◆添付文書記載

【妊娠】禁忌
・妊娠中の投与で，胎児に動脈管収縮・閉鎖，徐脈，羊水過少が起きたとの報告があり，胎児の死亡例も報告されている．また，分娩に近い時期での投与で，胎児循環持続症（PFC），動脈管開存，新生児肺高血圧，乏尿が起きたとの報告があり，新生児の死亡例も報告されている．
・子宮収縮を抑制することがある．

【授乳】授乳回避

◆薬物動態

Tmax（hr）	2.72±0.6
T1/2（hr）	1.2

III．医薬品各論

非ステロイド性消炎鎮痛薬

イブプロフェン
ibuprofen

【医薬品名】ブルフェン錠

総合分類

	分類	基準
妊娠	III	要確認
授乳	I	許容

◆解説参照

資料・本書分類基準

		資料			本書	
	資料名	分類	基準		分類	基準
妊娠	TGA	C	薬理作用による有害作用を引き起こす可能性があるが，催奇形性はない．		III	要確認
	Briggs		ヒトデータより第1・3三半期での危険性あり		III	要確認

参考情報　FDA分類：危険性は否定できない　第3三半期：危険性を示す証拠がある

	資料名	分類	基準		分類	基準
授乳	WHO		授乳中投与可能		I	許容
	Briggs		両立可能		I	許容
	MMM	L1	可能		I	許容

◆母乳移行情報

RID（%）	0.1–0.7
M/P	—

◆解説

【妊娠】・妊娠後期ヒトで胎児毒性を示す明らかな証拠が報告されている医薬品に分類されている[1]．
・第3三半期：プロスタグランジン合成阻害作用により，胎児動脈管閉鎖，胎児腎障害，血小板凝集抑制，分娩遅延，妊娠期間の延長などが起こりうる[3]．

◆添付文書記載

【妊娠】禁忌（後期），有益性投与（後期以外）
・安全性は確立していない．
・動物実験で催奇形性・有害事象の報告あり
【授乳】投与することを避け，やむを得ず投与する場合は授乳中止

◆薬物動態

Tmax（hr）	2.1±0.2
T1/2（hr）	1.8±0.1

非ステロイド性消炎鎮痛薬

ロキソプロフェンナトリウム水和物
loxoprofen

【医薬品名】ロキソニン錠

総合分類		
	分類	基準
妊娠	－	記載なし
授乳	－	記載なし

◆解説参照

資料・本書分類基準

		資料			本書	
	資料名	分類	基準		分類	基準
妊娠	TGA	－	記載なし		－	記載なし
	Briggs	記載なし			－	記載なし

参考情報　FDA 分類：記載なし

	資料名	分類	基準		分類	基準
授乳	WHO	記載なし			－	記載なし
	Briggs	記載なし			－	記載なし
	MMM	－	記載なし		－	記載なし

◆母乳移行情報

RID（%）	－
M/P	－

◆解説

【妊娠】＊要確認
・妊娠後期ヒトで胎児毒性を示す明らかな証拠が報告されている医薬品に分類されている[1].
・類薬情報等より以下 NSAIDs の情報に準じる.
第3三半期：プロスタグランジン合成阻害作用により，胎児動脈管閉鎖，胎児腎障害，血小板凝集抑制，分娩遅延，妊娠期間の延長などが起こりうる[3].

【授乳】＊概ね許容
・類薬情報等より判断

◆添付文書記載

【妊娠】禁忌（後期），有益性投与（後期以外）
　　　・安全性は確立していない．動物実験で有害事象の報告あり
【授乳】投与することを避け，やむを得ず投与する場合は授乳中止

◆薬物動態

Tmax（hr）	0.45±0.0
T1/2 （hr）	1.22±0.1

III. 医薬品各論　　171

非ステロイド性消炎鎮痛薬

ザルトプロフェン
zaltoprofen

【医薬品名】 ソレトン錠

総合分類

	分類	基準
妊娠	—	記載なし
授乳	—	記載なし

資料・本書分類基準

		資料		本書	
	資料名	分類	基準	分類	基準
妊娠	TGA	— 記載なし		—	記載なし
	Briggs	記載なし		—	記載なし

参考情報　FDA分類：記載なし

	資料名	分類	基準	分類	基準
授乳	WHO	記載なし		—	記載なし
	Briggs	記載なし		—	記載なし
	MMM	— 記載なし		—	記載なし

◆母乳移行情報

RID（%）	—
M/P	—

◆解説

特記事項なし

◆添付文書記載

【妊娠】 有益性投与
【授乳】 投与は避けることが望ましいが，やむを得ず投与する場合は授乳回避

◆薬物動態

Tmax（hr）	1.17 ± 0.5
T1/2 （hr）	9.08 ± 6.8

非ステロイド性消炎鎮痛薬

ナプロキセン
naproxen

【医薬品名】ナイキサン錠

総合分類

	分類	基準
妊娠	III	要確認
授乳	II	概ね許容

◆解説参照

資料・本書分類基準

妊娠	資料			本書	
	資料名	分類	基準	分類	基準
	TGA	C	薬理作用による有害作用を引き起こす可能性があるが，催奇形性はない．	III	要確認
	Briggs		ヒトデータより第1・3三半期での危険性あり	III	要確認

参考情報　FDA分類：危険性は否定できない

授乳	資料名	分類	基準	分類	基準
	WHO		記載なし	ー	記載なし
	Briggs		限られたヒトデータから哺乳児に重大な危険性はなく概ね可能	II	概ね許容
	MMM	L3	有益性投与	II	概ね許容

◆母乳移行情報

RID（%）	3.3
M/P	0.01

◆解説

【妊娠】・妊娠後期ヒトで胎児毒性を示す明らかな証拠が報告されている医薬品に分類されている[1]．
・第3三半期：プロスタグランジン合成阻害作用により，胎児動脈管閉鎖，胎児腎障害，血小板凝集抑制，分娩遅延，妊娠期間の延長などが起こりうる[3]．

◆添付文書記載

【妊娠】禁忌（後期），有益性投与（後期以外）
・安全性は確立していない．動物実験で有害事象の報告あり
【授乳】授乳回避

◆薬物動態

Tmax（hr）	2-4
T1/2（hr）	約14

III．医薬品各論

非ステロイド性消炎鎮痛薬

メロキシカム
meloxicam

【医薬品名】モービック錠

総合分類

	分類	基準
妊娠	III	要確認
授乳	II	概ね許容

◆解説参照

◆資料・本書分類基準

		資料			本書	
	資料名	分類	基準		分類	基準
妊娠	TGA	C	薬理作用による有害作用を引き起こす可能性があるが, 催奇形性はない.		III	要確認
	Briggs		ヒトデータより第1・3三半期での危険性あり		III	要確認

参考情報　FDA分類: 危険性は否定できない　30週以降: 危険性を示す証拠がある

	資料名	分類	基準	分類	基準
授乳	WHO		記載なし	—	記載なし
	Briggs		ヒトデータはないが, 哺乳児に重大な危険性はなく概ね可能	II	概ね許容
	MMM	L3	有益性投与	II	概ね許容

◆母乳移行情報

RID（%）	—
M/P	—

◆解説

【妊娠】・妊娠後期ヒトで胎児毒性を示す明らかな証拠が報告されている医薬品に分類されている[1].
　　　・第3三半期: プロスタグランジン合成阻害作用により, 胎児動脈管閉鎖, 胎児腎障害, 血小板凝集抑制, 分娩遅延, 妊娠期間の延長などが起こりうる[3].

◆添付文書記載

【妊娠】禁忌
　　　・動物実験で有害事象の報告あり
【授乳】投与することを避け, やむを得ず投与する場合は授乳中止

◆薬物動態

Tmax（hr）	5.0±1.0
T1/2（hr）	23.7±5.3

非ステロイド性消炎鎮痛薬

ロルノキシカム
lornoxicam

【医薬品名】ロルカム錠

総合分類

	分類	基準
妊娠	―	記載なし
授乳	―	記載なし

 資料・本書分類基準

	資料			本書	
妊娠	資料名	分類	基準	分類	基準
	TGA	―	記載なし	―	記載なし
	Briggs	記載なし		―	記載なし

参考情報　FDA分類：記載なし

	資料名	分類	基準	分類	基準
授乳	WHO	記載なし		―	記載なし
	Briggs	記載なし		―	記載なし
	MMM	―	記載なし	―	記載なし

◆母乳移行情報

RID（%）	―
M/P	―

◆解説

特記事項なし

◆添付文書記載

【妊娠】禁忌（後期），有益性投与（後期以外）
　　　・安全性は確立していない．動物実験で有害事象の報告あり
【授乳】授乳中止

◆薬物動態

Tmax（hr）	0.63±0.1
T1/2（hr）	2.30±0.1

非ステロイド性消炎鎮痛薬

チアラミド塩酸塩
tiaramide

【医薬品名】ソランタール錠

総合分類

	分類	基準
妊娠	—	記載なし
授乳	—	記載なし

◆解説参照

資料・本書分類基準

	資料名	資料 分類	基準	本書 分類	基準
妊娠	TGA	—	記載なし	—	記載なし
	Briggs		記載なし	—	記載なし

参考情報　FDA分類：記載なし

	資料名	分類	基準	分類	基準
授乳	WHO		記載なし	—	記載なし
	Briggs		記載なし	—	記載なし
	MMM	—	記載なし	—	記載なし

◆母乳移行情報

RID（％）	—
M/P	—

◆解説

【妊娠】＊要確認
・薬剤特性，類薬情報等より以下NSAIDsの情報に準じる．
・第3三半期：プロスタグランジン合成阻害作用により，胎児動脈管閉鎖，胎児腎障害，血小板凝集抑制，分娩遅延，妊娠期間の延長などが起こりうる[3]．

【授乳】＊概ね許容
・薬剤特性，類薬情報等より判断

◆添付文書記載

【妊娠】有益性投与
【授乳】投与は避けることが望ましいが，やむを得ず投与する場合は授乳回避

◆薬物動態

Tmax（hr）	0.9
T1/2（hr）	1.59

🔴 非ステロイド性消炎鎮痛薬

セレコキシブ
celecoxib

【医薬品名】セレコックス錠

総合分類		
	分類	基準
妊娠	III	要確認
授乳	II	概ね許容

◆解説参照

🟣 資料・本書分類基準

		資料			本書	
	資料名	分類	基準		分類	基準
妊娠	TGA	B3	妊婦の使用経験は少ないが，奇形や有害作用の頻度は増加していない．動物試験では奇形や有害作用が増加している．		III	要確認
	Briggs		ヒトデータより第1・3三半期での危険性あり		III	要確認

参考情報　FDA分類：危険性は否定できない　30週以降：危険性を示す証拠がある

	資料名	分類	基準		分類	基準
授乳	WHO		記載なし		—	記載なし
	Briggs		限られたヒトデータから哺乳児に重大な危険性はなく概ね可能		II	概ね許容
	MMM	L2	概ね可能		II	概ね許容

◆母乳移行情報

RID（%）	0.3-0.7
M/P	0.23-0.59

◆解説

【妊娠】・妊娠後期ヒトで胎児毒性を示す明らかな証拠が報告されている医薬品に分類されている[1]．
　　　・第3三半期：プロスタグランジン合成阻害作用により，胎児動脈管閉鎖，胎児腎障害，血小板凝集抑制，分娩遅延，妊娠期間の延長などの可能性がある[3]．

◆添付文書記載

【妊娠】禁忌（後期），有益性投与（後期以外）
　　　・動物実験で有害事象の報告あり
【授乳】授乳回避

◆薬物動態

Tmax（hr）	約2
T1/2（hr）	約5-9

III. 医薬品各論　　177

非ステロイド性消炎鎮痛薬

エトドラク
etdolac

【医薬品名】ハイペン錠

総合分類

	分類	基準
妊娠	—	記載なし
授乳	—	記載なし

資料・本書分類基準

	資料名	資料 分類	資料 基準	本書 分類	本書 基準
妊娠	TGA	—	記載なし	—	記載なし
	Briggs		記載なし	—	記載なし

参考情報　FDA分類：記載なし

	資料名	分類	基準	分類	基準
授乳	WHO		記載なし	—	記載なし
	Briggs		記載なし	—	記載なし
	MMM	—	記載なし	—	記載なし

◆母乳移行情報

RID（%）	—
M/P	—

◆解説
特記事項なし

◆添付文書記載
【妊娠】禁忌（後期），有益性投与（後期以外）
　　　・安全性は確立していない．動物実験で有害事象の報告あり
【授乳】投与することを避け，やむを得ず投与する場合は授乳中止

◆薬物動態

Tmax（hr）	1.4±0.2
T1/2（hr）	6.03

副腎皮質ホルモン

プレドニゾロン
prednisolone

【医薬品名】プレドニゾロン錠

総合分類

	分類	基準
妊娠	III	要確認
授乳	II	概ね許容

◆解説参照

資料・本書分類基準

	資料			本書	
	資料名	分類	基準	分類	基準
妊娠	TGA	A	多数の妊婦に使用されたが，奇形や有害作用の頻度は増加していない．	I	許容
	Briggs		ヒトデータより妊娠全期間で危険性あり	III	要確認

参考情報　FDA分類：危険性は否定できない

	資料名	分類	基準	分類	基準
授乳	WHO		授乳中投与可能	I	許容
	Briggs		両立可能	I	許容
	MMM	L2	概ね可能	II	概ね許容

◆母乳移行情報

RID（%）	1.8-5.3
M/P	0.25

◆解説

【妊娠】＊概ね許容
- 副腎皮質ホルモン全体の解析で，大奇形発生リスクは全体としては増加させないとしている．しかし口唇口蓋裂のリスクは微増する可能性が示唆されている[7]．
- プレドニゾロンは副腎皮質ホルモンの中で胎盤移行が少なく，妊娠期母体治療の第一選択薬とされている．

◆添付文書記載

【妊娠】有益性投与
【授乳】授乳回避

◆薬物動態

Tmax（hr）	2
T1/2（hr）	―

副腎皮質ホルモン

メチルプレドニゾロン
methylprednisolone

【医薬品名】 メドロール錠

総合分類

	分類	基準
妊娠	＊	―
授乳	＊	―

◆解説参照

資料・本書分類基準

妊娠	資料名	分類	基準	分類	基準
	TGA	A	多数の妊婦に使用されたが，奇形や有害作用の頻度は増加していない．	I	許容
	Briggs	記載なし		―	記載なし

参考情報　FDA分類：記載なし

授乳	資料名	分類	基準	分類	基準
	WHO	記載なし		―	記載なし
	Briggs	記載なし		―	記載なし
	MMM	L2	概ね可能	II	概ね許容

◆母乳移行情報

RID（％）	0.46-3.15
M/P	―

◆解説

【妊娠】　＊概ね許容
・副腎皮質ホルモン全体の解析で，大奇形発生リスクは全体としては増加させないとしている．口唇口蓋裂のリスクは微増する可能性が示唆されている[7]．

【授乳】　＊概ね許容
・類薬情報より判断

◆添付文書記載

【妊娠】 有益性投与
【授乳】 授乳回避

◆薬物動態

Tmax（hr）	約2
T1/2（hr）	―

副腎皮質ホルモン

デキサメタゾン
dexamethasone

【医薬品名】デカドロン錠

総合分類

	分類	基準
妊娠	II	概ね許容
授乳	II	概ね許容

◆解説参照

6

副腎皮質ホルモン

資料・本書分類基準

妊娠	資料				本書	
	資料名	分類	基準		分類	基準
	TGA	A	多数の妊婦に使用されたが，奇形や有害作用の頻度は増加していない.		I	許容
	Briggs		母体有益性が胎児リスクを上回るため両立可能		II	概ね許容

参考情報　FDA分類：危険性は否定できない

授乳	資料名	分類	基準	分類	基準
	WHO		授乳中投与可能	I	許容
	Briggs		ヒトデータはないが，哺乳児に重大な危険性はなく概ね可能	II	概ね許容
	MMM	L3	有益性投与	II	概ね許容

◆母乳移行情報

RID（%）	－
M/P	－

◆解説

【妊娠】・副腎皮質ホルモン全体の解析で，大奇形発生リスクは全体としては増加させないとしている．口唇口蓋裂のリスクは微増する可能性が示唆されている[7].

【授乳】・長期使用におけるデータはない[2].

◆添付文書記載

【妊娠】有益性投与
【授乳】授乳中止

◆薬物動態

Tmax（hr）	1.06±0.6
T1/2　（hr）	4.06±0.4

III. 医薬品各論　　181

副腎皮質ホルモン

ベタメタゾン
betamethasone

【医薬品名】リンデロン錠

総合分類

	分類	基準
妊娠	II	概ね許容
授乳	II	概ね許容

◆解説参照

資料・本書分類基準

	資料名	分類	基準	分類	基準
妊娠	TGA	A	多数の妊婦に使用されたが，奇形や有害作用の頻度は増加していない．	I	許容
	Briggs		母体有益性が胎児リスクを上回るため両立可能	II	概ね許容

参考情報　FDA分類：危険性は否定できない

	資料名	分類	基準	分類	基準
授乳	WHO		授乳中投与可能	I	許容
	Briggs		ヒトデータはないが，哺乳児に重大な危険性はなく概ね可能	II	概ね許容
	MMM	L3	有益性投与	II	概ね許容

◆母乳移行情報

RID（%）	―
M/P	―

◆解説

【妊娠】・副腎皮質ホルモン全体の解析で，大奇形発生リスクは全体としては増加させないとしている．口唇口蓋裂のリスクは微増する可能性が示唆されている[7]．
・胎児の肺成熟，頭蓋内出血予防を目的とした，母体への筋注投与が推奨されている[1,8]．

◆添付文書記載

【妊娠】有益性投与
【授乳】授乳回避

◆薬物動態

Tmax（hr）	2
T1/2（hr）	180-220分

副腎皮質ホルモン

ヒドロコルチゾン
hydrocortisone

【医薬品名】コートリル錠

総合分類

	分類	基準
妊娠	＊	―
授乳	II	概ね許容

◆解説参照

資料・本書分類基準

		資料			本書	
	資料名	分類	基準		分類	基準
妊娠	TGA	―	記載なし		―	記載なし
	Briggs		ヒトデータより妊娠全期間で危険性あり		III	要確認

参考情報　FDA分類：記載なし

	資料名	分類	基準	分類	基準
授乳	WHO		授乳中投与可能	I	許容
	Briggs		限られたヒトデータから哺乳児に重大な危険性はなく概ね可能	II	概ね許容
	MMM	L3	有益性投与（hydrocortisone sodium succinate）	II	概ね許容

◆母乳移行情報

RID（％）	―
M/P	―

◆解説

【妊娠】・副腎皮質ホルモン全体の解析で，大奇形発生リスクは全体としては増加させないとしている．口唇口蓋裂のリスクは微増する可能性が示唆されている[7]．

【授乳】・長期使用におけるデータはない[2]．

◆添付文書記載

【妊娠】有益性投与
【授乳】授乳回避

◆薬物動態

Tmax（hr）	1.0±0.5
T1/2（hr）	1.50±0.2

免疫抑制薬

シクロスポリン
cyclosporine

【医薬品名】 ネオーラルカプセル

総合分類

	分類	基準
妊娠	III	要確認
授乳	IV	禁忌

◆解説参照

資料・本書分類基準

		資料			本書	
	資料名	分類	基準		分類	基準
妊娠	TGA	C	薬理作用による有害作用を引き起こす可能性があるが，催奇形性はない．		III	要確認
	Briggs		ヒトデータは限られているが，動物データから危険性は低い．		II	概ね許容

参考情報　FDA分類：危険性は否定できない

	資料名	分類	基準	分類	基準
授乳	WHO		授乳を避ける	IV	禁忌
	Briggs		限られたヒトデータから哺乳児に悪影響を与える可能性がある．	III	要確認
	MMM	L3	有益性投与	II	概ね許容

◆母乳移行情報

RID（%）	0.05-3
M/P	0.28-0.4

◆解説
【妊娠】 ＊要確認
・添付文書禁忌薬であるが，臓器移植後，他の医薬品では治療効果が不十分な自己免疫疾患など，インフォームドコンセントを得た上で投与が許容される．児の免疫抑制を引き起こす可能性を考慮する[1,3]．
・添付文書禁忌であるが，妊娠初期に偶発的に投与されても，臨床的に有意な胎児への影響はないと判断してよい医薬品に分類される[1]．

【授乳】 ＊概ね許容
・欧米の専門家は，おそらく安全であるとしている[4]．

◆添付文書記載
【妊娠】 禁忌
・動物実験で催奇形性・有害事象の報告あり
【授乳】 禁忌
・母乳移行の報告あり

◆薬物動態

Tmax（hr）	約2.1
T1/2（hr）	1.22±0.5（α），7.33±2.0（β）

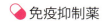 免疫抑制薬

タクロリムス水和物
tacrolimus

【医薬品名】プログラフカプセル

総合分類

	分類	基準
妊娠	III	要確認
授乳	II	概ね許容

◆解説参照

 資料・本書分類基準

	資料名	分類	基準	分類	基準
妊娠	TGA	C	薬理作用による有害作用を引き起こす可能性があるが,催奇形性はない.	III	要確認
	Briggs		ヒトデータから妊娠全期間に渡りリスクは低い.	II	概ね許容

参考情報　FDA分類：危険性は否定できない

	資料名	分類	基準	分類	基準
授乳	WHO		記載なし	—	記載なし
	Briggs		限られたヒトデータから哺乳児に重大な危険性はなく概ね可能	II	概ね許容
	MMM	L3	有益性投与	II	概ね許容

◆母乳移行情報

RID（%）	0.1–0.53
M/P	0.54

◆解説

【妊娠】
- 添付文書禁忌薬であるが, 臓器移植後, 他の医薬品では治療効果が不十分な自己免疫疾患など, インフォームドコンセントを得た上で投与が許容される. 児の免疫抑制を引き起こす可能性を考慮する[1,3].
- 添付文書禁忌であるが, 妊娠初期に偶発的に投与されても, 臨床的に有意な胎児への影響はないと判断してよい医薬品に分類される[1].

◆添付文書記載

【妊娠】禁忌
- 動物実験で催奇形性・有害事象の報告あり

【授乳】授乳回避

◆薬物動態

Tmax（hr）	6.5±1.9
T1/2（hr）	—

（国内の成人関節リウマチ患者にプログラフカプセル1.5mgを経口投与）

免疫抑制薬

アザチオプリン
azathioprine

【医薬品名】アザニン錠

総合分類

	分類	基準
妊娠	III	要確認
授乳	IV	禁忌

◆解説参照

◆資料・本書分類基準

		資料		本書	
	資料名	分類	基準	分類	基準
妊娠	TGA	D	ヒトでの奇形や有害作用を増加する証拠がある.	III	要確認
	Briggs		ヒトデータより第3三半期での危険性あり	III	要確認

参考情報　FDA分類：危険性を示す明確な証拠がある

	資料名	分類	基準	分類	基準
授乳	WHO		授乳を避ける.	IV	禁忌
	Briggs		限られたヒトデータから哺乳児に重大な危険性はなく概ね可能	II	概ね許容
	MMM	L3	有益性投与	II	概ね許容

◆母乳移行情報

RID（%）	0.07-0.3
M/P	―

◆解説

【妊娠】
- 添付文書禁忌であるが，臓器移植後，他の医薬品では治療効果が不十分な自己免疫疾患など，インフォームドコンセントを得た上で投与が許容される．児の奇形，骨髄抑制，新生児の免疫抑制のリスクのわずかな増加と関連した[1,3]．
- 添付文書禁忌であるが，妊娠初期に偶発的に投与されても，臨床的に有意な胎児への影響はないと判断してよい医薬品に分類される[1]．

【授乳】
- 多くの専門家は，母乳育児は許容できるとしているが，軽度の無症候性の好中球減少症が報告されており，乳児の血球数，肝機能等の観察を考慮する[4]．

◆添付文書記載

【妊娠】禁忌
- 動物実験で催奇形性の報告あり
- ヒトでリンパ球に染色体異常を有する児が出生したとの症例報告，（特に副腎皮質ステロイドを併用した場合において）早産及び低出生体重児の出産が報告されている．両親のいずれかへの本剤投与に引き続き自然流産が発現したという報告もある．
- 本剤投与中の患者には男女共に避妊を行わせること

【授乳】授乳中止

◆薬物動態

Tmax（hr）	1.8±1.1
T1/2（hr）	1.9±0.6

〔1日1回反復経口投与した時の6-メルカプトプリン（6-MP）〕

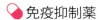
免疫抑制薬

ミゾリビン
mizoribine

【医薬品名】ブレディニン錠

総合分類

	分類	基準
妊娠	—	記載なし
授乳	—	記載なし

◆ 資料・本書分類基準

	資料名	資料 分類	基準	本書 分類	基準
妊娠	TGA	—	記載なし	—	記載なし
	Briggs	記載なし		—	記載なし

参考情報　FDA分類：記載なし

	資料名	分類	基準	分類	基準
授乳	WHO	記載なし		—	記載なし
	Briggs	記載なし		—	記載なし
	MMM	—	記載なし	—	記載なし

◆母乳移行情報

RID（%）	—
M/P	—

◆解説
特記事項なし

◆添付文書記載
【妊娠】禁忌
・ヒトで催奇形性を疑う症例報告があり，また動物実験で催奇形性の報告あり
【授乳】授乳中止

◆薬物動態

Tmax（hr）	2
T1/2（hr）	2.2

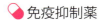 免疫抑制薬

ミコフェノール酸 モフェチル
mycophenolate mofetil

【医薬品名】セルセプトカプセル

総合分類	分類	基準
妊娠	III	要確認
授乳	IV	禁忌

◆解説参照

資料・本書分類基準

妊娠	資料名	分類	基準	本書分類	基準
	TGA	D	ヒトでの奇形や有害作用を増加する証拠がある.	III	要確認
	Briggs		ヒトデータおよび動物データより妊娠全期間で危険性あり	III	要確認

参考情報　FDA 分類：危険性を示す明確な証拠がある

授乳	資料名	分類	基準	分類	基準
	WHO		記載なし	—	記載なし
	Briggs		哺乳児への重大な毒性や母体への危険性から授乳禁止	IV	禁忌
	MMM	L4	悪影響を与える可能性あり注意	III	要確認

◆母乳移行情報

RID（%）	—
M/P	—

◆解説

【妊娠】・ヒトで催奇形性・胎児毒性を示す明らかな証拠が報告されている医薬品に分類されている[1].
・核酸合成を阻害し胎児奇形や胎児死亡を引き起こす可能性がある[3].
・第1三半期：外耳・顔面奇形，口唇・口蓋裂，遠位四肢・心臓・食道・腎臓の奇形の報告がある[3].

【授乳】・移植後の7人の母親の乳児の情報では有害反応は報告されていないが，新生児，早産児に授乳する場合は代替薬が推奨される[4].

◆添付文書記載

【妊娠】警告，禁忌（原則），やむを得ず投与する場合には有益性投与
・動物実験で催奇形性・有害事象の報告あり
・本剤を服用した妊婦における流産は45〜49%との報告がある.
・ヒトにおいて催奇形性が報告されているので，妊娠する可能性のある婦人に投与する際は，投与開始前に妊娠検査を行い，陰性であることを確認した上で投与を開始すること．また本剤投与前，投与中及び投与中止後6週間は，信頼できる確実な避妊法の実施を徹底させるとともに，問診，妊娠検査を行うなどにより，妊娠していないことを定期的に確認する．

【授乳】授乳回避

◆薬物動態

Tmax（hr）	0.73±0.4
T1/2（hr）	15.8±8.4

抗アレルギー薬

ジフェンヒドラミン塩酸塩
diphenhydramine

【医薬品名】ベナ錠

総合分類

	分類	基準
妊娠	I	許容
授乳	II	概ね許容

8

抗アレルギー薬

資料・本書分類基準

			資料		本書	
	資料名	分類	基準		分類	基準
妊娠	TGA	A	多数の妊婦に使用されたが，奇形や有害作用の頻度は増加していない．		I	許容
	Briggs	両立可能			I	許容

参考情報　FDA分類：ヒトでの危険性の証拠はない

	資料名	分類	基準		分類	基準
授乳	WHO	記載なし			―	記載なし
	Briggs	限られたヒトデータから哺乳児に重大な危険性はなく概ね可能			II	概ね許容
	MMM	L2	概ね可能		II	概ね許容

◆母乳移行情報

RID（%）	0.7-1.4
M/P	―

◆解説

特記事項なし

◆添付文書記載

【妊娠】投与しないことが望ましい．
【授乳】投与しないことが望ましいが，やむを得ず投与する場合は授乳回避

◆薬物動態

Tmax（hr）	2-4
T1/2（hr）	5-8

III.　医薬品各論　　189

● 抗アレルギー薬

d-クロルフェニラミンマレイン酸塩
chlorpheniramine

【医薬品名】ネオマレルミン TR 錠

総合分類		
	分類	基準
妊娠	I	許容
授乳	III	要確認

◆解説参照

資料・本書分類基準

		資料			本書	
	資料名	分類	基準		分類	基準
妊娠	TGA	A	多数の妊婦に使用されたが，奇形や有害作用の頻度は増加していない．		I	許容
	Briggs	両立可能			I	許容

参考情報　FDA 分類：ヒトでの危険性の証拠はない

	資料名	分類	基準	分類	基準
授乳	WHO		できれば授乳を避ける，乳児の副作用をよく観察する． 母乳産生低下のため，できれば投与を避ける．	III	要確認
	Briggs		ヒトデータはないが，哺乳児に重大な危険性はなく概ね可能	II	概ね許容
	MMM	L3	有益性投与	II	概ね許容

◆母乳移行情報

RID（%）	—
M/P	—

◆解説

【授乳】＊概ね許容
　　　　・限られた情報ではあるが，許容できると判断
　　　　・乳児の傾眠や易刺激性を観察する[2]．

◆添付文書記載

【妊娠】有益性投与
【授乳】—

◆薬物動態

Tmax（hr）	—
T1/2 （hr）	—

190　　III．医薬品各論

🔴 抗アレルギー薬

プロメタジン塩酸塩
promethazine

【医薬品名】 ヒベルナ糖衣錠

総合分類		
	分類	基準
妊娠	III	要確認
授乳	II	概ね許容

◆解説参照

8
抗アレルギー薬

資料・本書分類基準

	資料				本書	
	資料名	分類	基準		分類	基準
妊娠	TGA	C	薬理作用による有害作用を引き起こす可能性があるが, 催奇形性はない.		III	要確認
	Briggs	両立可能			I	許容

参考情報　FDA分類: 危険性は否定できない

	資料名	分類	基準		分類	基準
授乳	WHO		授乳中投与可能, 乳児の副作用を観察する.		II	概ね許容
	Briggs		ヒトデータはないが, 哺乳児に重大な危険性はなく概ね可能		II	概ね許容
	MMM	L3	有益性投与		II	概ね許容

◆母乳移行情報

RID（%）	―
M/P	―

◆解説

【妊娠】 ・第3三半期: 高用量使用で, 新生児に遷延性神経障害の報告がある[3].
【授乳】 ・単回投与時は授乳可能. 継続投与はできるだけ避け, 乳児の傾眠を観察する[2].

◆添付文書記載

【妊娠】 投与しないことが望ましい.
【授乳】 ―

◆薬物動態

Tmax（hr）	3.4±1.8
T1/2 （hr）	―

III. 医薬品各論　191

🔴 抗アレルギー薬

シプロヘプタジン塩酸塩水和物

cyproheptadine

【医薬品名】ペリアクチン散

総合分類		
	分類	基準
妊娠	II	概ね許容
授乳	II	概ね許容

🔴 資料・本書分類基準

		資料			本書	
	資料名	分類	基準		分類	基準
妊娠	TGA	A	多数の妊婦に使用されたが，奇形や有害作用の頻度は増加していない．		I	許容
	Briggs		ヒトデータは限られているが，動物データから危険性は低い．		II	概ね許容

参考情報　FDA分類：ヒトでの危険性の証拠はない

	資料名	分類	基準		分類	基準
授乳	WHO		記載なし		―	記載なし
	Briggs		ヒトデータはないが，哺乳児に重大な危険性はなく概ね可能		II	概ね許容
	MMM	L3	有益性投与		II	概ね許容

◆母乳移行情報

RID（%）	―
M/P	―

◆解説

特記事項なし

◆添付文書記載

【妊娠】有益性投与
【授乳】授乳中止

◆薬物動態

Tmax（hr）	9
T1/2（hr）	―

192　III．医薬品各論

● 抗アレルギー薬

セチリジン塩酸塩
cetirizine

【医薬品名】ジルテック錠

総合分類		
	分類	基準
妊娠	II	概ね許容
授乳	II	概ね許容

8

抗アレルギー薬

● 資料・本書分類基準

		資料		本書	
	資料名	分類	基準	分類	基準
妊娠	TGA	B2	妊婦の使用経験は少ないが，奇形や有害作用の頻度は増加していない．動物試験は不十分だが，入手しうる情報では奇形や有害作用の頻度は増加しない．	II	概ね許容
	Briggs		ヒトデータは限られているが，動物データから危険性は低い．	II	概ね許容

参考情報　FDA分類：ヒトでの危険性の証拠はない

	資料名	分類	基準	分類	基準
授乳	WHO		記載なし	—	記載なし
	Briggs		ヒトデータはないが，哺乳児に重大な危険性はなく概ね可能	II	概ね許容
	MMM	L2	概ね可能	II	概ね許容

◆母乳移行情報

RID（%）	—
M/P	—

◆解説

　特記事項なし

◆添付文書記載

【妊娠】有益性投与
【授乳】授乳回避

◆薬物動態

Tmax（hr）	1.44±0.5
T1/2（hr）	6.73±2.3

III. 医薬品各論　　193

抗アレルギー薬

レボセチリジン塩酸塩
levocetirizine

【医薬品名】ザイザル錠

総合分類		
	分類	基準
妊娠	II	概ね許容
授乳	II	概ね許容

資料・本書分類基準

	資料				本書	
	資料名	分類	基準		分類	基準
妊娠	TGA	B2	妊婦の使用経験は少ないが，奇形や有害作用の頻度は増加していない．動物試験は不十分だが，入手しうる情報では奇形や有害作用の頻度は増加しない．		II	概ね許容
	Briggs		ヒトデータはないが，動物データから危険性は低い．		II	概ね許容

参考情報　FDA分類：ヒトでの危険性の証拠はない

	資料名	分類	基準	分類	基準
授乳	WHO		記載なし	ー	記載なし
	Briggs		ヒトデータはないが，哺乳児に重大な危険性はなく概ね可能	II	概ね許容
	MMM	L2	概ね可能	II	概ね許容

◆母乳移行情報

RID（%）	ー
M/P	ー

◆解説

特記事項なし

◆添付文書記載

【妊娠】有益性投与
【授乳】授乳回避

◆薬物動態

Tmax（hr）	0.25-4.0
T1/2（hr）	7.33±1.0

194　III．医薬品各論

● 抗アレルギー薬

フェキソフェナジン塩酸塩
fexofenadine

【医薬品名】アレグラ錠

総合分類		
	分類	基準
妊娠	III	要確認
授乳	II	概ね許容

8
抗アレルギー薬

● 資料・本書分類基準

	資料			本書	
	資料名	分類	基準	分類	基準
妊娠	TGA	B2	妊婦の使用経験は少ないが，奇形や有害作用の頻度は増加していない．動物試験は不十分だが，入手しうる情報では奇形や有害作用の頻度は増加しない．	II	概ね許容
	Briggs		ヒトデータはないが，動物データから危険性は中等度	III	要確認

参考情報　FDA分類：危険性は否定できない

	資料名	分類	基準	分類	基準
授乳	WHO		記載なし	—	記載なし
	Briggs		限られたヒトデータから哺乳児に重大な危険性はなく概ね可能	II	概ね許容
	MMM	L2	概ね可能	II	概ね許容

◆母乳移行情報

RID（%）	0.5-0.7
M/P	0.21

◆解説

特記事項なし

◆添付文書記載

【妊娠】有益性投与
【授乳】授乳回避

◆薬物動態

Tmax（hr）	2.2±0.8
T1/2（hr）	9.6±5.7

III. 医薬品各論　195

抗アレルギー薬

フェキソフェナジン塩酸塩 / 塩酸プソイドエフェドリン
fexofenadine / pseudoephedrine

【医薬品名】ディレグラ配合錠

総合分類

	分類	基準
妊娠	III	要確認
授乳	*	―

◆解説参照

資料・本書分類基準

		資料			本書	
	資料名	分類	基準		分類	基準
妊娠	TGA	B2/ B2	妊婦の使用経験は少ないが，奇形や有害作用の頻度は増加していない．動物試験は不十分だが，入手しうる情報では奇形や有害作用の頻度は増加しない．		II / II	概ね許容
	Briggs		ヒトデータはないが動物データから危険性は中等度 / ヒトデータより妊娠全期間で危険性あり		III / III	要確認

参考情報　FDA 分類: 危険性は否定できない

	資料名	分類	基準		分類	基準
授乳	WHO	記載なし			―	記載なし
	Briggs	限られたヒトデータから哺乳児に重大な危険性はなく概ね可能			II / II	概ね許容
	MMM	―	記載なし		―	記載なし

◆母乳移行情報

RID（%）	―
M/P	―

◆解説

【授乳】＊概ね許容

・情報は限られているが，類薬情報等より判断

◆添付文書記載

【妊娠】有益性投与
【授乳】授乳回避

◆薬物動態

Tmax（hr）	1.75（フェキソフェナジン），5.00（プソイドエフェドリン）
T1/2（hr）	18.4±8.6（フェキソフェナジン），6.39±1.4（プソイドエフェドリン）

（ディレグラ配合錠 2 錠を反復経口投与）

196　III. 医薬品各論

抗アレルギー薬

ベポタスチンベシル酸塩
bepotastine

【医薬品名】 タリオン錠

総合分類		
	分類	**基準**
妊娠	＊	―
授乳	＊	―

資料・本書分類基準

		資料		本書	
	資料名	分類	基準	分類	基準
妊娠	TGA	―	記載なし	―	記載なし
	Briggs	ヒトデータはないが薬の特性より概ね両立可能（点眼薬）		III	要確認

参考情報　FDA分類：危険性は否定できない

	資料名	分類	基準	分類	基準
授乳	WHO	記載なし		―	記載なし
	Briggs	ヒトデータはないが，哺乳児に重大な危険性はなく概ね可能		II	概ね許容
	MMM	―	記載なし	―	記載なし

◆母乳移行情報

RID（%）	―
M/P	―

◆解説

特記事項なし

◆添付文書記載

【妊娠】 投与しないことが望ましいが，やむを得ず投与する場合には有益性投与
【授乳】 投与しないことが望ましいが，やむを得ず投与する場合は授乳回避

◆薬物動態

Tmax（hr）	1.0 ± 0.4
T1/2（hr）	2.5 ± 0.3

III. 医薬品各論　197

抗アレルギー薬

オキサトミド
oxatomide

【医薬品名】セルテクト錠

総合分類

	分類	基準
妊娠	－	記載なし
授乳	－	記載なし

◆解説参照

資料・本書分類基準

	資料名	分類	基準	分類	基準
			資料	本書	
妊娠	TGA	－	記載なし	－	記載なし
	Briggs	記載なし		－	記載なし

参考情報　FDA分類：記載なし

	資料名	分類	基準	分類	基準
授乳	WHO	記載なし		－	記載なし
	Briggs	記載なし		－	記載なし
	MMM	－	記載なし	－	記載なし

◆母乳移行情報

RID（%）	－
M/P	－

◆解説

【妊娠】・添付文書禁忌であるが，妊娠初期に偶発的に投与されても，臨床的に有意な胎児への影響はないと判断してよい医薬品に分類される[1].

◆添付文書記載

【妊娠】禁忌
　　　・動物実験で催奇形性の報告あり
【授乳】授乳中止

◆薬物動態

Tmax（hr）	2.64±0.9
T1/2　（hr）	10.1±8.4

抗アレルギー薬

オロパタジン塩酸塩
olopatadine

【医薬品名】アレロック錠

総合分類		
	分類	基準
妊娠	II	概ね許容
授乳	*	―

8

抗アレルギー薬

資料・本書分類基準

		資料			本書	
	資料名	分類	基準		分類	基準
妊娠	TGA	B1	妊婦の使用経験は少ないが，奇形や有害作用の頻度は増加していない．動物試験有害作用は増加していない．		II	概ね許容
	Briggs		ヒトデータはないが薬の特性より概ね両立可能（点眼薬）		II	概ね許容

参考情報　FDA分類：危険性は否定できない

	資料名	分類	基準		分類	基準
授乳	WHO	記載なし			―	記載なし
	Briggs	ヒトデータはないが哺乳児に重大な危険性はなく概ね可能（点眼薬）			II	概ね許容
	MMM	―	記載なし		―	記載なし

◆母乳移行情報

RID（%）	―
M/P	―

◆解説

特記事項なし

◆添付文書記載

【妊娠】有益性投与
【授乳】投与することを避け，やむを得ず投与する場合は授乳中止

◆薬物動態

Tmax（hr）	1.00 ± 0.3
T1/2（hr）	8.75 ± 4.6

III. 医薬品各論　199

🔴 抗アレルギー薬

ケトチフェンフマル酸塩

ketotifen

【医薬品名】 ザジテンカプセル

総合分類

	分類	基準
妊娠	*	—
授乳	*	—

◆**解説**参照

資料・本書分類基準

		資料			本書	
	資料名	分類	基準		分類	基準
妊娠	TGA	B1	妊婦の使用経験は少ないが，奇形や有害作用の頻度は増加していない．動物試験で有害作用の頻度は増加していない．		II	概ね許容
	Briggs	記載なし			—	記載なし

参考情報　FDA分類：危険性は否定できない

	資料名	分類	基準		分類	基準
授乳	WHO	記載なし			—	記載なし
	Briggs	記載なし			—	記載なし
	MMM	L3	有益性投与		II	概ね許容

◆母乳移行情報

RID（%）	—
M/P	—

◆解説

【授乳】 ＊概ね許容
　　　　・薬剤特性等より判断

◆添付文書記載

【妊娠】 有益性投与

【授乳】 投与することを避け，やむを得ず投与する場合は授乳中止

◆薬物動態

Tmax（hr）	2.8±0.2
T1/2（hr）	6.72±0.7

抗アレルギー薬

ロラタジン
loratadine

【医薬品名】クラリチン錠

総合分類

	分類	基準
妊娠	II	概ね許容
授乳	II	概ね許容

8 抗アレルギー薬

資料・本書分類基準

			資料		本書	
	資料名	分類	基準		分類	基準
妊娠	TGA	B1	妊婦の使用経験は少ないが，奇形や有害作用の頻度は増加していない．動物試験で有害作用の頻度は増加していない．		II	概ね許容
	Briggs		ヒトデータは限られているが，動物データから危険性は低い．		II	概ね許容

参考情報　FDA分類：ヒトでの危険性の証拠はない

	資料名	分類	基準		分類	基準
授乳	WHO		記載なし		―	記載なし
	Briggs		限られたヒトデータから哺乳児に重大な危険性はなく概ね可能		II	概ね許容
	MMM	L1	可能		I	許容

◆母乳移行情報

RID（%）	0.77-1.19
M/P	1.2

◆解説

特記事項なし

◆添付文書記載

【妊娠】投与を避けることが望ましい．
【授乳】投与は避けることが望ましいが，やむを得ず投与する場合は授乳回避

◆薬物動態

Tmax（hr）	1.6±0.4
T1/2　（hr）	14.3±7.8

III. 医薬品各論　　201

● 抗アレルギー薬

エピナスチン塩酸塩
epinastine

【医薬品名】アレジオン錠

総合分類		
	分類	基準
妊娠	＊	―
授乳	II	概ね許容

資料・本書分類基準

	資料			本書	
	資料名	分類	基準	分類	基準
妊娠	TGA	―	記載なし	―	記載なし
	Briggs		ヒトデータはないが薬の特性より概ね両立可能（点眼薬）	II	概ね許容

参考情報　FDA分類: 危険性は否定できない

	資料名	分類	基準	分類	基準
授乳	WHO	記載なし		―	記載なし
	Briggs		ヒトデータはないが，哺乳児に重大な危険性はなく概ね可能（点眼薬）	II	概ね許容
	MMM	L3	有益性投与	II	概ね許容

◆母乳移行情報

RID（%）	―
M/P	―

◆解説

特記事項なし

◆添付文書記載

【妊娠】有益性投与
【授乳】投与することを避け，やむを得ず投与する場合は授乳中止

◆薬物動態

Tmax（hr）	1.9
T1/2（hr）	9.2

🔴 抗アレルギー薬

メキタジン
mequitazine

【医薬品名】ニポラジン錠

総合分類	分類	基準
妊娠	―	記載なし
授乳	―	記載なし

8

抗アレルギー薬

🔴 資料・本書分類基準

		資料			本書	
	資料名	分類	基準		分類	基準
妊娠	TGA	―	記載なし		―	記載なし
	Briggs	記載なし			―	記載なし

参考情報　FDA 分類：記載なし

	資料名	分類	基準		分類	基準
授乳	WHO	記載なし			―	記載なし
	Briggs	記載なし			―	記載なし
	MMM	―	記載なし		―	記載なし

◆母乳移行情報

RID（%）	―
M/P	―

◆解説

特記事項なし

◆添付文書記載

【妊娠】投与しないことが望ましい
【授乳】授乳中止

◆薬物動態

Tmax（hr）	6.70±0.5
T1/2　（hr）	5.43±0.7（α），32.7±3.2（β）

III. 医薬品各論　203

● 抗アレルギー薬

セラトロダスト
seratrodast

【医薬品名】ブロニカ錠

総合分類

	分類	基準
妊娠	—	記載なし
授乳	—	記載なし

◆解説参照

資料・本書分類基準

	資料名	資料			本書	
		分類	基準		分類	基準
妊娠	TGA	—	記載なし		—	記載なし
	Briggs	記載なし			—	記載なし

参考情報　FDA分類：記載なし

	資料名	分類	基準		分類	基準
授乳	WHO	記載なし			—	記載なし
	Briggs	記載なし			—	記載なし
	MMM	—	記載なし		—	記載なし

◆母乳移行情報

RID（%）	—
M/P	—

◆解説

【妊娠】＊概ね許容
　　　　・薬剤特性より判断
【授乳】＊概ね許容
　　　　・薬剤特性等より判断

◆添付文書記載

【妊娠】有益性投与
【授乳】授乳回避

◆薬物動態

Tmax（hr）	2.75±1.0
T1/2　（hr）	25.03±2.3

抗アレルギー薬

プランルカスト水和物
pranlukast

【医薬品名】オノンカプセル

総合分類

	分類	基準
妊娠	―	記載なし
授乳	―	記載なし

◆解説参照

資料・本書分類基準

	資料名	分類	基準	分類	基準
			資料	| 本書	
妊娠	TGA	―	記載なし	―	記載なし
	Briggs	記載なし		―	記載なし

参考情報　FDA分類：記載なし

	資料名	分類	基準	分類	基準
授乳	WHO	記載なし		―	記載なし
	Briggs	記載なし		―	記載なし
	MMM	―	記載なし	―	記載なし

◆母乳移行情報

RID（%）	―
M/P	―

◆解説

【妊娠】 ＊概ね許容
　　　　・薬剤特性，類薬情報より判断
【授乳】 ＊概ね許容
　　　　・薬剤特性，類薬情報より判断

◆添付文書記載

【妊娠】 有益性投与
【授乳】 ―

◆薬物動態

Tmax（hr）	5.2±1.1
T1/2（hr）	1.15±0.1

● 抗アレルギー薬

モンテルカストナトリウム
montelukast

【医薬品名】キプレス錠

総合分類

	分類	基準
妊娠	II	概ね許容
授乳	II	概ね許容

資料・本書分類基準

	資料名	分類	基準	分類	基準
妊娠	TGA	B1	妊婦の使用経験は少ないが，奇形や有害作用の頻度は増加していない．動物試験で有害作用の頻度は増加していない．	II	概ね許容
	Briggs		ヒトデータは限られているが薬の特性より概ね両立可能	II	概ね許容

参考情報　FDA分類：ヒトでの危険性の証拠はない

	資料名	分類	基準	分類	基準
授乳	WHO		記載なし	—	記載なし
	Briggs		ヒトデータはないが，哺乳児に重大な危険性はなく概ね可能	II	概ね許容
	MMM	L3	有益性投与	II	概ね許容

◆母乳移行情報

RID（%）	0.68
M/P	—

◆解説

特記事項なし

◆添付文書記載

【妊娠】有益性投与
【授乳】慎重投与

◆薬物動態

Tmax（hr）	3.9±1.5
T1/2 （hr）	4.57±0.4

🔴 抗アレルギー薬

クロモグリク酸ナトリウム
cromoglicate

【医薬品名】インタール点鼻液

総合分類		
	分類	基準
妊娠	＊	―
授乳	＊	―

◆解説参照

🔴 資料・本書分類基準

	資料				本書	
	資料名	分類	基準		分類	基準
妊娠	TGA	A	多数の妊婦に使用されたが，奇形や有害作用の頻度は増加していない．		I	許容
	Briggs	記載なし			―	記載なし

参考情報　FDA 分類：記載なし

	資料名	分類	基準		分類	基準
授乳	WHO	授乳中投与可能			I	許容
	Briggs	記載なし			―	記載なし
	MMM	―	記載なし		―	記載なし

◆母乳移行情報

RID（％）	―
M/P	―

◆解説

【妊娠】＊許容
　　　　・薬剤特性，投与経路より判断
【授乳】＊許容
　　　　・薬剤特性，投与経路より判断

◆添付文書記載

【妊娠】有益性投与
【授乳】―

◆薬物動態

Tmax（hr）	―
T1/2　（hr）	―

III. 医薬品各論　　207

抗アレルギー薬

イブジラスト
ibudilast

【医薬品名】 ケタスカプセル

総合分類

	分類	基準
妊娠	—	記載なし
授乳	—	記載なし

資料・本書分類基準

妊娠	資料名	資料 分類	資料 基準	本書 分類	本書 基準
	TGA	—	記載なし	—	記載なし
	Briggs	記載なし		—	記載なし

参考情報　FDA分類：記載なし

授乳	資料名	分類	基準	分類	基準
	WHO	記載なし		—	記載なし
	Briggs	記載なし		—	記載なし
	MMM	—	記載なし	—	記載なし

◆母乳移行情報

RID（％）	—
M/P	—

◆解説
特記事項なし

◆添付文書記載
【妊娠】投与しないことが望ましい．
【授乳】投与しないことが望ましい．

◆薬物動態

Tmax（hr）	4
T1/2（hr）	12

抗アレルギー薬

トラニラスト
tranilast

【医薬品名】リザベンカプセル

総合分類

	分類	基準
妊娠	—	記載なし
授乳	—	記載なし

◆解説参照

資料・本書分類基準

	資料			本書	
	資料名	分類	基準	分類	基準
妊娠	TGA	—	記載なし	—	記載なし
	Briggs		記載なし	—	記載なし

参考情報　FDA分類：記載なし

	資料名	分類	基準	分類	基準
授乳	WHO		記載なし	—	記載なし
	Briggs		記載なし	—	記載なし
	MMM	—	記載なし	—	記載なし

◆母乳移行情報

RID（％）	—
M/P	—

◆解説

【妊娠】・添付文書禁忌であるが，妊娠初期に偶発的に投与されても，臨床的に有意な胎児への影響はないと判断してよい医薬品に分類される[1]．

【授乳】＊概ね許容
・薬剤特性等より判断

◆添付文書記載

【妊娠】禁忌（特に妊娠約3カ月以内）
・動物実験で有害事象の報告あり

【授乳】授乳回避

◆薬物動態

Tmax（hr）	2
T1/2（hr）	5.3

🔴 抗アレルギー薬

スプラタスト
suplatast tosilate

【医薬品名】アイピーディカプセル

総合分類

	分類	基準
妊娠	—	記載なし
授乳	—	記載なし

 資料・本書分類基準

	資料名	分類	基準	分類	基準
妊娠	TGA	—	記載なし	—	記載なし
	Briggs	記載なし		—	記載なし

参考情報　FDA 分類：記載なし

	資料名	分類	基準	分類	基準
授乳	WHO	記載なし		—	記載なし
	Briggs	記載なし		—	記載なし
	MMM	—	記載なし	—	記載なし

◆母乳移行情報

RID（％）	—
M/P	—

◆解説

特記事項なし

◆添付文書記載

【妊娠】有益性投与
【授乳】授乳中止

◆薬物動態

Tmax（hr）	3.4±0.5（スプラタスト），5.6±0.9（代謝物）
T1/2（hr）	2.8±0.8（スプラタスト）

抗アレルギー薬

モメタゾンフラン水和物
mometasone

【医薬品名】ナゾネックス点鼻液

総合分類

	分類	基準
妊娠	III	要確認
授乳	II	概ね許容

◆解説参照

資料・本書分類基準

		資料			本書	
	資料名	分類	基準		分類	基準
妊娠	TGA	B3	妊婦の使用経験は少ないが，奇形や有害作用の頻度は増加していない．動物試験では奇形や有害作用が増加している．		III	要確認
	Briggs		ヒトデータはないが薬の特性より概ね両立可能		III	要確認

参考情報　FDA分類：危険性は否定できない

	資料名	分類	基準		分類	基準
授乳	WHO		記載なし		—	記載なし
	Briggs		ヒトデータはないが，哺乳児に重大な危険性はなく概ね可能		II	概ね許容
	MMM	L3	有益性投与		II	概ね許容

◆母乳移行情報

RID（%）	—
M/P	—

◆解説

【妊娠】＊概ね許容（外用薬）
　　　　・投与経路より判断

◆添付文書記載

【妊娠】有益性投与
【授乳】—

◆薬物動態

Tmax（hr）	—
T1/2（hr）	—

🔴 糖尿病治療薬

インスリン アスパルト（遺伝子組換え）
insulin aspart

【医薬品名】ノボラピッド注フレックスタッチ

総合分類		
	分類	基準
妊娠	II	概ね許容
授乳	＊	―

◆解説参照

資料・本書分類基準

		資料			本書	
	資料名	分類	基準		分類	基準
妊娠	TGA	A	多数の妊婦に使用されたが，奇形や有害作用の頻度は増加していない．		I	許容
	Briggs		ヒトデータは限られているが薬の特性より概ね両立可能		II	概ね許容

参考情報　FDA分類：ヒトでの危険性の証拠はない

	資料名	分類	基準		分類	基準
授乳	WHO	記載なし			―	記載なし
	Briggs	両立可能			I	許容
	MMM	―	記載なし		―	記載なし

◆母乳移行情報

RID（%）	―
M/P	―

◆解説

【妊娠】・糖代謝異常合併妊娠では，食事療法，運動療法実施後，目標血糖値を達成できない場合にはインスリン療法を行う[1,9]．

【授乳】＊許容
・薬剤特性等により判断

◆添付文書記載

【妊娠】慎重投与
【授乳】―

◆薬物動態

Tmax（hr）	39.2±18.8 分
T1/2（hr）	―

212　III. 医薬品各論

🔴 糖尿病治療薬

インスリン デグルデク（遺伝子組換え）
insulin degludec

【医薬品名】トレシーバ注フレックスタッチ

総合分類		
	分類	基準
妊娠	＊	―
授乳	＊	―

◆解説参照

資料・本書分類基準

		資料		本書	
	資料名	分類	基準	分類	基準
妊娠	TGA	―	記載なし	―	記載なし
	Briggs		ヒトデータはないが，動物データから危険性は低い．	II	概ね許容

参考情報　FDA分類：危険性は否定できない

	資料名	分類	基準	分類	基準
授乳	WHO	記載なし		―	記載なし
	Briggs	ヒトデータはないが哺乳児に重大な危険性はなく概ね可能		II	概ね許容
	MMM	―	記載なし	―	記載なし

◆母乳移行情報

RID（％）	―
M/P	―

◆解説

【妊娠】・研究が少なく明確な情報は示されていない．

◆添付文書記載

【妊娠】慎重投与
【授乳】―

◆薬物動態

Tmax（hr）	―
T1/2 （hr）	18

III. 医薬品各論　213

糖尿病治療薬

インスリン デテミル（遺伝子組換え）
insulin detemir

【医薬品名】レベミル注フレックスペン

総合分類

	分類	基準
妊娠	I	許容
授乳	*	―

◆解説参照

資料・本書分類基準

	資料名	分類	基準	分類	基準
妊娠	TGA	A	多数の妊婦に使用されたが，奇形や有害作用の頻度は増加していない．	I	許容
	Briggs	両立可能		I	許容

参考情報　FDA分類：ヒトでの危険性の証拠はない

	資料名	分類	基準	分類	基準
授乳	WHO	記載なし		―	記載なし
	Briggs	両立可能		I	許容
	MMM	―	記載なし	―	記載なし

◆ 母乳移行情報

RID（％）	―
M/P	―

◆ 解説

【妊娠】・糖代謝異常合併妊娠では，食事療法，運動療法実施後，目標血糖値を達成できない場合にはインスリン療法を行う[1, 9]．
【授乳】＊許容
・薬剤特性等より判断

◆ 添付文書記載

【妊娠】慎重投与
【授乳】―

◆ 薬物動態

Tmax（hr）	5.5
T1/2（hr）	―

糖尿病治療薬

インスリン グラルギン（遺伝子組換え）
insulin glargine

【医薬品名】ランタス注ソロスター

総合分類

	分類	基準
妊娠	III	要確認
授乳	I	許容

◆解説参照

資料・本書分類基準

			資料		本書	
	資料名	分類	基準		分類	基準
妊娠	TGA	B3	妊婦の使用経験は少ないが，奇形や有害作用の頻度は増加していない．動物試験では奇形や有害作用が増加している．		III	要確認
	Briggs	両立可能			I	許容

参考情報　FDA分類：危険性は否定できない

	資料名	分類	基準		分類	基準
授乳	WHO	記載なし			—	記載なし
	Briggs	両立可能			I	許容
	MMM	L1	可能		I	許容

◆母乳移行情報

RID（%）	—
M/P	—

◆解説

【妊娠】・糖代謝異常合併妊娠では，食事療法，運動療法実施後，目標血糖値を達成できない場合にはインスリン療法を行う[1, 9]．

◆添付文書記載

【妊娠】慎重投与
【授乳】—

◆薬物動態

Tmax（hr）	—
T1/2 （hr）	—

III. 医薬品各論　　215

糖尿病治療薬

インスリン グルリジン（遺伝子組換え）
insulin glulisine

【医薬品名】アピドラ注ソロスター

総合分類

	分類	基準
妊娠	III	要確認
授乳	*	—

◆解説参照

資料・本書分類基準

		資料			本書	
	資料名	分類	基準		分類	基準
妊娠	TGA	B3	妊婦の使用経験は少ないが，奇形や有害作用の頻度は増加していない．動物試験では奇形や有害作用が増加している．		III	要確認
	Briggs		ヒトデータはないが薬の特性より概ね両立可能		III	要確認

参考情報　FDA分類：危険性は否定できない

	資料名	分類	基準	分類	基準
授乳	WHO		記載なし	—	記載なし
	Briggs		両立可能	I	許容
	MMM	—	記載なし	—	記載なし

◆母乳移行情報

RID（%）	—
M/P	—

◆解説

【妊娠】・研究が少なく明確な情報は示されていない．
【授乳】＊許容
　　　　・薬剤特性等より判断

◆添付文書記載

【妊娠】慎重投与
【授乳】—

◆薬物動態

Tmax（hr）	50分
T1/2（hr）	—

🔴 糖尿病治療薬

インスリン リスプロ（遺伝子組換え）
insulin lispro

【医薬品名】ヒューマログ注ミリオペン

総合分類		
	分類	基準
妊娠	I	許容
授乳	*	―

◆解説参照

資料・本書分類基準

妊娠	資料				本書	
	資料名	分類	基準		分類	基準
	TGA	A	多数の妊婦に使用されたが，奇形や有害作用の頻度は増加していない．		I	許容
	Briggs	両立可能			I	許容

参考情報　FDA分類：ヒトでの危険性の証拠はない

授乳	資料名	分類	基準	分類	基準
	WHO	記載なし		―	記載なし
	Briggs	両立可能		I	許容
	MMM	―	記載なし	―	記載なし

◆母乳移行情報

RID（%）	―
M/P	―

◆解説

【妊娠】・糖代謝異常合併妊娠では，食事療法，運動療法実施後，目標血糖値を達成できない場合にはインスリン療法を行う[1,9]．

【授乳】 ＊許容
　　　・薬剤特性等より判断

◆添付文書記載

【妊娠】慎重投与
【授乳】―

◆薬物動態

Tmax（hr）	40.8分
T1/2 （hr）	43.7分

III. 医薬品各論　217

糖尿病治療薬

ヒトインスリン（遺伝子組換え）
insulin（human）

【医薬品名】ノボリンR注フレックスペン

総合分類

	分類	基準
妊娠	＊	―
授乳	I	許容

◆解説参照

資料・本書分類基準

		資料		本書	
	資料名	分類	基準	分類	基準
妊娠	TGA	―	記載なし	―	記載なし
	Briggs		両立可能	I	許容

参考情報　FDA分類：ヒトでの危険性の証拠はない

	資料名	分類	基準	分類	基準
授乳	WHO		授乳中投与可能	I	許容
	Briggs		両立可能	I	許容
	MMM	L1	可能	I	許容

◆母乳移行情報

RID（%）	―
M/P	―

◆解説

【妊娠】＊許容
・薬剤特性等より判断
・糖代謝異常合併妊娠では，食事療法，運動療法実施後，目標血糖値を達成できない場合にはインスリン療法を行う[1, 9]．

◆添付文書記載

【妊娠】慎重投与
【授乳】―

◆薬物動態

Tmax（hr）	0.84
T1/2（hr）	―

糖尿病治療薬

グリベンクラミド
glibenclamide

【医薬品名】オイグルコン錠

総合分類

	分類	基準
妊娠	III	要確認
授乳	II	概ね許容

◆解説参照

資料・本書分類基準

		資料			本書	
	資料名	分類	基準		分類	基準
妊娠	TGA	C	薬理作用による有害作用を引き起こす可能性があるが，催奇形性はない．		III	要確認
	Briggs		ヒトデータから妊娠全期間に渡りリスクは低い．		II	概ね許容

参考情報　FDA分類：記載なし

	資料名	分類	基準	分類	基準
授乳	WHO		授乳中投与可能，乳児の副作用を観察する．	II	概ね許容
	Briggs		限られたヒトデータから哺乳児に重大な危険性はなく概ね可能	II	概ね許容
	MMM	—	記載なし	—	記載なし

◆母乳移行情報

RID（%）	—
M/P	—

◆解説

【妊娠】・添付文書禁忌であるが，妊娠初期に偶発的に投与されても，臨床的に有意な胎児への影響はないと判断してよい医薬品に分類される[1]．
・SU剤は胎児循環に入る可能性があり，新生児低血糖を引き起こす可能性がある[3]．
・糖代謝異常合併妊娠では，食事療法，運動療法実施後，目標血糖値を達成できない場合にはインスリン療法を行う[1, 9]．

【授乳】・乳児の低血糖を観察する[2]．

◆添付文書記載

【妊娠】禁忌
　・動物実験で催奇形性の報告あり
　・スルホニルウレア系薬剤は胎盤を通過することが報告されており，新生児の低血糖，巨大児が認められている．

【授乳】授乳回避

◆薬物動態

Tmax（hr）	1.5
T1/2（hr）	2.7

糖尿病治療薬

グリクラジド
gliclazide

【医薬品名】グリミクロン錠

総合分類

	分類	基準
妊娠	＊	—
授乳	—	記載なし

◆解説参照

資料・本書分類基準

	資料名	分類	基準	分類	基準
妊娠	TGA	C	薬理作用による有害作用を引き起こす可能性があるが，催奇形性はない．	III	要確認
	Briggs		記載なし	—	記載なし

参考情報　FDA分類：記載なし

	資料名	分類	基準	分類	基準
授乳	WHO		記載なし	—	記載なし
	Briggs		記載なし	—	記載なし
	MMM	—	記載なし	—	記載なし

◆母乳移行情報

RID（％）	—
M/P	—

◆解説

【妊娠】・糖代謝異常合併妊娠では，食事療法，運動療法実施後，目標血糖値を達成できない場合にはインスリン療法を行う[1, 9]．
・SU剤は胎児循環に入る可能性があり，新生児低血糖を引き起こす可能性がある[3]．

◆添付文書記載

【妊娠】禁忌
・スルホニル尿素系薬剤は胎盤を通過することが報告されており，新生児の低血糖，巨大児が認められている．

【授乳】授乳中止

◆薬物動態

Tmax（hr）	4
T1/2（hr）	8.6

糖尿病治療薬

グリメピリド
glimepiride

【医薬品名】アマリール錠

総合分類

	分類	基準
妊娠	III	要確認
授乳	III	要確認

◆解説参照

資料・本書分類基準

		資料			本書	
	資料名	分類	基準		分類	基準
妊娠	TGA	C	薬理作用による有害作用を引き起こす可能性があるが，催奇形性はない．		III	要確認
	Briggs		ヒトデータは限られているが，動物データから危険性は低い．		II	概ね許容

参考情報　FDA分類：危険性は否定できない

	資料名	分類	基準		分類	基準
授乳	WHO		記載なし		—	記載なし
	Briggs		ヒトデータはないが，哺乳児に重大な危険性はなく概ね可能		II	概ね許容
	MMM	L4	悪影響を与える可能性あり注意		III	要確認

◆母乳移行情報

RID（%）	—
M/P	—

◆解説

【妊娠】・糖代謝異常合併妊娠では，食事療法，運動療法実施後，目標血糖値を達成できない場合にはインスリン療法を行う[1, 9]．
　　　・SU剤は胎児循環に入る可能性があり，新生児低血糖を引き起こす可能性がある[3]．

◆添付文書記載

【妊娠】禁忌
　　　・動物実験で催奇形性の報告あり
　　　・スルホニルウレア系薬剤は胎盤を通過することが報告されており，新生児の低血糖，巨大児が認められている．
【授乳】投与しないことが望ましい．

◆薬物動態

Tmax（hr）	1.33
T1/2（hr）	1.47

III. 医薬品各論　221

糖尿病治療薬

ナテグリニド
nateglinide

【医薬品名】 ファスティック錠

総合分類

	分類	基準
妊娠	III	要確認
授乳	III	要確認

◆解説参照

◆ 資料・本書分類基準

	資料名	分類	基準	分類	基準
妊娠	TGA	C	薬理作用による有害作用を引き起こす可能性があるが，催奇形性はない．	III	要確認
	Briggs		ヒトデータは限られているが，動物データから危険性は低い．	II	概ね許容

参考情報　FDA分類：危険性は否定できない

	資料名	分類	基準	分類	基準
授乳	WHO		記載なし	—	記載なし
	Briggs		ヒトデータはないが，哺乳児に悪影響を与える可能性がある．	III	要確認
	MMM	L3	有益性投与	II	概ね許容

◆母乳移行情報

RID（％）	—
M/P	—

◆解説

【妊娠】
- 糖代謝異常合併妊娠では，食事療法，運動療法実施後，目標血糖値を達成できない場合にはインスリン療法を行う[1, 9]．
- 胎児循環に入る可能性があり，新生児低血糖を引き起こす可能性がある[3]．

◆添付文書記載

【妊娠】 禁忌
- 動物実験で催奇形性・有害事象の報告あり

【授乳】 授乳回避

◆薬物動態

Tmax（hr）	0.92
T1/2（hr）	1.27

糖尿病治療薬

ミチグリニドカルシウム水和物
mitiglinide

【医薬品名】 グルファスト錠

総合分類

	分類	基準
妊娠	—	記載なし
授乳	—	記載なし

資料・本書分類基準

妊娠	資料			本書	
	資料名	分類	基準	分類	基準
	TGA	—	記載なし	—	記載なし
	Briggs	記載なし		—	記載なし

参考情報　FDA分類：記載なし

授乳	資料名	分類	基準	分類	基準
	WHO	記載なし		—	記載なし
	Briggs	記載なし		—	記載なし
	MMM	—	記載なし	—	記載なし

◆母乳移行情報

RID（%）	—
M/P	—

◆解説
特記事項なし

◆添付文書記載
【妊娠】 禁忌
・動物実験で有害事象の報告あり
【授乳】 授乳回避

◆薬物動態

Tmax（hr）	0.23
T1/2 （hr）	1.19

III. 医薬品各論　　223

糖尿病治療薬

レパグリニド
repaglinide

【医薬品名】 シュアポスト錠

総合分類

	分類	基準
妊娠	III	要確認
授乳	III	要確認

◆解説参照

◆資料・本書分類基準

	資料			本書	
	資料名	分類	基準	分類	基準
妊娠	TGA	C	薬理作用による有害作用を引き起こす可能性があるが，催奇形性はない．	III	要確認
	Briggs		限られたヒトデータと動物データから危険性は中等度	III	要確認

参考情報　FDA分類：危険性は否定できない

	資料名	分類	基準	分類	基準
授乳	WHO		記載なし	—	記載なし
	Briggs		ヒトデータはないが，哺乳児に悪影響を与える可能性がある．	III	要確認
	MMM	L4	悪影響を与える可能性あり注意	III	要確認

◆母乳移行情報

RID（％）	—
M/P	—

◆解説

【妊娠】・糖代謝異常合併妊娠では，食事療法，運動療法実施後，目標血糖値を達成できない場合にはインスリン療法を行う[1, 9]．
・胎児循環に入る可能性があり，新生児低血糖を引き起こす可能性がある[3]．

◆添付文書記載

【妊娠】禁忌
・安全性は確立していない．動物実験で有害事象の報告あり
【授乳】投与することを避け，やむを得ず投与する場合は授乳中止

◆薬物動態

Tmax（hr）	62.5±87.2分
T1/2（hr）	46.4±12.6分

🔴 糖尿病治療薬

メトホルミン塩酸塩
metformin

【医薬品名】メトグルコ錠

総合分類

	分類	基準
妊娠	III	要確認
授乳	I	許容

◆解説参照

9
糖尿病治療薬

🟣 資料・本書分類基準

			資料		本書	
	資料名	分類	基準		分類	基準
妊娠	TGA	C	薬理作用による有害作用を引き起こす可能性があるが, 催奇形性はない.		III	要確認
	Briggs		ヒトデータから妊娠全期間に渡りリスクは低い.		II	概ね許容

参考情報　FDA分類：ヒトでの危険性の証拠はない

	資料名	分類	基準		分類	基準
授乳	WHO	記載なし			—	記載なし
	Briggs	両立可能			I	許容
	MMM	L1	可能		I	許容

◆母乳移行情報

RID（%）	0.3–0.7
M/P	0.35–0.63

◆解説

【妊娠】・糖代謝異常合併妊娠では，食事療法，運動療法実施後，目標血糖値を達成できない場合にはインスリン療法を行う[1,9].
・添付文書禁忌であるが，妊娠初期に偶発的に投与されても，臨床的に有意な胎児への影響はないと判断してよい医薬品に分類される[1].
・多嚢胞性卵巣症候群の排卵障害治療に使用されることがある.

◆添付文書記載

【妊娠】禁忌
・動物実験で催奇形性・有害事象の報告あり
・妊婦は乳酸アシドーシスを起こしやすい.
【授乳】投与することを避け，やむを得ず投与する場合は授乳中止

◆薬物動態

Tmax（hr）	1.9 ± 1.1
T1/2（hr）	2.9 ± 0.6

III. 医薬品各論　　225

● 糖尿病治療薬

アカルボース
acarbose

【医薬品名】 グルコバイ錠

総合分類

	分類	基準
妊娠	III	要確認
授乳	II	概ね許容

◆解説参照

● 資料・本書分類基準

	資料名	分類	基準	分類	基準
妊娠	TGA	B3	妊婦の使用経験は少ないが，奇形や有害作用の頻度は増加していない．動物試験では奇形や有害作用が増加している．	III	要確認
	Briggs		ヒトデータは限られているが，動物データから危険性は低い．	II	概ね許容

参考情報　FDA分類：ヒトでの危険性の証拠はない

	資料名	分類	基準	分類	基準
授乳	WHO		記載なし	—	記載なし
	Briggs		ヒトデータはないが，哺乳児に重大な危険性はなく概ね可能	II	概ね許容
	MMM	L3	有益性投与	II	概ね許容

◆母乳移行情報

RID（%）	—
M/P	—

◆解説

【妊娠】・糖代謝異常合併妊娠では，食事療法，運動療法実施後，目標血糖値を達成できない場合にはインスリン療法を行う[1, 9]．

◆添付文書記載

【妊娠】禁忌
　　　・安全性は確立していない．
【授乳】投与しないことが望ましい．

◆薬物動態

Tmax（hr）	1.70±0.4
T1/2（hr）	—

（300mg 単回投与）

糖尿病治療薬

ボグリボース
voglibose

【医薬品名】ベイスン錠

総合分類

	分類	基準
妊娠	−	記載なし
授乳	−	記載なし

◆**解説**参照

資料・本書分類基準

妊娠	資料				本書	
	資料名	分類	基準		分類	基準
	TGA	−	記載なし		−	記載なし
	Briggs	記載なし			−	記載なし

参考情報　FDA分類：記載なし

授乳	資料名	分類	基準		分類	基準
	WHO	記載なし			−	記載なし
	Briggs	記載なし			−	記載なし
	MMM	−	記載なし		−	記載なし

◆母乳移行情報

RID（%）	−
M/P	−

◆解説

【妊娠】・糖代謝異常合併妊娠では，食事療法，運動療法実施後，目標血糖値を達成できない場合にはインスリン療法を行う[1,9].

◆添付文書記載

【妊娠】有益性投与

【授乳】投与は避けることが望ましいが，やむを得ず投与する場合は授乳回避

◆薬物動態

Tmax（hr）	−
T1/2　（hr）	−

● 糖尿病治療薬

ミグリトール
miglitol

【医薬品名】セイブル錠

総合分類

	分類	基準
妊娠	III	要確認
授乳	II	概ね許容

◆解説参照

● 資料・本書分類基準

		資料		本書	
	資料名	分類	基準	分類	基準
妊娠	TGA	B3	妊婦の使用経験は少ないが，奇形や有害作用の頻度は増加していない．動物試験では奇形や有害作用が増加している．	III	要確認
	Briggs		ヒトデータはないが薬の特性より概ね両立可能	III	要確認

参考情報　FDA分類：ヒトでの危険性の証拠はない

	資料名	分類	基準	分類	基準
授乳	WHO		記載なし	—	記載なし
	Briggs		限られたヒトデータから哺乳児に重大な危険性はなく概ね可能	II	概ね許容
	MMM	L2	概ね可能	II	概ね許容

◆母乳移行情報

RID（%）	0.4
M/P	—

◆解説
【妊娠】・糖代謝異常合併妊娠では，食事療法，運動療法実施後，目標血糖値を達成できない場合にはインスリン療法を行う[1, 9]．

◆添付文書記載
【妊娠】禁忌
　　　・安全性は確立していない．動物実験で有害事象の報告あり
【授乳】投与は避けることが望ましいが，やむを得ず投与する場合は授乳回避

◆薬物動態

Tmax（hr）	2.42±0.7
T1/2（hr）	2.20±0.5

🔴 糖尿病治療薬

ピオグリタゾン塩酸塩
pioglitazone

【医薬品名】 アクトス錠

総合分類

	分類	基準
妊娠	III	要確認
授乳	II	概ね許容

◆解説参照

資料・本書分類基準

	資料名	分類	基準	分類	基準
			資料	本書	
妊娠	TGA	B3	妊婦の使用経験は少ないが，奇形や有害作用の頻度は増加していない．動物試験では奇形や有害作用が増加している．	III	要確認
	Briggs		ヒトデータはないが動物データから危険性は中等度	III	要確認

参考情報　FDA分類：危険性は否定できない

	資料名	分類	基準	分類	基準
授乳	WHO		記載なし	—	記載なし
	Briggs		ヒトデータはないが哺乳児に重大な危険性はなく概ね可能	II	概ね許容
	MMM	L3	有益性投与	II	概ね許容

◆母乳移行情報

RID（%）	—
M/P	—

◆解説

【妊娠】 ・糖代謝異常合併妊娠では，食事療法，運動療法実施後，目標血糖値を達成できない場合にはインスリン療法を行う[1, 9]．

◆添付文書記載

【妊娠】 禁忌
　　　　・安全性は確立していない．動物実験で有害事象の報告あり
【授乳】 投与することを避け，やむを得ず投与する場合は授乳中止

◆薬物動態

Tmax（hr）	2.3±0.4
T1/2 （hr）	20.4±3.1

III. 医薬品各論　　229

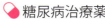 糖尿病治療薬

シタグリプチンリン酸塩水和物
sitagliptin

【医薬品名】グラクティブ錠, ジャヌビア

総合分類

	分類	基準
妊娠	III	要確認
授乳	II	概ね許容

◆解説参照

 資料・本書分類基準

		資料			本書	
	資料名	分類	基準		分類	基準
妊娠	TGA	B3	妊婦の使用経験は少ないが, 奇形や有害作用の頻度は増加していない. 動物試験では奇形や有害作用が増加している.		III	要確認
	Briggs		ヒトデータは限られているが, 動物データから危険性は低い.		II	概ね許容

参考情報　FDA分類：ヒトでの危険性の証拠はない

	資料名	分類	基準	分類	基準
授乳	WHO		記載なし	—	記載なし
	Briggs		ヒトデータはないが哺乳児に重大な危険性はなく概ね可能	II	概ね許容
	MMM	L3	有益性投与	II	概ね許容

◆母乳移行情報

RID（%）	—
M/P	—

◆解説

【妊娠】・糖代謝異常合併妊娠では, 食事療法, 運動療法実施後, 目標血糖値を達成できない場合にはインスリン療法を行う[1, 9].

◆添付文書記載

【妊娠】有益性投与
【授乳】授乳回避

◆薬物動態

Tmax（hr）	2
T1/2（hr）	11.4±2.4

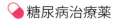 糖尿病治療薬

ビルダグリプチン
vildagliptin

【医薬品名】エクア錠

総合分類

	分類	基準
妊娠	＊	—
授乳	＊	—

◆解説参照

 資料・本書分類基準

		資料			本書	
	資料名	分類	基準		分類	基準
妊娠	TGA	B3	妊婦の使用経験は少ないが，奇形や有害作用の頻度は増加していない．動物試験では奇形や有害作用が増加している．		Ⅲ	要確認
	Briggs	記載なし			—	記載なし

参考情報　FDA分類：記載なし

	資料名	分類	基準	分類	基準
授乳	WHO	記載なし		—	記載なし
	Briggs	記載なし		—	記載なし
	MMM	L3	有益性投与	Ⅱ	概ね許容

◆**母乳移行情報**

RID（％）	—
M/P	—

◆**解説**

【妊娠】・糖代謝異常合併妊娠では，食事療法，運動療法実施後，目標血糖値を達成できない場合にはインスリン療法を行う[1, 9]．

◆**添付文書記載**

【妊娠】投与しないことが望ましい．
【授乳】投与することを避け，やむを得ず投与する場合は授乳中止

◆**薬物動態**

Tmax（hr）	1.5
T1/2 （hr）	1.77±0.2

● 糖尿病治療薬

アログリプチン安息香酸塩
alogliptin

【医薬品名】 ネシーナ錠

総合分類

	分類	基準
妊娠	IV	要確認
授乳	*	—

◆解説参照

● 資料・本書分類基準

妊娠	資料名	分類	基準	分類	基準
	TGA	B3	妊婦の使用経験は少ないが，奇形や有害作用の頻度は増加していない．動物試験では奇形や有害作用が増加している．	III	要確認
	Briggs		ヒトデータはないが，動物データから危険性は低い．	II	概ね許容

参考情報　FDA分類：ヒトでの危険性の証拠はない

授乳	資料名	分類	基準	分類	基準
	WHO		記載なし	—	記載なし
	Briggs		ヒトデータはないが，哺乳児に重大な危険性はなく概ね可能	II	概ね許容
	MMM	—	記載なし	—	記載なし

◆母乳移行情報

RID（%）	—
M/P	—

◆解説

【妊娠】・糖代謝異常合併妊娠では，食事療法，運動療法実施後，目標血糖値を達成できない場合にはインスリン療法を行う[1, 9]．

◆添付文書記載

【妊娠】有益性投与
【授乳】投与することを避け，やむを得ず投与する場合は授乳中止

◆薬物動態

Tmax（hr）	1.1±0.3
T1/2（hr）	17.1±2.0

🔴 糖尿病治療薬

リナグリプチン
linagliptin

【医薬品名】トラゼンタ錠

総合分類		
	分類	基準
妊娠	III	要確認
授乳	II	概ね許容

◆解説参照

🟣 資料・本書分類基準

妊娠	資料			本書	
	資料名	分類	基準	分類	基準
	TGA	B3	妊婦の使用経験は少ないが，奇形や有害作用の頻度は増加していない．動物試験では奇形や有害作用が増加している．	III	要確認
	Briggs		ヒトデータはないが動物データから危険性は低い．	II	概ね許容

参考情報　FDA分類：ヒトでの危険性の証拠はない

授乳	資料名	分類	基準	分類	基準
	WHO		記載なし	—	記載なし
	Briggs		ヒトデータはないが哺乳児に重大な危険性はなく概ね可能	II	概ね許容
	MMM	L3	有益性投与	II	概ね許容

◆母乳移行情報

RID（%）	—
M/P	4（動物データ）

◆解説

【妊娠】・糖代謝異常合併妊娠では，食事療法，運動療法実施後，目標血糖値を達成できない場合にはインスリン療法を行う[1,9]．

◆添付文書記載

【妊娠】有益性投与
【授乳】投与することを避け，やむを得ず投与する場合は授乳中止

◆薬物動態

Tmax（hr）	6
T1/2　（hr）	105 ± 8.3

III. 医薬品各論　233

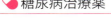
糖尿病治療薬

テネリグリプチン臭化水素酸塩水和物
teneligliptin

【医薬品名】テネリア錠

総合分類

	分類	基準
妊娠	—	記載なし
授乳	—	記載なし

資料・本書分類基準

	資料名	分類	基準	分類	基準
妊娠	TGA	—	記載なし	—	記載なし
	Briggs	記載なし		—	記載なし

参考情報　FDA分類：記載なし

	資料名	分類	基準	分類	基準
授乳	WHO	記載なし		—	記載なし
	Briggs	記載なし		—	記載なし
	MMM	—	記載なし	—	記載なし

◆母乳移行情報

RID（%）	—
M/P	—

◆解説

特記事項なし

◆添付文書記載

【妊娠】有益性投与
【授乳】授乳回避

◆薬物動態

Tmax（hr）	1.8
T1/2（hr）	24.2±5.0

🔴 糖尿病治療薬

アナグリプチン
anagliptin

【医薬品名】 スイニー錠

総合分類

	分類	基準
妊娠	ー	記載なし
授乳	ー	記載なし

資料・本書分類基準

		資料			本書	
	資料名	分類	基準		分類	基準
妊娠	TGA	ー	記載なし		ー	記載なし
	Briggs	記載なし			ー	記載なし

参考情報　FDA分類：記載なし

	資料名	分類	基準		分類	基準
授乳	WHO	記載なし			ー	記載なし
	Briggs	記載なし			ー	記載なし
	MMM	ー	記載なし		ー	記載なし

◆母乳移行情報

RID（%）	ー
M/P	ー

◆解説

特記事項なし

◆添付文書記載

【妊娠】有益性投与
【授乳】投与することを避け，やむを得ず投与する場合は授乳中止

◆薬物動態

Tmax（hr）	0.92±0.2
T1/2 （hr）	約2（α），約6（β）

● 糖尿病治療薬

サキサグリプチン水和物
saxagliptin

【医薬品名】 オングリザ錠

総合分類

	分類	基準
妊娠	III	要確認
授乳	*	—

◆解説参照

資料・本書分類基準

	資料			本書	
	資料名	分類	基準	分類	基準
妊娠	TGA	B3	妊婦の使用経験は少ないが，奇形や有害作用の頻度は増加していない．動物試験では奇形や有害作用が増加している．	III	要確認
	Briggs		ヒトデータはないが動物データから危険性は低い．	II	概ね許容

参考情報　FDA分類：ヒトでの危険性の証拠はない

	資料名	分類	基準	分類	基準
授乳	WHO		記載なし	—	記載なし
	Briggs		ヒトデータはないが哺乳児に重大な危険性はなく概ね可能	II	概ね許容
	MMM	—	記載なし	—	記載なし

◆母乳移行情報

RID（％）	—
M/P	—

◆解説

【妊娠】・糖代謝異常合併妊娠では，食事療法，運動療法実施後，目標血糖値を達成できない場合にはインスリン療法を行う[1, 9]．

◆添付文書記載

【妊娠】有益性投与
【授乳】投与することを避け，やむを得ず投与する場合は授乳中止

◆薬物動態

Tmax（hr）	2
T1/2（hr）	9.4±0.8

● 糖尿病治療薬

トレラグリプチン
trelagliptin

【医薬品名】ザファテック錠

総合分類		
	分類	基準
妊娠	―	記載なし
授乳	―	記載なし

● 資料・本書分類基準

		資料			本書	
妊娠	資料名	分類	基準		分類	基準
	TGA	―	記載なし		―	記載なし
	Briggs	記載なし			―	記載なし

参考情報　FDA 分類：記載なし

	資料名	分類	基準		分類	基準
授乳	WHO	記載なし			―	記載なし
	Briggs	記載なし			―	記載なし
	MMM	―	記載なし		―	記載なし

◆母乳移行情報

RID（%）	―
M/P	―

◆解説

特記事項なし

◆添付文書記載

【妊娠】有益性投与
【授乳】投与することを避け，やむを得ず投与する場合は授乳中止

◆薬物動態

Tmax（hr）	1.3
T1/2（hr）	54.3

III. 医薬品各論　　237

糖尿病治療薬

リラグルチド（遺伝子組換え）
liraglutide

【医薬品名】ビクトーザ皮下注

総合分類

	分類	基準
妊娠	III	要確認
授乳	II	概ね許容

◆解説参照

資料・本書分類基準

	資料名	分類	基準	分類	基準
妊娠	TGA	B3	妊婦の使用経験は少ないが，奇形や有害作用の頻度は増加していない．動物試験では奇形や有害作用が増加している．	III	要確認
	Briggs		ヒトデータはないが動物データから危険性は高い．	III	要確認

参考情報　FDA分類：危険性は否定できない

	資料名	分類	基準	分類	基準
授乳	WHO		記載なし	—	記載なし
	Briggs		ヒトデータはないが哺乳児に重大な危険性はなく概ね可能	II	概ね許容
	MMM	L3	有益性投与	II	概ね許容

◆母乳移行情報

RID（%）	—
M/P	—

◆解説

【妊娠】・糖代謝異常合併妊娠では，食事療法，運動療法実施後，目標血糖値を達成できない場合にはインスリン療法を行う[1, 9]．

◆添付文書記載

【妊娠】投与しないこと
【授乳】授乳回避

◆薬物動態

Tmax（hr）	7.5-11
T1/2（hr）	10-11

糖尿病治療薬

エキセナチド
exenatide

【医薬品名】バイエッタ皮下注ペン

総合分類

	分類	基準
妊娠	III	要確認
授乳	II	概ね許容

◆解説参照

資料・本書分類基準

		資料			本書	
	資料名	分類	基準		分類	基準
妊娠	TGA	C	薬理作用による有害作用を引き起こす可能性があるが，催奇形性はない．		III	要確認
	Briggs		ヒトデータはないが動物データから危険性は中等度		III	要確認

参考情報　FDA 分類：危険性は否定できない

	資料名	分類	基準	分類	基準
授乳	WHO		記載なし	—	記載なし
	Briggs		ヒトデータはないが哺乳児に重大な危険性はなく概ね可能	II	概ね許容
	MMM	L3	有益性投与	II	概ね許容

◆母乳移行情報

RID（%）	—
M/P	—

◆解説

【妊娠】・糖代謝異常合併妊娠では，食事療法，運動療法実施後，目標血糖値を達成できない場合にはインスリン療法を行う[1, 9].

◆添付文書記載

【妊娠】投与しないこと
【授乳】授乳中止

◆薬物動態

Tmax（hr）	1.5
T1/2（hr）	1.27

● 糖尿病治療薬

リキシセナチド
lixisenatide

【医薬品名】リキスミア皮下注

総合分類

	分類	基準
妊娠	—	記載なし
授乳	—	記載なし

● 資料・本書分類基準

	資料名	資料 分類	基準	本書 分類	基準
妊娠	TGA	—	記載なし	—	記載なし
	Briggs	記載なし		—	記載なし

参考情報　FDA分類：記載なし

	資料名	分類	基準	分類	基準
授乳	WHO	記載なし		—	記載なし
	Briggs	記載なし		—	記載なし
	MMM	—	記載なし	—	記載なし

◆母乳移行情報

RID（%）	—
M/P	—

◆解説
特記事項なし

◆添付文書記載
【妊娠】投与しないこと
【授乳】投与することを避け，やむを得ず投与する場合は授乳中止

◆薬物動態

Tmax（hr）	1.5
T1/2（hr）	2.01

● 糖尿病治療薬

イプラグリフロジン L−プロリン
ipragliflozin L-proline

【医薬品名】スーグラ錠

総合分類		
	分類	基準
妊娠	−	記載なし
授乳	−	記載なし

● 資料・本書分類基準

	資料				本書	
妊娠	資料名	分類	基準		分類	基準
	TGA	−	記載なし		−	記載なし
	Briggs	記載なし			−	記載なし

参考情報　FDA 分類：記載なし

	資料名	分類	基準		分類	基準
授乳	WHO	記載なし			−	記載なし
	Briggs	記載なし			−	記載なし
	MMM	−	記載なし		−	記載なし

◆母乳移行情報

RID（%）	−
M/P	−

◆解説

　特記事項なし

◆添付文書記載

【妊娠】投与しないこと
【授乳】授乳回避

◆薬物動態

Tmax（hr）	2.33±1.2
T1/2（hr）	11.71±2.0

III. 医薬品各論　241

糖尿病治療薬

ダパグリフロジンプロピレングリコール水和物
dapagliflozin

【医薬品名】フォシーガ錠

総合分類

	分類	基準
妊娠	III	要確認
授乳	*	—

◆解説参照

資料・本書分類基準

	資料名	分類	基準	分類	基準
妊娠	TGA	D	ヒトでの奇形や有害作用を増加する証拠がある.	III	要確認
	Briggs		ヒトデータはないが, 動物データから危険性は低い.	II	概ね許容

参考情報　FDA分類：危険性は否定できない

	資料名	分類	基準	分類	基準
授乳	WHO		記載なし	—	記載なし
	Briggs		ヒトデータはないが哺乳児に悪影響を与える可能性がある.	III	要確認
	MMM	—	記載なし	—	記載なし

◆母乳移行情報

RID (%)	—
M/P	—

◆解説

【妊娠】・糖代謝異常合併妊娠では，食事療法，運動療法実施後，目標血糖値を達成できない場合にはインスリン療法を行う[1, 9].

◆添付文書記載

【妊娠】投与しないこと
【授乳】投与することを避け，やむを得ず投与する場合は授乳中止

◆薬物動態

Tmax (hr)	1.25
T1/2 (hr)	12.1±7.8

🔴 糖尿病治療薬

ルセオグリフロジン
luseogliflozin

【医薬品名】ルセフィ錠

総合分類		
	分類	基準
妊娠	—	記載なし
授乳	—	記載なし

資料・本書分類基準

		資料			本書	
	資料名	分類	基準		分類	基準
妊娠	TGA	—	記載なし		—	記載なし
	Briggs	記載なし			—	記載なし

参考情報　FDA分類：記載なし

	資料名	分類	基準		分類	基準
授乳	WHO	記載なし			—	記載なし
	Briggs	記載なし			—	記載なし
	MMM	—	記載なし		—	記載なし

◆母乳移行情報

RID（%）	—
M/P	—

◆解説

特記事項なし

◆添付文書記載

【妊娠】投与しないこと
【授乳】授乳回避

◆薬物動態

Tmax（hr）	1.11±0.5（ルセオグリフロジン）， 5.44±4.2（活性代謝物 M2）
T1/2　（hr）	11.2±1.1（ルセオグリフロジン）， 13.4±1.1（活性代謝物 M2）

III. 医薬品各論　243

糖尿病治療薬

トホグリフロジン水和物
tofogliflozin

【医薬品名】 アプルウェイ錠，デベルザ錠

総合分類		
	分類	基準
妊娠	―	記載なし
授乳	―	記載なし

資料・本書分類基準

		資料		本書	
	資料名	分類	基準	分類	基準
妊娠	TGA	― 記載なし		―	記載なし
	Briggs	記載なし		―	記載なし

参考情報 FDA分類：記載なし

	資料名	分類	基準	分類	基準
授乳	WHO	記載なし		―	記載なし
	Briggs	記載なし		―	記載なし
	MMM	― 記載なし		―	記載なし

◆母乳移行情報

RID（%）	―
M/P	―

◆解説

特記事項なし

◆添付文書記載

【妊娠】投与しないこと
【授乳】授乳回避

◆薬物動態

Tmax （hr）	1.10 ± 0.4
T1/2 （hr）	5.40 ± 0.6

244　III．医薬品各論

糖尿病治療薬

カナグリフロジン水和物
canagliflozin

【医薬品名】カナグル錠

総合分類		
	分類	基準
妊娠	III	要確認
授乳	＊	―

◆解説参照

資料・本書分類基準

		資料			本書	
	資料名	分類	基準		分類	基準
妊娠	TGA	C	薬理作用による有害作用を引き起こす可能性があるが，催奇形性はない．		III	要確認
	Briggs		ヒトデータはないが，動物データから危険性は低い．		II	概ね許容

参考情報　FDA 分類: 危険性は否定できない

	資料名	分類	基準		分類	基準
授乳	WHO	記載なし			―	記載なし
	Briggs	ヒトデータはないが哺乳児に悪影響を与える可能性がある．			III	要確認
	MMM	―	記載なし		―	記載なし

◆母乳移行情報

RID（%）	―
M/P	―

◆解説

【妊娠】・糖代謝異常合併妊娠では，食事療法，運動療法実施後，目標血糖値を達成できない場合にはインスリン療法を行う[1, 9]．

◆添付文書記載

【妊娠】投与しないこと
【授乳】授乳回避

◆薬物動態

Tmax（hr）	1
T1/2 （hr）	10.2±1.9

III. 医薬品各論　　245

🔴 糖尿病治療薬

エンパグリフロジン
empagliflozin

【医薬品名】ジャディアンス錠

総合分類		
	分類	基準
妊娠	III	要確認
授乳	*	—

◆解説参照

🟣 資料・本書分類基準

妊娠	資料			本書	
	資料名	分類	基準	分類	基準
	TGA	D	ヒトでの奇形や有害作用を増加する証拠がある.	III	要確認
	Briggs		ヒトデータはないが，動物データから危険性は低い.	II	概ね許容

参考情報　FDA分類：危険性は否定できない

授乳	資料名	分類	基準	分類	基準
	WHO	記載なし		—	記載なし
	Briggs	ヒトデータはないが哺乳児に悪影響を与える可能性がある.		III	要確認
	MMM	—	記載なし	—	記載なし

◆母乳移行情報

RID（%）	—
M/P	—

◆解説

【妊娠】・糖代謝異常合併妊娠では，食事療法，運動療法実施後，目標血糖値を達成できない場合にはインスリン療法を行う[1,9].

◆添付文書記載

【妊娠】投与しないこと
【授乳】授乳回避

◆薬物動態

Tmax（hr）	1.5
T1/2（hr）	9.9

痛風治療薬

アロプリノール
allopurinol

【医薬品名】アロシトール錠

総合分類

	分類	基準
妊娠	III	要確認
授乳	III	要確認

◆解説参照

資料・本書分類基準

	資料名	分類	基準	本書分類	基準
妊娠	TGA	B2	妊婦の使用経験は少ないが，奇形や有害作用の頻度は増加していない．動物試験は不十分だが，入手しうる情報では奇形や有害作用の頻度は増加しない．	II	概ね許容
	Briggs		ヒトデータは限られ，危険性に相当する動物データがなく評価できない．	III	要確認

参考情報　FDA分類：危険性は否定できない

	資料名	分類	基準	分類	基準
授乳	WHO		授乳中投与可能	I	許容
	Briggs		限られたヒトデータから哺乳児に悪影響を与える可能性がある．	III	要確認
	MMM	L2	概ね可能	II	概ね許容

◆母乳移行情報

RID（％）	4.9
M/P	0.9-1.4

◆解説

【授乳】・1日300mg投与で乳児の血中濃度が治療量に近いとされる報告がある．母乳育児を中止する理由にはならないが，乳児のアレルギー反応，血算のモニタリングが必要とされている[4]．

◆添付文書記載

【妊娠】有益性投与
【授乳】投与しないことが望ましいが，やむを得ず投与する場合は授乳回避

◆薬物動態

Tmax（hr）	約2.1
T1/2（hr）	約1.6

痛風治療薬

コルヒチン
colchicine

【医薬品名】コルヒチン錠

総合分類

	分類	基準
妊娠	III	要確認
授乳	II	概ね許容

◆解説参照

◆ 資料・本書分類基準

	資料			本書	
	資料名	分類	基準	分類	基準
妊娠	TGA	D	ヒトでの奇形や有害作用を増加する証拠がある．	III	要確認
	Briggs		両立可能	I	許容

参考情報　FDA分類：危険性は否定できない

	資料名	分類	基準	分類	基準
授乳	WHO		授乳中投与可能	I	許容
	Briggs		限られたヒトデータから哺乳児に重大な危険性はなく概ね可能	II	概ね許容
	MMM	L3	有益性投与	II	概ね許容

◆母乳移行情報

RID（%）	2.1-31.47
M/P	―

◆解説

【妊娠】・コルヒチンによって細胞分裂が停止されるため，妊娠中は避けるべきである[3]．
・添付文書禁忌であるが，家族性地中海熱，他の医薬品では治療効果不十分なベーチェット病の場合，インフォームドコンセントを得た上で投与すべき医薬品とされている[1]．

◆添付文書記載

【妊娠】禁忌，有益性投与（家族性地中海熱の場合）
・動物実験で催奇形作用の報告あり
・妊娠中に本剤を服用した家族性地中海熱の患者において明確な催奇形性を示唆する報告はないが，ヒトでの使用経験は限られている．

【授乳】―

◆薬物動態

Tmax（hr）	1.01±0.6
T1/2（hr）	―

🔴 頻尿治療薬

フラボキサート塩酸塩
flavoxate

【医薬品名】 ブラダロン錠

総合分類		
	分類	基準
妊娠	＊	―
授乳	Ⅱ	概ね許容

◆解説参照

🔴 資料・本書分類基準

		資料		本書	
	資料名	分類	基準	分類	基準
妊娠	TGA	―	記載なし	―	記載なし
	Briggs		ヒトデータは限られているが，動物データから危険性は低い．	Ⅱ	概ね許容

参考情報　FDA分類：ヒトでの危険性の証拠はない

	資料名	分類	基準	分類	基準
授乳	WHO		記載なし	―	記載なし
	Briggs		ヒトデータはないが哺乳児に重大な危険性はなく概ね可能	Ⅱ	概ね許容
	MMM	L3	有益性投与	Ⅱ	概ね許容

◆母乳移行情報

RID（%）	―
M/P	―

◆解説

【妊娠】 ＊概ね許容
　　　　・情報は限られているが，薬剤特性等により判断

◆添付文書記載

【妊娠】 投与しないことが望ましい．
【授乳】 ―

◆薬物動態

Tmax（hr）	0.85±0.3
T1/2 （hr）	2.73±1.5

Ⅲ．医薬品各論　　249

● 頻尿治療薬

オキシブチニン塩酸塩
oxybutynin

【医薬品名】ポラキス錠

総合分類		
	分類	基準
妊娠	II	概ね許容
授乳	II	概ね許容

資料・本書分類基準

	資料			本書	
	資料名	分類	基準	分類	基準
妊娠	TGA	B1	妊婦の使用経験は少ないが，奇形や有害作用の頻度は増加していない．動物試験で有害作用の頻度は増加していない．	II	概ね許容
	Briggs		ヒトデータは限られているが，動物データから危険性は低い．	II	概ね許容

参考情報　FDA分類：ヒトでの危険性の証拠はない

	資料名	分類	基準	分類	基準
授乳	WHO		記載なし	—	記載なし
	Briggs		ヒトデータはないが哺乳児に重大な危険性はなく概ね可能	II	概ね許容
	MMM	L3	有益性投与	II	概ね許容

◆母乳移行情報

RID（%）	—
M/P	—

◆解説

特記事項なし

◆添付文書記載

【妊娠】投与しないことが望ましい
【授乳】禁忌
　　　　（動物で乳汁移行の報告あり）

◆薬物動態

Tmax（hr）	0.75 ± 0.1
T1/2（hr）	0.97 ± 0.1

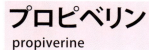

頻尿治療薬

プロピベリン
propiverine

【医薬品名】バップフォー錠

総合分類

	分類	基準
妊娠	—	記載なし
授乳	—	記載なし

● 資料・本書分類基準

妊娠	資料			本書	
	資料名	分類	基準	分類	基準
	TGA	—	記載なし	—	記載なし
	Briggs		記載なし	—	記載なし

参考情報　FDA分類：記載なし

授乳	資料名	分類	基準	分類	基準
	WHO		記載なし	—	記載なし
	Briggs		記載なし	—	記載なし
	MMM	—	記載なし	—	記載なし

◆母乳移行情報

RID（%）	—
M/P	—

◆解説

特記事項なし

◆添付文書記載

【妊娠】投与しないことが望ましい.
【授乳】授乳中止

◆薬物動態

Tmax（hr）	1.67±0.5（未変化体）， 1.04±0.4（代謝物 M-1）， 1.69±0.5（代謝物 M-2）
T1/2（hr）	14.78±3.1（未変化体）， 9.60±1.1（代謝物 M-1）， 10.07±2.0（代謝物 M-2）

🔴 頻尿治療薬

イミダフェナシン
imidafenacin

【医薬品名】 ステーブラ錠

総合分類		
	分類	基準
妊娠	－	記載なし
授乳	－	記載なし

⬤ 資料・本書分類基準

		資料		本書	
	資料名	分類	基準	分類	基準
妊娠	TGA	－	記載なし	－	記載なし
	Briggs	記載なし		－	記載なし

参考情報　FDA分類：記載なし

	資料名	分類	基準	分類	基準
授乳	WHO	記載なし		－	記載なし
	Briggs	記載なし		－	記載なし
	MMM	－	記載なし	－	記載なし

◆母乳移行情報

RID（%）	－
M/P	－

◆解説

特記事項なし

◆添付文書記載

【妊娠】 投与しないことが望ましい.

【授乳】 投与しないことが望ましいが, やむを得ず投与する場合は授乳中止

◆薬物動態

Tmax（hr）	1.3
T1/2（hr）	2.9±0.2

頻尿治療薬

コハク酸ソリフェナシン
solifenacin

【医薬品名】ベシケア錠

総合分類

	分類	基準
妊娠	III	要確認
授乳	III	要確認

資料・本書分類基準

	資料			本書	
	資料名	分類	基準	分類	基準
妊娠	TGA	B3	妊婦の使用経験は少ないが，奇形や有害作用の頻度は増加していない．動物試験では奇形や有害作用が増加している．	III	要確認
	Briggs		ヒトデータはないが動物データから危険性は中等度	III	要確認

参考情報　FDA分類：危険性は否定できない

	資料名	分類	基準	分類	基準
授乳	WHO		記載なし	—	記載なし
	Briggs		ヒトデータはないが哺乳児に重大な危険性はなく概ね可能	II	概ね許容
	MMM	L4	悪影響を与える可能性あり注意	III	要確認

◆母乳移行情報

RID（%）	—
M/P	—

◆解説

特記事項なし

◆添付文書記載

【妊娠】有益性投与
【授乳】授乳中止

◆薬物動態

Tmax（hr）	3.8 ± 1.2
T1/2（hr）	48.3 ± 18.2

III. 医薬品各論　253

● 頻尿治療薬

フェソテロジンフマル酸塩
fesoterodine

【医薬品名】トビエース錠

総合分類		
	分類	基準
妊娠	＊	―
授乳	II	概ね許容

● 資料・本書分類基準

		·資料			本書	
	資料名	分類	基準		分類	基準
妊娠	TGA	―	記載なし		―	記載なし
	Briggs		ヒトデータはないが動物データから危険性は低い.		II	概ね許容

参考情報　FDA分類：危険性は否定できない

	資料名	分類	基準		分類	基準
授乳	WHO	記載なし			―	記載なし
	Briggs		ヒトデータはないが哺乳児に重大な危険性はなく概ね可能		II	概ね許容
	MMM	L3	有益性投与		II	概ね許容

◆母乳移行情報

RID（%）	―
M/P	―

◆解説

特記事項なし

◆添付文書記載

【妊娠】有益性投与
【授乳】授乳回避

◆薬物動態

Tmax（hr）	5
T1/2（hr）	9.84±2.1

254　III. 医薬品各論

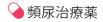 頻尿治療薬

ミラベグロン
mirabegron

【医薬品名】ベタニス錠

総合分類

	分類	基準
妊娠	III	要確認
授乳	III	要確認

 資料・本書分類基準

		資料		本書	
	資料名	分類	基準	分類	基準
妊娠	TGA	B3	妊婦の使用経験は少ないが，奇形や有害作用の頻度は増加していない．動物試験では奇形や有害作用が増加している．	III	要確認
	Briggs		ヒトデータはないが動物データから危険性は低い．	II	概ね許容

参考情報　FDA分類：危険性は否定できない

	資料名	分類	基準	分類	基準
授乳	WHO		記載なし	―	記載なし
	Briggs		ヒトデータはないが哺乳児に悪影響を与える可能性がある．	III	要確認
	MMM	L3	有益性投与	II	概ね許容

◆母乳移行情報

RID（%）	―
M/P	―

◆解説
特記事項なし

◆添付文書記載
【妊娠】警告，禁忌
　・動物実験で有害事象の報告あり．生殖可能な年齢の患者への本剤の投与はできる限り避けること
【授乳】禁忌
　（動物実験で乳汁移行の報告あり）

◆薬物動態

Tmax（hr）	3.5±1.4
T1/2（hr）	36.4±11.8

甲状腺疾患治療薬

レボチロキシンナトリウム水和物
levothyroxine

【医薬品名】チラーヂンS錠

総合分類

	分類	基準
妊娠	I	許容
授乳	I	許容

● 資料・本書分類基準

	資料				本書	
	資料名	分類	基準		分類	基準
妊娠	TGA	A	多数の妊婦に使用されたが，奇形や有害作用の頻度は増加していない（thyroxine）.		I	許容
	Briggs		両立可能		I	許容

参考情報　FDA分類：ヒト対照試験で危険性の報告はない

	資料名	分類	基準	分類	基準
授乳	WHO		授乳中投与可能	I	許容
	Briggs		両立可能	I	許容
	MMM	L1	可能	I	許容

◆母乳移行情報

RID（%）	—
M/P	—

◆解説
特記事項なし

◆添付文書記載
【妊娠】—
【授乳】—

◆薬物動態

Tmax（hr）	—
T1/2（hr）	—

III．医薬品各論

甲状腺疾患治療薬

プロピルチオウラシル
propylthiouracil

【医薬品名】プロパジール錠

総合分類

	分類	基準
妊娠	III	要確認
授乳	II	概ね許容

◆解説参照

◆資料・本書分類基準

	資料名	分類	基準	分類	基準
妊娠	TGA	C	薬理作用による有害作用を引き起こす可能性があるが，催奇形性はない．	III	要確認
	Briggs		母体有益性が胎児リスクを上回るため両立可能	II	概ね許容

参考情報　FDA分類：危険性を示す明確な証拠がある

	資料名	分類	基準	分類	基準
授乳	WHO		授乳中投与可能	I	許容
	Briggs		両立可能	I	許容
	MMM	L2	概ね可能	II	概ね許容

◆母乳移行情報

RID（％）	1.8
M/P	0.1

◆解説

【妊娠】・抗甲状腺薬は，胎児の甲状腺ホルモン合成を阻害することによって先天性甲状腺腫を引き起こす可能性がある[3]．
・現時点では催奇形性の観点から妊娠初期，少なくとも妊娠4〜7週はMMI（チアマゾール）を使用しないほうが無難である．計画妊娠を勧め，MMIは催奇形性の有無の結論が出ていないこと，PTU（プロピルチオウラシル）は効果と副作用（肝障害，抗好中球細胞質抗体関連血管炎症候群など）の点でMMIより劣ることを説明し，どちらの薬剤を選択するかは，患者の意向を踏まえて決める[1, 10, 11]．

◆添付文書記載
【妊娠】—
【授乳】大量投与する場合は授乳回避させることが望ましい．

◆薬物動態

Tmax（hr）	1
T1/2（hr）	75±19分

甲状腺疾患治療薬

チアマゾール
thiamazole（methimazole）

【医薬品名】メルカゾール錠

総合分類

	分類	基準
妊娠	II	要確認
授乳	II	概ね許容

◆解説参照

資料・本書分類基準

	資料名	分類	基準	分類（本書）	基準（本書）
妊娠	TGA	C	薬理作用による有害作用を引き起こす可能性があるが、催奇形性はない（carbimazole）.	III	要確認
	Briggs		ヒトデータより妊娠全期間で危険性あり	III	要確認

参考情報　FDA分類：危険性を示す明確な証拠がある

	資料名	分類	基準	分類	基準
授乳	WHO	記載なし		—	記載なし
	Briggs	両立可能		I	許容
	MMM	L2	概ね可能	II	概ね許容

◆母乳移行情報

RID（%）	5.88–14.7
M/P	1.16

◆解説

【妊娠】・現時点では催奇形性の観点から妊娠初期，少なくとも妊娠4〜7週はMMI（チアマゾール）を使用しない方が無難である．計画妊娠を勧め，MMIは催奇形性の有無の結論が出ていないこと，PTU（プロピルチオウラシル）は効果と副作用（肝障害，抗好中球細胞質抗体関連血管炎症候群など）の点でMMIより劣ることを説明し，どちらの薬剤を選択するかは，患者の意向を踏まえて決める[1, 10, 11]．

・国内の前向き研究（POEMStudy）中間報告ではMMI（チアマゾール）群で，ある種の児形態異常（後鼻孔閉鎖症，食道・気道瘻，食道閉鎖症，臍腸管遺残，臍帯ヘルニア，頭皮欠損など）の発生頻度の上昇が示唆されている[11]．

【授乳】・1日20mgまでの用量は乳児の甲状腺機能，知的発達に影響を与えないとしている．これ以上の用量の場合は乳児の観察をしながら使用する．

・米国甲状腺協会では，乳児の甲状腺機能の評価，適切な成長，発達の観察を推奨している[4]．

◆添付文書記載

【妊娠】有益性投与
【授乳】授乳回避が望ましい．

◆薬物動態

Tmax（hr）	1
T1/2（hr）	6.4

甲状腺疾患治療薬（ヨウ素）

ヨウ化カリウム
potassium iodide

【医薬品名】ヨウ化カリウム

総合分類

	分類	基準
妊娠	＊	―
授乳	III	要確認

◆解説参照

◆資料・本書分類基準

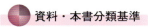

妊娠	資料名	分類	基準	分類	基準
	TGA	―	記載なし	―	記載なし
	Briggs		ヒトデータより第2・3三半期での危険性あり	III	要確認

参考情報　FDA分類：危険性を示す明確な証拠がある

授乳	資料名	分類	基準	分類	基準
	WHO		授乳中投与可能，乳児の副作用を観察する．	II	概ね許容
	Briggs		限られたヒトデータから哺乳児に重大な危険性はなく概ね可能	II	概ね許容
	MMM	L4	悪影響を与える可能性あり注意	III	要確認

◆母乳移行情報

RID（％）	―
M/P	23

◆解説
【授乳】・ヨウ素含有薬の全身投与は懸念がある．乳児の副作用（甲状腺機能低下症）を観察する[2]．

◆添付文書記載
【妊娠】有益性投与（原則として反復投与は避ける）
【授乳】授乳回避（本剤投与中及び投与後一定期間）

◆薬物動態

Tmax（hr）	―
T1/2（hr）	―

III．医薬品各論

抗結核薬

イソニアジド
isoniazid

【医薬品名】イスコチン錠

総合分類

	分類	基準
妊娠	II	概ね許容
授乳	II	概ね許容

◆解説参照

資料・本書分類基準

	資料名	分類	基準	分類	基準
妊娠	TGA	A	多数の妊婦に使用されたが，奇形や有害作用の頻度は増加していない．	I	許容
	Briggs		母体有益性が胎児リスクを上回るため両立可能	II	概ね許容

参考情報　FDA分類：危険性は否定できない

	資料名	分類	基準	分類	基準
授乳	WHO		授乳中投与可能，乳児の副作用を観察する．	II	概ね許容
	Briggs		限られたヒトデータから哺乳児に重大な危険性はなく概ね可能	II	概ね許容
	MMM	L3	有益性投与	II	概ね許容

◆母乳移行情報

RID（％）	1.2-18
M/P	―

◆解説

【妊娠】・妊婦の結核治療はイソニアジド，リファンピシン，エタンブトール3剤併用で2カ月，その後イソニアジド，リファンピシンで7カ月のスケジュールで実施する[6]．
・ストレプトマイシン，ピラジナミドは安全性の観点から使用しない[6]．
【授乳】・乳児の黄疸を観察する[2]．

◆添付文書記載

【妊娠】投与しないことが望ましい．
【授乳】授乳回避

◆薬物動態

Tmax（hr）	1-2
T1/2（hr）	―

🔴 抗結核薬

リファンピシン
rifampin, rifampicin

【医薬品名】アプテシンカプセル

総合分類

	分類	基準
妊娠	III	要確認
授乳	II	概ね許容

◆解説参照

資料・本書分類基準

妊娠	資料			本書	
	資料名	分類	基準	分類	基準
	TGA	C	薬理作用による有害作用を引き起こす可能性があるが，催奇形性はない．	III	要確認
	Briggs		両立可能	I	許容

参考情報　FDA分類：記載なし

授乳	資料名	分類	基準	分類	基準
	WHO		授乳中投与可能，乳児の副作用を観察する．	II	概ね許容
	Briggs		両立可能	I	許容
	MMM	L2	概ね可能	II	概ね許容

◆母乳移行情報

RID（%）	5.3–11.5
M/P	0.16–0.23

◆解説

【妊娠】・妊婦の結核治療はイソニアジド，リファンピシン，エタンブトール3剤併用で2カ月，その後イソニアジド，リファンピシンで7カ月のスケジュールで実施する[6]．
・ストレプトマイシン，ピラジナミドは安全性の観点から使用しない[6]．
・第3三半期：新生児と母体に低プロトロンビン血症による出血を引き起こすことが報告されている．分娩前数週間にリファンピシンを使用した場合には，母体と新生児にビタミンKを投与する必要がある[3]．

【授乳】・乳児の黄疸を観察する[2]．

◆添付文書記載

【妊娠】投与しないことが望ましい．
【授乳】有益性投与

◆薬物動態

Tmax（hr）	2
T1/2（hr）	—

抗結核薬

エタンブトール塩酸塩
ethambutol

【医薬品名】エブトール錠

総合分類

	分類	基準
妊娠	I	許容
授乳	II	概ね許容

◆解説参照

資料・本書分類基準

妊娠	資料名	分類	基準	分類	基準
	TGA	A	多数の妊婦に使用されたが，奇形や有害作用の頻度は増加していない．	I	許容
	Briggs		両立可能	I	許容

参考情報　FDA分類：危険性は否定できない

授乳	資料名	分類	基準	分類	基準
	WHO		授乳中投与可能，乳児の副作用を観察する．	II	概ね許容
	Briggs		限られたヒトデータから哺乳児に重大な危険性はなく概ね可能	II	概ね許容
	MMM	L3	有益性投与	II	概ね許容

◆母乳移行情報

RID（％）	1.5
M/P	1.0

◆解説

【妊娠】・妊婦の結核治療はイソニアジド，リファンピシン，エタンブトール3剤併用で2カ月，その後イソニアジド，リファンピシンで7カ月のスケジュールで実施する[6]．
・ストレプトマイシン，ピラジナミドは安全性の観点から使用しない[6]．

【授乳】・乳児の黄疸を観察する[2]．

◆添付文書記載

【妊娠】有益性投与
【授乳】授乳回避

◆薬物動態

Tmax（hr）	2.8
T1/2（hr）	―

抗結核薬

ピラジナミド
pyrazinamide

【医薬品名】ピラマイド原末

総合分類

	分類	基準
妊娠	II	概ね許容
授乳	II	概ね許容

◆解説参照

資料・本書分類基準

	資料名	分類	基準	分類	基準
妊娠	TGA	B2	妊婦の使用経験は少ないが，奇形や有害作用の頻度は増加していない．動物試験は不十分だが，入手しうる情報では奇形や有害作用の頻度は増加しない．	II	概ね許容
	Briggs		母体有益性が胎児リスクを上回るため両立可能	II	概ね許容

参考情報　FDA分類：危険性は否定できない

	資料名	分類	基準	分類	基準
授乳	WHO		授乳中投与可能，乳児の副作用を観察する．	II	概ね許容
	Briggs		限られたヒトデータから哺乳児に重大な危険性はなく概ね可能	II	概ね許容
	MMM	L3	有益性投与	II	概ね許容

◆母乳移行情報

RID（%）	1.5
M/P	—

◆解説

【妊娠】・妊婦の結核治療はイソニアジド，リファンピシン，エタンブトール3剤併用で2カ月，その後イソニアジド，リファンピシンで7カ月のスケジュールで実施する[6]．
・ストレプトマイシン，ピラジナミドは安全性の観点から使用しない[6]．

【授乳】・乳児の黄疸を観察する[2]．

◆添付文書記載

【妊娠】有益性投与
【授乳】投与しないことが望ましいが，やむを得ず投与する場合は授乳回避

◆薬物動態

Tmax（hr）	2-5
T1/2（hr）	約6

III. 医薬品各論

🔴 抗結核薬

リファブチン
rifabutin

【医薬品名】ミコブティンカプセル

総合分類		
	分類	基準
妊娠	III	要確認
授乳	＊	―

◆**解説**参照

🟣 資料・本書分類基準

妊娠	資料			本書	
	資料名	分類	基準	分類	基準
	TGA	C	薬理作用による有害作用を引き起こす可能性があるが, 催奇形性はない.	III	要確認
	Briggs		ヒトデータはないが動物データから危険性は低い.	II	概ね許容

参考情報　FDA分類: ヒトでの危険性の証拠はない

授乳	資料名	分類	基準	分類	基準
	WHO		記載なし	―	記載なし
	Briggs		ヒトデータはないが哺乳児に悪影響を与える可能性がある	III	要確認
	MMM	―	記載なし	―	記載なし

◆母乳移行情報

RID（%）	―
M/P	―

◆解説

【妊娠】・第3三半期: 新生児と母体に低プロトロンビン血症による出血を引き起こすことが報告されている. 分娩前数週間にリファンピシンを使用した場合には, 母体と新生児にビタミンKを投与する必要がある[3].

【授乳】記載なし

◆添付文書記載

【妊娠】有益性投与

【授乳】授乳回避

◆薬物動態

Tmax（hr）	3.3±0.3
T1/2（hr）	19.5±2.4

264　III. 医薬品各論

気管支喘息治療薬

ブデソニド
budesonide

【医薬品名】パルミコートタービュヘイラー吸入

総合分類

	分類	基準
妊娠	I	許容
授乳	II	概ね許容

◆解説参照

 資料・本書分類基準

妊娠	資料名	分類	基準	分類	基準
	TGA	A	多数の妊婦に使用されたが，奇形や有害作用の頻度は増加していない．	I	許容
	Briggs		両立可能	I	許容

参考情報　FDA分類：ヒトでの危険性の証拠はない

授乳	資料名	分類	基準	分類	基準
	WHO		記載なし	―	記載なし
	Briggs		限られたヒトデータから重大な危険性はなく概ね可能	II	概ね許容
	MMM	L1	可能	I	許容

◆母乳移行情報

RID（%）	0.3
M/P	0.5

◆解説

【妊娠】・妊娠期の喘息治療は一般成人と同様ガイドラインに従って実施する[12]．
・胎児が低酸素状態を起こさないよう，吸入ステロイドを中心とした発作コントロールが最も重要である．自己判断での治療中断がないよう指導する[12]．

【授乳】＊許容
・投与経路等より判断

◆添付文書記載

【妊娠】有益性投与
【授乳】―

◆薬物動態

Tmax（hr）	12.6±4.5 分
T1/2（hr）	―（α），約2（β）

気管支喘息治療薬

フルチカゾンプロピオン酸エステル
fluticasone

【医薬品名】フルタイドディスカス

総合分類

	分類	基準
妊娠	III	要確認
授乳	II	概ね許容

◆解説参照

資料・本書分類基準

	資料名	分類	基準	本書分類	本書基準
妊娠	TGA	B3	妊婦の使用経験は少ないが，奇形や有害作用の頻度は増加していない．動物試験では奇形や有害作用が増加している．	III	要確認
	Briggs		両立可能	I	許容

参考情報　FDA分類：危険性は否定できない

	資料名	分類	基準	分類	基準
授乳	WHO		記載なし	—	記載なし
	Briggs		ヒトデータはないが，哺乳児に重大な危険性はなく概ね可能	II	概ね許容
	MMM	L3	有益性投与	II	概ね許容

◆母乳移行情報

RID（%）	—
M/P	—

◆解説

【妊娠】＊許容
・妊娠期の喘息治療は一般成人と同様ガイドラインに従って実施する[12]．
・胎児が低酸素状態を起こさないよう，吸入ステロイドを中心とした発作コントロールが最も重要である．自己判断での治療中断がないよう指導する[12]．

【授乳】＊許容
・投与経路等より判断

◆添付文書記載

【妊娠】有益性投与
【授乳】授乳中止あるいは投与中止

◆薬物動態

Tmax（hr）	30分
T1/2（hr）	—

気管支喘息治療薬

プロカテロール塩酸塩水和物
procaterol

【医薬品名】 メプチンエアー吸入

総合分類

	分類	基準
妊娠	—	記載なし
授乳	—	記載なし

◆解説参照

資料・本書分類基準

<table>
<tr><th rowspan="2"></th><th colspan="4">資料</th><th colspan="2">本書</th></tr>
<tr><th>資料名</th><th>分類</th><th colspan="2">基準</th><th>分類</th><th>基準</th></tr>
<tr><td rowspan="2">妊娠</td><td>TGA</td><td>—</td><td colspan="2">記載なし</td><td>—</td><td>記載なし</td></tr>
<tr><td>Briggs</td><td colspan="3">記載なし</td><td>—</td><td>記載なし</td></tr>
</table>

参考情報　FDA分類：記載なし

<table>
<tr><th rowspan="2">授乳</th><th>資料名</th><th>分類</th><th colspan="2">基準</th><th>分類</th><th>基準</th></tr>
<tr><td>WHO</td><td colspan="3">記載なし</td><td>—</td><td>記載なし</td></tr>
<tr><td>Briggs</td><td colspan="3">記載なし</td><td>—</td><td>記載なし</td></tr>
<tr><td>MMM</td><td>—</td><td colspan="2">記載なし</td><td>—</td><td>記載なし</td></tr>
</table>

◆母乳移行情報

RID（%）	—
M/P	—

◆解説

【妊娠】 ＊概ね許容
・妊娠期の喘息治療は一般成人と同様ガイドラインに従って実施する[12].
・胎児が低酸素状態を起こさないよう，発作コントロールが最も重要である．専門家の指示に従って治療するよう指導する[12].

【授乳】 ＊許容
・投与経路等より判断

◆添付文書記載

【妊娠】 有益性投与
【授乳】 授乳回避

◆薬物動態

Tmax（hr）	0.25±0
T1/2（hr）	—

気管支喘息治療薬

テオフィリン
theophylline

【医薬品名】 ユニフィル LA 錠

総合分類

	分類	基準
妊娠	I	許容
授乳	II	概ね許容

◆解説参照

◆資料・本書分類基準

妊娠	資料名	分類	基準	分類	基準
	TGA	A	多数の妊婦に使用されたが，奇形や有害作用の頻度は増加していない．	I	許容
	Briggs		両立可能	I	許容

参考情報　FDA分類：危険性は否定できない

授乳	資料名	分類	基準	分類	基準
	WHO		授乳中投与可能	I	許容
	Briggs		両立可能	I	許容
	MMM	L3	有益性投与	II	概ね許容

◆母乳移行情報

RID（%）	5.9
M/P	0.67

◆解説

【妊娠】・妊娠期の喘息治療は一般成人と同様ガイドラインに従って実施する[12]．
・胎児が低酸素状態を起こさないよう，発作コントロールが最も重要である．専門家の指示に従って治療するよう指導する[12]．

◆添付文書記載

【妊娠】有益性投与
【授乳】授乳回避

◆薬物動態

Tmax（hr）	12.00±1.2
T1/2（hr）	9.72±2.5

気管支喘息治療薬

クレンブテロール塩酸塩
clenbuterol

【医薬品名】スピロペント錠

総合分類

	分類	基準
妊娠	—	記載なし
授乳	—	記載なし

◆解説参照

資料・本書分類基準

	資料			本書	
妊娠	資料名	分類	基準	分類	基準
	TGA	—	記載なし	—	記載なし
	Briggs		記載なし	—	記載なし

参考情報　FDA分類：記載なし

	資料名	分類	基準	分類	基準
授乳	WHO		記載なし	—	記載なし
	Briggs		記載なし	—	記載なし
	MMM	—	記載なし	—	記載なし

◆母乳移行情報

RID（%）	—
M/P	—

◆解説
【妊娠】・妊娠期の喘息治療は一般成人と同様ガイドラインに従って実施する[12]．
・胎児が低酸素状態を起こさないよう，発作コントロールが最も重要である．専門家の指示に従って治療するよう指導する[12]．

◆添付文書記載
【妊娠】有益性投与
【授乳】授乳回避

◆薬物動態

Tmax（hr）	3.6±1.8
T1/2（hr）	—

気管支喘息治療薬

アミノフィリン水和物
aminophylline

【医薬品名】ネオフィリン注

総合分類

	分類	基準
妊娠	＊	―
授乳	I	許容

◆解説参照

資料・本書分類基準

	資料名	分類	基準	分類	基準
妊娠	TGA	―	記載なし	―	記載なし
	Briggs		両立可能	I	許容

参考情報　FDA分類: 危険性は否定できない

	資料名	分類	基準	分類	基準
授乳	WHO		授乳中投与可能	I	許容
	Briggs		両立可能	I	許容
	MMM	―	記載なし	―	記載なし

◆母乳移行情報

RID（%）	―
M/P	―

◆解説

【妊娠】＊概ね許容
- 妊娠期の喘息治療は一般成人と同様ガイドラインに従って実施する[12].
- 胎児が低酸素状態を起こさないよう, 発作コントロールが最も重要である. 専門家の指示に従って治療するよう指導する[12].

◆添付文書記載

【妊娠】有益性投与
【授乳】授乳回避

◆薬物動態

Tmax（hr）	投与終了後
T1/2（hr）	9.51

（30分かけて点滴静注）

🔴 気管支喘息治療薬

サルブタモール
salbutamol

【医薬品名】サルタノールインヘラー

総合分類

	分類	基準
妊娠	＊	―
授乳	＊	―

◆解説参照

📍 資料・本書分類基準

妊娠	資料			本書	
	資料名	分類	基準	分類	基準
	TGA	A	多数の妊婦に使用されたが，奇形や有害作用の頻度は増加していない．	I	許容
	Briggs	記載なし		―	記載なし

参考情報　FDA分類：記載なし

授乳	資料名	分類	基準	分類	基準
	WHO	授乳中投与可能		I	許容
	Briggs	記載なし		―	記載なし
	MMM	―	記載なし	―	記載なし

◆母乳移行情報

RID（%）	―
M/P	―

◆解説

【妊娠】＊許容
- ・妊娠期の喘息治療は一般成人と同様ガイドラインに従って実施する[12]．
- ・胎児が低酸素状態を起こさないよう，発作コントロールが最も重要である．専門家の指示に従って治療するよう指導する[12]．

【授乳】＊許容
- ・疾患コントロールに必要な場合，投与経路等より判断

◆添付文書記載

【妊娠】有益性投与
【授乳】―

◆薬物動態

Tmax（hr）	―
T1/2　（hr）	―

気管支喘息治療薬

ベクロメタゾンプロピオン酸エステル
beclometasone

【医薬品名】キュバールエアゾール

総合分類

	分類	基準
妊娠	＊	―
授乳	II	概ね許容

◆解説参照

資料・本書分類基準

妊娠	資料名	分類	基準	分類	基準
	TGA	―	記載なし	―	記載なし
	Briggs		両立可能	I	許容

参考情報　FDA分類：危険性は否定できない

授乳	資料名	分類	基準	分類	基準
	WHO		授乳中投与可能	I	許容
	Briggs		限られたヒトデータから哺乳児に重大な危険性はなく概ね可能	II	概ね許容
	MMM	L2	概ね可能	II	概ね許容

◆母乳移行情報

RID（%）	―
M/P	―

◆解説

【妊娠】＊許容
- 妊娠期の喘息治療は一般成人と同様ガイドラインに従って実施する[12]．
- 胎児が低酸素状態を起こさないよう，吸入ステロイドを中心とした発作コントロールが最も重要である．自己判断での治療中断がないよう指導する[12]．

◆添付文書記載

【妊娠】有益性投与
【授乳】―

◆薬物動態

Tmax（hr）	1.1±0.4
T1/2（hr）	5.1±3.6

〔1日2回1日用量200μg 2週間反復噴霧吸入投与（定常状態）時〕

● 気管支喘息治療薬

チオトロピウム
tiotropium

【医薬品名】スピリーバ吸入用カプセル

総合分類		
	分類	基準
妊娠	II	概ね許容
授乳	II	概ね許容

資料・本書分類基準

	資料			本書	
	資料名	分類	基準	分類	基準
妊娠	TGA	B1	妊婦の使用経験は少ないが，奇形や有害作用の頻度は増加していない．動物試験で有害作用の頻度は増加していない．	II	概ね許容
	Briggs		ヒトデータはないが，動物データから危険性は低い．	II	概ね許容

参考情報　FDA 分類：危険性は否定できない

	資料名	分類	基準	分類	基準
授乳	WHO		記載なし	—	記載なし
	Briggs		ヒトデータはないが，哺乳児に重大な危険性はなく概ね可能	II	概ね許容
	MMM	L3	有益性投与	II	概ね許容

◆母乳移行情報

RID（%）	—
M/P	—

◆解説

特記事項なし

◆添付文書記載

【妊娠】有益性投与
【授乳】投与することを避け，やむを得ず投与する場合は授乳中止

◆薬物動態

Tmax（hr）	約 5 分
T1/2（hr）	—

14

気管支喘息治療薬

III. 医薬品各論　　273

● 気管支喘息治療薬

シクレソニド
ciclesonide

【医薬品名】 オルベスコインヘラー吸入用

総合分類

	分類	基準
妊娠	III	要確認
授乳	II	概ね許容

◆解説参照

資料・本書分類基準

	資料名		分類	基準	本書	
					分類	基準
妊娠	TGA	B3		妊婦の使用経験は少ないが，奇形や有害作用の頻度は増加していない．動物試験では奇形や有害作用が増加している．	III	要確認
	Briggs			母体有益性が胎児リスクを上回るため両立可能	II	概ね許容

参考情報　FDA分類: 危険性は否定できない

	資料名	分類	基準	分類	基準
授乳	WHO		記載なし	—	記載なし
	Briggs		ヒトデータはないが，哺乳児に重大な危険性はなく概ね可能	II	概ね許容
	MMM	L3	有益性投与	II	概ね許容

◆母乳移行情報

RID（%）	—
M/P	—

◆解説

【妊娠】・妊娠期の喘息治療は一般成人と同様ガイドラインに従って実施する[12]．
・胎児が低酸素状態を起こさないよう，吸入ステロイドを中心とした発作コントロールが最も重要である[12]．
・専門家の指示に従って治療するよう指導する[12]．

◆添付文書記載

【妊娠】 有益性投与
【授乳】 授乳回避が望ましい．

◆薬物動態

Tmax（hr）	0.53
T1/2（hr）	2.63

274　III.　医薬品各論

気管支喘息治療薬

サルメテロールキシナホ酸塩/フルチカゾンプロピオン酸エステル
salmeterol/fluticasone

【医薬品名】アドエアディスカス吸入用

総合分類

	分類	基準
妊娠	III	要確認
授乳	II	概ね許容

◆解説参照

資料・本書分類基準

			資料		本書	
	資料名	分類	基準		分類	基準
妊娠	TGA	B3/ B3	妊婦の使用経験は少ないが，奇形や有害作用の頻度は増加していない． 動物試験では奇形や有害作用が増加している．		III	要確認
	Briggs		ヒトデータは限られているが薬の特性より概ね両立可能/両立可能		II/I	概ね許容

参考情報　FDA分類：危険性は否定できない

	資料名	分類	基準	分類	基準
授乳	WHO	記載なし		—	記載なし
	Briggs	ヒトデータはないが，哺乳児に重大な危険性はなく概ね可能		II	概ね許容
	MMM	L2/L3	概ね可能	II/II	概ね許容

◆母乳移行情報

RID（%）	—
M/P	1/—

◆解説

【妊娠】＊概ね許容
- 妊娠期の喘息治療は一般成人と同様ガイドラインに従って実施する[12]．
- 胎児が低酸素状態を起こさないよう，発作コントロールが最も重要である．専門家の指示に従って治療を継続するよう指導する[12]．

◆添付文書記載

【妊娠】有益性投与
【授乳】授乳中止あるいは投与中止

◆薬物動態

Tmax（hr）	0.08±0.0（サルメテロール），0.50±0.2（フルチカゾン）
T1/2（hr）	—（サルメテロール），5.71±1.7（フルチカゾン）

〔成人の気管支喘息患者に，アドエアディスカス（サルメテロール50μg/フルチカゾンプロピオン酸エステル250μg）を1日2回，2週間吸入投与〕

III．医薬品各論　　275

● 気管支喘息治療薬

ブデソニド / ホルモテロールフマル酸塩水和物
budesonide/formoterol

【医薬品名】シムビコートタービュヘイラー吸入

総合分類		
	分類	基準
妊娠	III	要確認
授乳	II	概ね許容

◆解説参照

● 資料・本書分類基準

		資料			本書	
	資料名	分類	基準		分類	基準
妊娠	TGA	A/B3	多数の妊婦に使用されたが，奇形や有害作用の頻度は増加していない / 妊婦の使用経験は少ないが，奇形や有害作用の頻度は増加していない． 動物試験では奇形や有害作用が増加している．		I / III	要確認
	Briggs		両立可能（吸入）/ ヒトデータは限られているが薬の特性より概ね両立可能		I / II	概ね許容

参考情報　FDA 分類：ヒトでの危険性の証拠はない / 危険性は否定できない

	資料名	分類	基準		分類	基準
授乳	WHO		記載なし		—	記載なし
	Briggs		限られたヒトデータから哺乳児に重大な危険性はなく概ね可能		II / II	概ね許容
	MMM	L3	有益性投与		II	概ね許容

◆母乳移行情報

RID （%）	—
M/P	0.5/ —

◆解説

【妊娠】・妊娠期の喘息治療は一般成人と同様ガイドラインに従って実施する[12]．
　　　　・胎児が低酸素状態を起こさないよう，発作コントロールが最も重要である．専門家の指示に従って治療するよう指導する[12]．

◆添付文書記載

【妊娠】有益性投与
【授乳】有益性投与

◆薬物動態

Tmax （hr）	ブデソニド：5.36±1.3 分 ホルモテロールフマル酸塩水和物：5 分
T1/2 （hr）	3.09±0.5（ブデソニド）， 6.14±2.7（ホルモテロールフマル酸塩水和物）

気管支喘息治療薬

ビランテロール / フルチカゾン
vilanterol/fluticasone

【医薬品名】レルベアエリプタ吸入用

総合分類

	分類	基準
妊娠	—	記載なし
授乳	—	記載なし

◆解説参照

資料・本書分類基準

		資料			本書	
	資料名	分類	基準		分類	基準
妊娠	TGA	B3	妊婦の使用経験は少ないが，奇形や有害作用の頻度は増加していない．動物試験では奇形や有害作用が増加している．		—	記載なし
	Briggs	記載なし			—	記載なし

参考情報　FDA分類：危険性は否定できない

	資料名	分類	基準	分類	基準
授乳	WHO	記載なし		—	記載なし
	Briggs	記載なし		—	記載なし
	MMM	—	記載なし	—	記載なし

◆母乳移行情報

RID（%）	—
M/P	—

◆解説

【妊娠】・妊娠期の喘息治療は一般成人と同様ガイドラインに従って実施する[12]．
・胎児が低酸素状態を起こさないよう，発作コントロールが最も重要である．専門家の指示に従って治療するよう指導する[12]．

◆添付文書記載

【妊娠】有益性投与
【授乳】授乳中止あるいは投与中止

◆薬物動態

Tmax（hr）	5分（ビランテロール），1時間（フルチカゾン）
T1/2（hr）	—（ビランテロール），24-33（フルチカゾン）

III．医薬品各論

● 気管支喘息治療薬

オマリズマブ
omalizumab

【医薬品名】ゾレア皮下注用

総合分類

	分類	基準
妊娠	II	概ね許容
授乳	III	要確認

◆解説参照

資料・本書分類基準

	資料名	分類	基準	分類	基準
妊娠	TGA	B1	妊婦の使用経験は少ないが，奇形や有害作用の頻度は増加していない．動物試験で有害作用の頻度は増加していない．	II	概ね許容
	Briggs		ヒトデータは限られているが，動物データから危険性は低い．	II	概ね許容

参考情報　FDA分類：ヒトでの危険性の証拠はない

	資料名	分類	基準	分類	基準
授乳	WHO		記載なし	—	記載なし
	Briggs		ヒトデータはないが，哺乳児に悪影響を与える可能性がある．	III	要確認
	MMM	L3	有益性投与	II	概ね許容

◆母乳移行情報

RID（％）	—
M/P	—

◆解説

【妊娠】
・妊娠期の喘息治療は一般成人と同様ガイドラインに従って実施する[12]．
・胎児が低酸素状態を起こさないよう，発作コントロールが最も重要である．専門家の指示に従って治療するよう指導する[12]．

◆添付文書記載

【妊娠】有益性投与
【授乳】投与は避けることが望ましいが，やむを得ず投与する場合は授乳回避

◆薬物動態

Tmax（hr）	7日
T1/2（hr）	21.0±3.5日

降圧薬（交感神経中枢抑制薬）

メチルドパ水和物
methyldopa

【医薬品名】アルドメット錠

総合分類

	分類	基準
妊娠	I	許容
授乳	II	概ね許容

◆解説参照

資料・本書分類基準

		資料			本書	
	資料名	分類	基準		分類	基準
妊娠	TGA	A	多数の妊婦に使用されたが，奇形や有害作用の頻度は増加していない.		I	許容
	Briggs	両立可能			I	許容

参考情報　FDA 分類：危険性は否定できない

	資料名	分類	基準		分類	基準
授乳	WHO		授乳中投与可能		I	許容
	Briggs		限られたヒトデータから哺乳児に重大な危険性はなく概ね可能		II	概ね許容
	MMM	L2	概ね可能		II	概ね許容

◆母乳移行情報

RID（%）	0.1-0.4
M/P	0.19-0.34

◆解説

【妊娠】・妊娠中の降圧薬として，第一選択薬となっている[1, 13, 14].
【授乳】＊許容
　　　　・ガイドラインで使用が許容されている[13].

◆添付文書記載

【妊娠】有益性投与
【授乳】授乳中止

◆薬物動態

Tmax（hr）	2-4
T1/2（hr）	約 2.9

III. 医薬品各論　279

🔴 降圧薬（血管拡張性降圧薬）

ヒドララジン塩酸塩
hydralazine

【医薬品名】アプレゾリン錠

総合分類

	分類	基準
妊娠	III	要確認
授乳	II	概ね許容

◆解説参照

⬤ 資料・本書分類基準

		資料			本書	
	資料名	分類	基準		分類	基準
妊娠	TGA	C	薬理作用による有害作用を引き起こす可能性があるが, 催奇形性はない.		III	要確認
	Briggs		ヒトデータより第3三半期での危険性あり		III	要確認

参考情報　FDA分類: 危険性は否定できない

	資料名	分類	基準	分類	基準
授乳	WHO		授乳中投与可能	I	許容
	Briggs		限られたヒトデータから哺乳児に重大な危険性はなく概ね可能	II	概ね許容
	MMM	L2	概ね可能	II	概ね許容

◆母乳移行情報

RID（%）	1.2
M/P	0.49-1.36

◆解説

【妊娠】＊許容
・経口薬は妊娠中の降圧薬として, 第一選択薬となっている[1, 13, 14].
＊要確認
・静脈投与は第3三半期に胎児仮死や胎児不整脈との関連性がある[3].

【授乳】＊許容
・ガイドラインで使用が許容されている[13].

◆添付文書記載

【妊娠】有益性投与
【授乳】授乳回避

◆薬物動態

Tmax（hr）	約1
T1/2（hr）	―

15
降圧薬

280　III. 医薬品各論

降圧薬（カルシウム拮抗薬）

ニフェジピン
nifedipine

【医薬品名】アダラートL錠

総合分類

	分類	基準
妊娠	III	要確認
授乳	II	概ね許容

◆解説参照

資料・本書分類基準

	資料名	分類	基準	本書分類	本書基準
妊娠	TGA	C	薬理作用による有害作用を引き起こす可能性があるが，催奇形性はない．	III	要確認
妊娠	Briggs		ヒトデータから妊娠全期間に渡りリスクは低い．	II	概ね許容

参考情報　FDA分類：危険性は否定できない

	資料名	分類	基準	本書分類	本書基準
授乳	WHO		授乳中投与可能	I	許容
授乳	Briggs		限られたヒトデータから哺乳児に重大な危険性はなく概ね可能	II	概ね許容
授乳	MMM	L2	概ね可能	II	概ね許容

◆母乳移行情報

RID（%）	2.3–3.4
M/P	1.0

◆解説

【妊娠】
- 第1三半期〜妊娠20週未満：動物試験の結果から禁忌とする[3]．
- 妊娠20週以降〜第3三半期：母体の低血圧に関連して胎児仮死を引き起こす可能性がある[3]．
- 添付文書では妊娠20週未満は禁忌であるが，妊娠初期に偶発的に投与されても，臨床的に有意な胎児への影響はないと判断してよい医薬品に分類される[1]．
- 妊娠20週以降の降圧薬として許容できる[1, 13, 14]．

【授乳】＊許容
- ガイドラインで使用が許容されている[13]．

◆添付文書記載

【妊娠】禁忌（妊娠20週未満），有益性投与（妊娠20週以降）
　　・安全性は確立していない．動物実験で催奇形性・有害事象の報告あり

【授乳】投与することを避け，やむを得ず投与する場合は授乳中止

◆薬物動態

Tmax（hr）	2.47±0.4
T1/2（hr）	3.51±0.6

降圧薬（カルシウム拮抗薬）

ニカルジピン塩酸塩
nicardipine

【医薬品名】ペルジピン錠

総合分類

	分類	基準
妊娠	III	要確認
授乳	II	概ね許容

◆解説参照

◆資料・本書分類基準

	資料名	分類	基準	分類	基準
妊娠	TGA	C	薬理作用による有害作用を引き起こす可能性があるが，催奇形性はない．	III	要確認
	Briggs		限られたヒトデータと動物データから危険性は極めて高い．	III	要確認

参考情報　FDA分類：危険性は否定できない

	資料名	分類	基準	分類	基準
授乳	WHO		記載なし	—	記載なし
	Briggs		ヒトデータはないが，哺乳児に重大な危険性はなく概ね可能	II	概ね許容
	MMM	L2	概ね可能	II	概ね許容

◆母乳移行情報

RID（%）	0.07-0.1
M/P	0.25

◆解説

【妊娠】
- 母体の低血圧に関連して胎児仮死を引き起こす可能性がある[3]．
- 静脈投与が必要な場合の選択薬である[1, 13, 14]．
- 静脈投与による降圧は，経口薬で降圧が不良である場合，分娩時の緊急性高血圧の降圧に用いる．この場合，児の状態に留意し，胎児心拍モニタリングを行う[1, 13, 14]．

【授乳】＊許容
- ガイドラインで使用が許容されている[13]．

◆添付文書記載

【妊娠】禁忌
- 動物実験で有害事象の報告あり

【授乳】投与は避けることが望ましいが，やむを得ず投与する場合は授乳回避

◆薬物動態

Tmax（hr）	1
T1/2（hr）	90分

🔴 降圧薬（カルシウム拮抗薬）

ジルチアゼム塩酸塩
diltiazem

【医薬品名】ヘルベッサー R カプセル

総合分類

	分類	基準
妊娠	III	要確認
授乳	II	概ね許容

◆解説参照

🟣 資料・本書分類基準

		資料			本書	
	資料名	分類	基準		分類	基準
妊娠	TGA	C	薬理作用による有害作用を引き起こす可能性があるが, 催奇形性はない.		III	要確認
	Briggs		ヒトデータから妊娠全期間に渡りリスクは低い.		II	概ね許容

参考情報　FDA分類：危険性は否定できない

	資料名	分類	基準		分類	基準
授乳	WHO		記載なし		—	記載なし
	Briggs		限られたヒトデータから哺乳児に重大な危険性はなく概ね可能		II	概ね許容
	MMM	L3	有益性投与		II	概ね許容

◆母乳移行情報

RID（%）	0.9
M/P	1

◆解説

【妊娠】・添付文書禁忌であり, 病態上やむをえず使用する場合は, その旨を十分に説明し, 同意を得たうえで医師の判断と責任のもとで用いる[1].
　　　・母体の低血圧に関連する可能性がある[3].

【授乳】＊許容
　　　・ガイドラインで使用が許容されている[13].

◆添付文書記載

【妊娠】禁忌
　　　・動物実験で催奇形性・有害事象の報告あり

【授乳】投与は避けることが望ましいが, やむを得ず投与する場合は授乳回避

◆薬物動態

Tmax（hr）	約14
T1/2（hr）	約7

降圧薬（カルシウム拮抗薬）

アムロジピンベシル酸塩
amlodipine

【医薬品名】ノルバスク錠

総合分類

	分類	基準
妊娠	III	要確認
授乳	II	概ね許容

◆解説参照

資料・本書分類基準

	資料名	分類	基準	分類	基準
妊娠	TGA	C	薬理作用による有害作用を引き起こす可能性があるが，催奇形性はない．	III	要確認
	Briggs		限られたヒトデータと動物データから危険性は中等度	III	要確認

参考情報　FDA分類：危険性は否定できない

	資料名	分類	基準	分類	基準
授乳	WHO		記載なし	—	記載なし
	Briggs		限られたヒトデータから哺乳児に重大な危険性はなく概ね可能	II	概ね許容
	MMM	L3	有益性投与	II	概ね許容

◆母乳移行情報

RID（%）	1.72–3.15
M/P	—

◆解説

【妊娠】
・添付文書禁忌であるが，妊娠初期に偶発的に投与されても，臨床的に有意な胎児への影響はないと判断してよい医薬品に分類される[1]．
・添付文書禁忌であり，病態上やむをえず使用する場合は，その旨を十分に説明し，同意を得たうえで医師の判断と責任のもとで用いる[1]．
・母体の低血圧に関連する可能性がある．

【授乳】＊許容
・ガイドラインで使用が許容されている[13]．

◆添付文書記載

【妊娠】禁忌
　　・動物実験で有害事象の報告あり
【授乳】投与は避けることが望ましいが，やむを得ず投与する場合は授乳回避

◆薬物動態

Tmax（hr）	5.5±1.4
T1/2（hr）	35.4±7.4

🔴 降圧薬（カルシウム拮抗薬）

アゼルニジピン
azelnidipine

【医薬品名】カルブロック錠

総合分類		
	分類	基準
妊娠	－	記載なし
授乳	－	記載なし

🟣 資料・本書分類基準

		資料		本書	
妊娠	資料名	分類	基準	分類	基準
	TGA	－	記載なし	－	記載なし
	Briggs	記載なし		－	記載なし

　　　参考情報　FDA 分類：記載なし

	資料名	分類	基準	分類	基準
授乳	WHO	記載なし		－	記載なし
	Briggs	記載なし		－	記載なし
	MMM	－	記載なし	－	記載なし

◆母乳移行情報

RID（%）	－
M/P	－

◆解説

特記事項なし

◆添付文書記載

【妊娠】禁忌
　　　・動物実験で有害事象の報告あり
【授乳】投与は避けることが望ましいが，やむを得ず投与する場合は授乳中止

◆薬物動態

Tmax（hr）	2-3
T1/2（hr）	19-23

（1 日 1 回 7 日間連続経口投与時）

III. 医薬品各論　285

降圧薬（カルシウム拮抗薬）

シルニジピン
cilnidipine

【医薬品名】アテレック錠

総合分類

	分類	基準
妊娠	—	記載なし
授乳	—	記載なし

◆資料・本書分類基準

妊娠	資料名	資料 分類	資料 基準	本書 分類	本書 基準
	TGA	—	記載なし	—	記載なし
	Briggs	記載なし		—	記載なし

参考情報　FDA分類：記載なし

授乳	資料名	分類	基準	分類	基準
	WHO	記載なし		—	記載なし
	Briggs	記載なし		—	記載なし
	MMM	—	記載なし	—	記載なし

◆母乳移行情報

RID（%）	—
M/P	—

◆解説

特記事項なし

◆添付文書記載

【妊娠】禁忌
・動物実験で有害事象の報告あり

【授乳】投与は避けることが望ましいが，やむを得ず投与する場合は授乳中止

◆薬物動態

Tmax（hr）	2.8±1.0
T1/2（hr）	1.0±0.2（α），5.2±2.0（β）

● 降圧薬（アンジオテンシン変換酵素阻害薬（ACE阻害薬））

エナラプリルマレイン酸塩
enalapril

【医薬品名】レニベース錠

総合分類

	分類	基準
妊娠	III	要確認
授乳	II	概ね許容

◆解説参照

◆ 資料・本書分類基準

妊娠	資料名	分類	基準	本書分類	基準
	TGA	D	ヒトでの奇形や有害作用を増加する証拠がある.	III	要確認
	Briggs		ヒトデータより第2・3三半期での危険性あり	III	要確認

参考情報　FDA分類：危険性を示す明確な証拠がある

授乳	資料名	分類	基準	分類	基準
	WHO		記載なし	—	記載なし
	Briggs		限られたヒトデータから哺乳児に重大な危険性はなく概ね可能	II	概ね許容
	MMM	L2	概ね可能	II	概ね許容

◆母乳移行情報

RID（%）	0.07-0.2
M/P	—

◆解説

【妊娠】・第1三半期：第2・第3三半期の使用による胎児への有害な影響とは関連していないが，使用例数が少なく安全であると結論付けることはできない[3]．
・第2・第3三半期：腎不全や羊水過少症を含む様々な異常を引き起こし，子宮内胎児死亡の報告もある[3]．
・妊娠中・後期ヒトで催奇形性・胎児毒性を示す明らかな証拠が報告されている医薬品に分類されている[1]．
・妊娠する可能性のある婦人の血圧管理にはレニン−アンジオテンシン系降圧薬の投与を避ける．投与中に妊娠が判明した場合は，直ちに中止し，他の降圧薬への変更等を考慮する[15]．

【授乳】＊許容
・ガイドラインで使用が許容されている[13]．

◆添付文書記載

【妊娠】禁忌，投与中に妊娠が判明した場合には直ちに投与中止
　　　・妊娠中期及び末期に投与されたヒトで有害事象の報告あり
【授乳】授乳中止

◆薬物動態

Tmax（hr）	約4
T1/2（hr）	約14

降圧薬（アンジオテンシン変換酵素阻害薬（ACE阻害薬））

ペリンドプリルエルブミン
perindopril

【医薬品名】コバシル錠

総合分類

	分類	基準
妊娠	III	要確認
授乳	II	概ね許容

◆解説参照

◆資料・本書分類基準

妊娠	資料名	分類	基準	分類	基準
	TGA	D	ヒトでの奇形や有害作用を増加する証拠がある．	III	要確認
	Briggs		ヒトデータより第2・3三半期での危険性あり	III	要確認

参考情報　FDA分類：危険性を示す明確な証拠がある

授乳	資料名	分類	基準	分類	基準
	WHO		記載なし	—	記載なし
	Briggs		ヒトデータはないが哺乳児に重大な危険性はなく概ね可能	II	概ね許容
	MMM	L3	有益性投与	II	概ね許容

◆母乳移行情報

RID（%）	—
M/P	—

◆解説

【妊娠】
- 第1三半期：第2・第3三半期の使用による胎児への有害な影響とは関連していないが，使用例数が少なく安全であると結論付けることはできない[3]．
- 第2・第3三半期：腎不全や羊水過少症を含む様々な異常を引き起こし，子宮内胎児死亡の報告もある[3]．
- 妊娠中・後期ヒトで催奇形性・胎児毒性を示す明らかな証拠が報告されている医薬品に分類されている[1]．
- 妊娠する可能性のある婦人の血圧管理にはレニン-アンジオテンシン系降圧薬の投与を避ける．投与中に妊娠が判明した場合は，直ちに中止し，他の降圧薬への変更等を考慮する[15]．

◆添付文書記載

【妊娠】禁忌，投与中に妊娠が判明した場合には直ちに投与中止
　　　・妊娠中期及び末期に投与されたヒトで有害事象の報告あり

【授乳】投与することを避け，やむを得ず投与する場合は授乳中止

◆薬物動態

Tmax（hr）	7.0±1.7
T1/2（hr）	57.3±5.7（β）

🔴 降圧薬（アンジオテンシンⅡ受容体拮抗薬（ARB））

ロサルタンカリウム
losartan

【医薬品名】ニューロタン錠

総合分類

	分類	基準
妊娠	Ⅲ	要確認
授乳	Ⅱ	概ね許容

◆解説参照

🟣 資料・本書分類基準

			資料		本書	
	資料名	分類	基準		分類	基準
妊娠	TGA	D	ヒトでの奇形や有害作用を増加する証拠がある.		Ⅲ	要確認
	Briggs		ヒトデータより第2・3三半期での危険性あり		Ⅲ	要確認

参考情報　FDA分類：危険性を示す明確な証拠がある

	資料名	分類	基準	分類	基準
授乳	WHO	記載なし		—	記載なし
	Briggs	ヒトデータはないが，哺乳児に重大な危険性はなく概ね可能		Ⅱ	概ね許容
	MMM	L3	有益性投与	Ⅱ	概ね許容

◆母乳移行情報

RID（%）	—
M/P	—

◆解説

【妊娠】・第1三半期：第2・第3三半期の使用による胎児への有害な影響とは関連していないが，使用例数が少なく安全であると結論付けることはできない[3].
・第2・第3三半期：腎不全や羊水過少症を含む様々な異常を引き起こし，子宮内胎児死亡の報告もある[3].
・妊娠中・後期ヒトで催奇形性・胎児毒性を示す明らかな証拠が報告されている医薬品に分類されている[1].
・妊娠する可能性のある婦人の血圧管理にはレニン−アンジオテンシン系降圧薬の投与を避ける. 投与中に妊娠が判明した場合は，直ちに中止し，他の降圧薬への変更等を考慮する[15].

◆添付文書記載

【妊娠】禁忌，投与中に妊娠が判明した場合には直ちに投与中止
・妊娠中期及び末期に投与されたヒトで有害事象の報告あり
【授乳】授乳中止

◆薬物動態

Tmax（hr）	3
T1/2（hr）	4

15

降圧薬

Ⅲ. 医薬品各論　289

降圧薬（アンジオテンシンⅡ受容体拮抗薬（ARB））

カンデサルタン シレキセチル
candesartan

【医薬品名】ブロプレス錠

総合分類

	分類	基準
妊娠	Ⅲ	要確認
授乳	Ⅱ	概ね許容

◆解説参照

資料・本書分類基準

	資料			本書	
	資料名	分類	基準	分類	基準
妊娠	TGA	D	ヒトでの奇形や有害作用を増加する証拠がある．	Ⅲ	要確認
	Briggs		ヒトデータより第2・3三半期での危険性あり	Ⅲ	要確認

参考情報　FDA分類：危険性を示す明確な証拠がある

	資料名	分類	基準	分類	基準
授乳	WHO		記載なし	—	記載なし
	Briggs		ヒトデータはないが，哺乳児に重大な危険性はなく概ね可能	Ⅱ	概ね許容
	MMM	L3	有益性投与	Ⅱ	概ね許容

◆母乳移行情報

RID（％）	—
M/P	—

◆解説

【妊娠】・第1三半期：第2・第3三半期の使用による胎児への有害な影響とは関連していないが，使用例数が少なく安全であると結論付けることはできない[3]．
・第2・第3三半期：腎不全や羊水過少症を含む様々な異常を引き起こし，子宮内胎児死亡の報告もある[3]．
・妊娠中・後期ヒトで催奇形性・胎児毒性を示す明らかな証拠が報告されている医薬品に分類されている[1]．
・妊娠する可能性のある婦人の血圧管理にはレニン－アンジオテンシン系降圧薬の投与を避ける．投与中に妊娠が判明した場合は，直ちに中止し，他の降圧薬への変更等を考慮する[15]．

◆添付文書記載

【妊娠】禁忌，投与中に妊娠が判明した場合には直ちに投与中止
　　　・妊娠中期及び末期に投与されたヒトで有害事象の報告あり
【授乳】投与することを避け，やむを得ず投与する場合は授乳中止

◆薬物動態

Tmax（hr）	5.0±1.1（カンデサルタン），8.0±1.9（非活性代謝物）
T1/2（hr）	カンデサルタン：2.2±1.4（α），9.5±5.1（β） 非活性代謝物：－（α），8.9±2.6（β）

降圧薬（アンジオテンシンII受容体拮抗薬（ARB））

バルサルタン
valsartan

【医薬品名】ディオバン錠

総合分類

	分類	基準
妊娠	III	要確認
授乳	II	概ね許容

◆解説参照

資料・本書分類基準

	資料名	分類	基準	本書分類	本書基準
妊娠	TGA	D	ヒトでの奇形や有害作用を増加する証拠がある．	III	要確認
	Briggs		ヒトデータより第2・3三半期での危険性あり	III	要確認

参考情報　FDA分類：危険性を示す明確な証拠がある

	資料名	分類	基準	分類	基準
授乳	WHO		記載なし	—	記載なし
	Briggs		ヒトデータはないが，哺乳児に重大な危険性はなく概ね可能	II	概ね許容
	MMM	L3	有益性投与	II	概ね許容

◆母乳移行情報

RID（％）	—
M/P	—

◆解説

【妊娠】・第1三半期：第2・第3三半期の使用による胎児への有害な影響とは関連していないが，使用例数が少なく安全であると結論付けることはできない[3]．
・第2・第3三半期：腎不全や羊水過少症を含む様々な異常を引き起こし，子宮内胎児死亡の報告もある[3]．
・妊娠中・後期ヒトで催奇形性・胎児毒性を示す明らかな証拠が報告されている医薬品に分類されている[1]．
・妊娠する可能性のある婦人の血圧管理にはレニン-アンジオテンシン系降圧薬の投与を避ける．投与中に妊娠が判明した場合は，直ちに中止し，他の降圧薬への変更等を考慮する[15]．

◆添付文書記載

【妊娠】禁忌，投与中に妊娠が判明した場合には直ちに投与中止
　　　・妊娠中期及び末期に投与されたヒトで有害事象の報告あり
【授乳】投与することを避け，やむを得ず投与する場合は授乳中止

◆薬物動態

Tmax（hr）	3
T1/2（hr）	3.9±0.6

III．医薬品各論　291

降圧薬（アンジオテンシンⅡ受容体拮抗薬（ARB））

テルミサルタン
telmisartan

【医薬品名】ミカルディス錠

総合分類

	分類	基準
妊娠	Ⅲ	要確認
授乳	Ⅲ	要確認

◆解説参照

◆資料・本書分類基準

	資料			本書	
妊娠	資料名	分類	基準	分類	基準
	TGA	D	ヒトでの奇形や有害作用を増加する証拠がある．	Ⅲ	要確認
	Briggs		ヒトデータより第2・3三半期での危険性あり	Ⅲ	要確認

参考情報　FDA分類：危険性を示す明確な証拠がある

	資料名	分類	基準	分類	基準
授乳	WHO		記載なし	―	記載なし
	Briggs		限られたヒトデータから哺乳児に重大な危険性はなく概ね可能	Ⅱ	概ね許容
	MMM	L4	悪影響を与える可能性あり注意	Ⅲ	要確認

◆母乳移行情報

RID（％）	―
M/P	―

◆解説

【妊娠】・第1三半期：第2・第3三半期の使用による胎児への有害な影響とは関連していないが，使用例数が少なく安全であると結論付けることはできない[3]．

・第2・第3三半期：腎不全や羊水過少症を含む様々な異常を引き起こし，子宮内胎児死亡の報告もある[3]．

・妊娠中・後期ヒトで催奇形性・胎児毒性を示す明らかな証拠が報告されている医薬品に分類されている[1]．

・妊娠する可能性のある婦人の血圧管理にはレニン－アンジオテンシン系降圧薬の投与を避ける．投与中に妊娠が判明した場合は，直ちに中止し，他の降圧薬への変更等を考慮する[15]．

◆添付文書記載

【妊娠】禁忌，投与中に妊娠が判明した場合には直ちに投与中止
・妊娠中期及び末期に投与されたヒトで有害事象の報告あり

【授乳】投与することを避け，やむを得ず投与する場合は授乳中止

◆薬物動態

Tmax（hr）	4.6±1.7
T1/2（hr）	20.3±12.1

降圧薬（アンジオテンシンⅡ受容体拮抗薬（ARB））

オルメサルタン メドキソミル
olmesartan

【医薬品名】オルメテック錠

総合分類

	分類	基準
妊娠	Ⅲ	要確認
授乳	Ⅱ	概ね許容

◆解説参照

資料・本書分類基準

		資料		本書	
	資料名	分類	基準	分類	基準
妊娠	TGA	D	ヒトでの奇形や有害作用を増加する証拠がある.	Ⅲ	要確認
	Briggs		ヒトデータより第2・3三半期での危険性あり	Ⅲ	要確認

参考情報　FDA分類：危険性を示す明確な証拠がある

	資料名	分類	基準	分類	基準
授乳	WHO	記載なし		—	記載なし
	Briggs	ヒトデータはないが，哺乳児に重大な危険性はなく概ね可能		Ⅱ	概ね許容
	MMM	L3	有益性投与	Ⅱ	概ね許容

◆母乳移行情報

RID（%）	—
M/P	—

◆解説

【妊娠】・第1三半期：第2・第3三半期の使用による胎児への有害な影響とは関連していないが，使用例数が少なく安全であると結論付けることはできない[3].
・第2・第3三半期：腎不全や羊水過少症を含む様々な異常を引き起こし，子宮内胎児死亡の報告もある[3].
・妊娠中・後期ヒトで催奇形性・胎児毒性を示す明らかな証拠が報告されている医薬品に分類されている[1].
・妊娠する可能性のある婦人の血圧管理にはレニン−アンジオテンシン系降圧薬の投与を避ける. 投与中に妊娠が判明した場合は，直ちに中止し，他の降圧薬への変更等を考慮する[15].

◆添付文書記載

【妊娠】禁忌，投与中に妊娠が判明した場合には直ちに投与中止
　　　　・妊娠中期及び末期に投与されたヒトで有害事象の報告あり
【授乳】投与することを避け，やむを得ず投与する場合は授乳中止

◆薬物動態

Tmax（hr）	2.2±0.4
T1/2（hr）	11.0±3.8

Ⅲ. 医薬品各論　293

降圧薬（アンジオテンシンⅡ受容体拮抗薬（ARB））

イルベサルタン
irbesartan

【医薬品名】アバプロ錠

総合分類

	分類	基準
妊娠	Ⅲ	要確認
授乳	Ⅱ	概ね許容

◆解説参照

◆資料・本書分類基準

		資料			本書	
	資料名	分類	基準		分類	基準
妊娠	TGA	D	ヒトでの奇形や有害作用を増加する証拠がある．		Ⅲ	要確認
	Briggs		ヒトデータより第2・3三半期での危険性あり		Ⅲ	要確認

参考情報　FDA分類：危険性を示す明確な証拠がある

	資料名	分類	基準	分類	基準
授乳	WHO		記載なし	―	記載なし
	Briggs		ヒトデータはないが，哺乳児に重大な危険性はなく概ね可能	Ⅱ	概ね許容
	MMM	L3	有益性投与	Ⅱ	概ね許容

◆母乳移行情報

RID（％）	―
M/P	―

◆解説

【妊娠】
- 第1三半期：第2・第3三半期の使用による胎児への有害な影響とは関連していないが，使用例数が少なく安全であると結論付けることはできない[3]．
- 第2・第3三半期：腎不全や羊水過少症を含む様々な異常を引き起こし，子宮内胎児死亡の報告もある[3]．
- 妊娠中・後期ヒトで催奇形性・胎児毒性を示す明らかな証拠が報告されている医薬品に分類されている[1]．
- 妊娠する可能性のある婦人の血圧管理にはレニン-アンジオテンシン系降圧薬の投与を避ける．投与中に妊娠が判明した場合は，直ちに中止し，他の降圧薬への変更等を考慮する[15]．

◆添付文書記載

【妊娠】禁忌，投与中に妊娠が判明した場合には直ちに投与中止
　　　・妊娠中期及び末期に投与されたヒトで有害事象の報告あり
【授乳】投与することを避け，やむを得ず投与する場合は授乳中止

◆薬物動態

Tmax（hr）	1.6±0.9
T1/2（hr）	13.6±15.4

🔴 降圧薬（アンジオテンシンII受容体拮抗薬（ARB））

アジルサルタン
azilsartan

【医薬品名】 アジルバ錠

総合分類

	分類	基準
妊娠	＊	—
授乳	＊	—

◆解説参照

🟣 資料・本書分類基準

		資料			本書	
	資料名	分類	基準		分類	基準
妊娠	TGA	—	記載なし		—	記載なし
	Briggs	ヒトデータより第2・3三半期での危険性あり			III	要確認

参考情報　FDA分類：危険性を示す明確な証拠がある

	資料名	分類	基準	分類	基準
授乳	WHO	記載なし		—	記載なし
	Briggs	ヒトデータはないが，哺乳児に重大な危険性はなく概ね可能		II	概ね許容
	MMM	—	記載なし	—	記載なし

◆母乳移行情報

RID（%）	—
M/P	—

◆解説

【妊娠】・第1三半期：第2・第3三半期の使用による胎児への有害な影響とは関連していないが，使用例数が少なく，安全と結論付けることはできない[3].

・第2・第3三半期：腎不全や羊水過少症を含む様々な異常を引き起こし，子宮内胎児死亡の報告もある[3].

・妊娠中・後期ヒトで催奇形性・胎児毒性を示す明らかな証拠が報告されている医薬品に分類されている[1].

・妊娠する可能性のある婦人の血圧管理にはレニン-アンジオテンシン系降圧薬の投与を避ける．投与中に妊娠が判明した場合には，直ちに中止し，他の降圧薬への変更等を考慮する[15].

◆添付文書記載

【妊娠】禁忌，投与中に妊娠が判明した場合には直ちに投与中止
　　　・妊娠中期及び末期に投与されたヒトで有害事象の報告あり
【授乳】投与することを避け，やむを得ず投与する場合は授乳中止

◆薬物動態

Tmax（hr）	1.8±0.6
T1/2（hr）	13.2±1.4

III. 医薬品各論　　295

降圧薬（β遮断薬）

プロプラノロール塩酸塩
propranolol

【医薬品名】インデラル錠

総合分類

	分類	基準
妊娠	III	要確認
授乳	III	要確認

◆解説参照

資料・本書分類基準

妊娠

資料名	分類	基準	分類（本書）	基準（本書）
TGA	C	薬理作用による有害作用を引き起こす可能性があるが，催奇形性はない．	III	要確認
Briggs		ヒトデータより第2・3三半期での危険性あり	III	要確認

参考情報　FDA分類：危険性は否定できない

授乳

資料名	分類	基準	分類（本書）	基準（本書）
WHO		授乳中投与可能，乳児の副作用を観察する．	II	概ね許容
Briggs		限られたヒトデータから哺乳児に悪影響を与える可能性がある．	III	要確認
MMM	L2	概ね可能	II	概ね許容

◆母乳移行情報

RID（％）	0.3–0.5
M/P	0.5

◆解説

【妊娠】・やむを得ず使用する場合は，厳格な説明と同意が必須である[13]．
　　　　・第2・第3三半期：胎児や新生児に徐脈などの薬理学的な影響を起こす可能性がある[3]．
【授乳】＊許容
　　　　・ガイドラインで使用が許容されている[13]．
　　　　・乳児の徐脈，低血糖，黄疸を観察する[2]．

◆添付文書記載

【妊娠】投与しないことが望ましい（緊急でやむをえない場合以外）．
【授乳】授乳回避

◆薬物動態

Tmax（hr）	1.5
T1/2（hr）	3.9±0.5

（本剤20mgを5時間毎に3回反復経口投与）

降圧薬（β遮断薬）

アテノロール
atenolol

【医薬品名】テノーミン錠

総合分類

	分類	基準
妊娠	III	要確認
授乳	III	要確認

◆解説参照

◆資料・本書分類基準

妊娠	資料名	分類	基準	分類	基準
	TGA	C	薬理作用による有害作用を引き起こす可能性があるが，催奇形性はない．	III	要確認
	Briggs		ヒトデータより第2・3三半期での危険性あり	III	要確認

参考情報　FDA分類：危険性を示す明確な証拠がある

授乳	資料名	分類	基準	分類	基準
	WHO		できれば授乳を避ける，乳児の副作用を観察する．	III	要確認
	Briggs		限られたヒトデータから哺乳児に悪影響を与える可能性がある．	III	要確認
	MMM	L3	有益性投与	II	概ね許容

◆母乳移行情報

RID（％）	6.6
M/P	1.5–6.8

◆解説

【妊娠】・第2・第3三半期：胎児や新生児に徐脈などの薬理学的な影響を起こす可能性がある[3]．
【授乳】・乳児の徐脈，低血圧，黄疸を観察する（特に未熟児や1カ月未満の新生児の場合）[2]．

◆添付文書記載

【妊娠】有益性投与
【授乳】投与することを避け，やむを得ず投与する場合は授乳中止

◆薬物動態

Tmax（hr）	3.8±0.4
T1/2（hr）	10.8±2.7

降圧薬（β遮断薬）

メトプロロール酒石酸塩
metoprolol

【医薬品名】セロケン錠

総合分類

	分類	基準
妊娠	III	要確認
授乳	III	要確認

◆解説参照

資料・本書分類基準

	資料名	分類	基準	分類	基準
妊娠	TGA	C	薬理作用による有害作用を引き起こす可能性があるが，催奇形性はない．	III	要確認
	Briggs		ヒトデータより第2・3三半期での危険性あり	III	要確認

参考情報　FDA分類：危険性は否定できない

	資料名	分類	基準	分類	基準
授乳	WHO		記載なし	―	記載なし
	Briggs		限られたヒトデータから哺乳児に悪影響を与える可能性がある．	III	要確認
	MMM	L2	概ね可能	II	概ね許容

◆母乳移行情報

RID（％）	1.4
M/P	3-3.72

◆解説
【妊娠】・添付文書禁忌とされているので，やむを得ず使用する場合は，厳格な説明と同意が必須である[13]．
・第2・第3三半期：胎児や新生児に徐脈などの薬理学的な影響を起こす可能性がある[3]．

◆添付文書記載
【妊娠】禁忌
・安全性は確立していない．
【授乳】投与することを避け，やむを得ず投与する場合は授乳中止

◆薬物動態

Tmax（hr）	1.9
T1/2（hr）	2.8

降圧薬（β遮断薬）

カルベジロール
carvedilol

【医薬品名】アーチスト錠

総合分類

	分類	基準
妊娠	III	要確認
授乳	II	概ね許容

◆解説参照

資料・本書分類基準

		資料			本書	
	資料名	分類	基準		分類	基準
妊娠	TGA	C	薬理作用による有害作用を引き起こす可能性があるが，催奇形性はない．		III	要確認
	Briggs		ヒトデータより第2・3三半期での危険性あり		III	要確認

参考情報　FDA分類：危険性は否定できない

	資料名	分類	基準	分類	基準
授乳	WHO		記載なし	—	記載なし
	Briggs		ヒトデータはないが，哺乳児に重大な危険性はなく概ね可能	II	概ね許容
	MMM	L3	有益性投与	II	概ね許容

◆母乳移行情報

RID（%）	—
M/P	—

◆解説

【妊娠】・添付文書禁忌とされているので，やむを得ず使用する場合は，厳格な説明と同意が必須である[13]．
　　　・第2・第3三半期：胎児や新生児に徐脈などの薬理学的な影響を起こす可能性がある[3]．

◆添付文書記載

【妊娠】禁忌
　　　・安全性は確立していない．動物実験で有害事象の報告あり
【授乳】授乳回避

◆薬物動態

Tmax（hr）	0.8±0.3
T1/2　（hr）	3.60±1.8

III. 医薬品各論　299

降圧薬（β遮断薬）

ビソプロロールフマル酸塩
bisoprolol

【医薬品名】メインテート錠

総合分類

	分類	基準
妊娠	III	要確認
授乳	III	要確認

◆解説参照

資料・本書分類基準

	資料名	分類	基準	分類	基準
妊娠	TGA	C	薬理作用による有害作用を引き起こす可能性があるが，催奇形性はない．	III	要確認
	Briggs		ヒトデータより第2・3三半期での危険性あり	III	要確認

参考情報　FDA分類：危険性は否定できない

	資料名	分類	基準	分類	基準
授乳	WHO		記載なし	—	記載なし
	Briggs		ヒトデータはないが，哺乳児に悪影響を与える可能性がある．	III	要確認
	MMM	L3	有益性投与	II	概ね許容

◆母乳移行情報

RID（%）	—
M/P	—

◆解説

【妊娠】・添付文書禁忌とされているので，やむを得ず使用する場合は，厳格な説明と同意が必須である[13]．
・第2・第4三半期：胎児や新生児に徐脈などの薬理学的な影響を起こす可能性がある[3]．

◆添付文書記載

【妊娠】禁忌
・動物実験で有害事象の報告あり
【授乳】授乳回避

◆薬物動態

Tmax（hr）	3.1±0.4
T1/2（hr）	8.6±0.3

降圧薬（α遮断薬）

プラゾシン塩酸塩
prazosin

【医薬品名】ミニプレス錠

総合分類		
	分類	基準
妊娠	II	概ね許容
授乳	III	要確認

◆解説参照

● 資料・本書分類基準

		資料		本書	
	資料名	分類	基準	分類	基準
妊娠	TGA	B2	妊婦の使用経験は少ないが，奇形や有害作用の頻度は増加していない．動物試験は不十分だが，入手しうる情報では奇形や有害作用の頻度は増加しない．	II	概ね許容
	Briggs		ヒトデータは限られているが，動物データから危険性は低い．	II	概ね許容

参考情報　FDA分類：危険性は否定できない

	資料名	分類	基準	分類	基準
授乳	WHO		記載なし	—	記載なし
	Briggs		限られたヒトデータから哺乳児に悪影響を与える可能性がある．	III	要確認
	MMM	L3	有益性投与	II	概ね許容

◆母乳移行情報

RID（%）	—
M/P	—

◆解説

【妊娠】・添付文書禁忌ではないが，一般的にはほとんど使用されておらず，ガイドラインでは推奨されていない[13]．

◆添付文書記載

【妊娠】有益性投与
【授乳】授乳中止が望ましい．

◆薬物動態

Tmax（hr）	1.2
T1/2（hr）	約2

降圧薬（α遮断薬）

ドキサゾシンメシル酸塩
doxazosin

【医薬品名】カルデナリン錠

総合分類

	分類	基準
妊娠	III	要確認
授乳	III	要確認

◆解説参照

資料・本書分類基準

	資料名	分類	基準	分類（本書）	基準（本書）
妊娠	TGA	B3	妊婦の使用経験は少ないが，奇形や有害作用の頻度は増加していない．動物試験では奇形や有害作用が増加している．	III	要確認
	Briggs		限られたヒトデータと動物データから危険性は中等度	III	要確認

参考情報　FDA分類：危険性は否定できない

	資料名	分類	基準	分類（本書）	基準（本書）
授乳	WHO		記載なし	―	記載なし
	Briggs		限られたヒトデータから，哺乳児に悪影響を与える可能性がある．	III	要確認
	MMM	L3	有益性投与	II	概ね許容

◆母乳移行情報

RID（%）	0.58-0.87
M/P	20

◆解説

【妊娠】・添付文書禁忌ではないが，一般的にはほとんど使用されておらず，ガイドラインでは推奨されていない[13]．

◆添付文書記載

【妊娠】有益性投与
【授乳】授乳中止が望ましい．

◆薬物動態

Tmax（hr）	1.6-1.7
T1/2（hr）	10-16

降圧薬（αβ遮断薬）

ラベタロール塩酸塩
labetalol

【医薬品名】トランデート錠

総合分類

	分類	基準
妊娠	III	要確認
授乳	II	概ね許容

◆解説参照

資料・本書分類基準

	資料				本書	
	資料名	分類	基準		分類	基準
妊娠	TGA	C	薬理作用による有害作用を引き起こす可能性があるが, 催奇形性はない.		III	要確認
	Briggs		ヒトデータから妊娠全期間に渡りリスクは低い.		II	概ね許容

参考情報　FDA分類: 危険性は否定できない

	資料名	分類	基準		分類	基準
授乳	WHO		記載なし		—	記載なし
	Briggs		限られたヒトデータから哺乳児に重大な危険性はなく概ね可能		II	概ね許容
	MMM	L2	概ね可能		II	概ね許容

◆母乳移行情報

RID （%）	0.2-0.6
M/P	0.8-2.6

◆解説

【妊娠】＊許容

　　　・妊娠中の降圧薬として, 第一選択薬となっている[1, 13, 14].

　　　・第2・第3三半期: 胎児や新生児に徐脈などの薬理学的な影響を起こす可能性がある[3].

【授乳】＊許容

　　　・ガイドラインで使用が許容されている[13].

◆添付文書記載

【妊娠】有益性投与

【授乳】投与することを避け, やむを得ず投与する場合は授乳中止

◆薬物動態

Tmax （hr）	0.97
T1/2 （hr）	17.22

III. 医薬品各論　303

降圧薬（その他）

アリスキレンフマル酸塩
aliskiren

【医薬品名】ラジレス錠

総合分類

	分類	基準
妊娠	III	要確認
授乳	II	概ね許容

◆解説参照

資料・本書分類基準

			資料		本書	
	資料名	分類	基準		分類	基準
妊娠	TGA	D	ヒトでの奇形や有害作用を増加する証拠がある.		III	要確認
	Briggs		ヒトデータより第2・3三半期での危険性あり		III	要確認

参考情報　FDA分類：危険性を示す明確な証拠がある

	資料名	分類	基準		分類	基準
授乳	WHO		記載なし		—	記載なし
	Briggs		ヒトデータはないが，哺乳児に重大な危険性はなく概ね可能		II	概ね許容
	MMM	L3	有益性投与		II	概ね許容

◆母乳移行情報

RID（%）	—
M/P	—

◆解説

【妊娠】・証拠は得られていないもののヒトでの催奇形性・胎児毒性が強く疑われる医薬品に分類されている[1].
　　　・第1三半期：第2・第3三半期の使用による胎児への有害な影響とは関連していないが，使用例数が少なく安全であると結論付けることはできない[3].
　　　・第2・第3三半期：腎不全や羊水過少症を含む様々な異常を引き起こし，子宮内胎児死亡の報告もある[3].
　　　・妊娠する可能性のある婦人の血圧管理にはレニン－アンジオテンシン系降圧薬の投与を避ける. 投与中に妊娠が判明した場合は，直ちに中止し，他の降圧薬への変更等を考慮する[15].

◆添付文書記載

【妊娠】禁忌，投与中に妊娠が判明した場合には直ちに投与中止
　　　・妊婦への投与に関する情報は得られていない.
　　　・妊娠中期及び末期に投与されたヒトで有害事象の報告あり
【授乳】投与を避け，やむを得ず投与する場合は授乳中止

◆薬物動態

Tmax（hr）	1.5
T1/2（hr）	約33.5-37.0

304　III. 医薬品各論

💊 利尿薬（サイアザイド系）

トリクロルメチアジド
trichlormethiazide

【医薬品名】フルイトラン錠

総合分類

	分類	基準
妊娠	＊	—
授乳	＊	—

◆解説参照

16
利尿薬

資料・本書分類基準

		資料			本書	
妊娠	資料名	分類	基準		分類	基準
	TGA	—	記載なし		—	記載なし
	Briggs	両立可能			I	許容

参考情報　FDA分類: 危険性は否定できない

	資料名	分類	基準	分類	基準
授乳	WHO		記載なし	—	記載なし
	Briggs	両立可能		I	許容
	MMM	—	記載なし	—	記載なし

◆母乳移行情報

RID（%）	—
M/P	—

◆解説

【妊娠】・類薬情報よりサイアザイド系利尿薬に催奇形性を示唆する報告はない[3].

　　　　・妊娠高血圧腎症の病態である血液濃縮・循環血漿量低下を悪化させて胎盤血流量が低下する可能性が強いため, 肺水腫や心不全徴候がないかぎり原則として使用しない[13].

◆添付文書記載

【妊娠】有益性投与
【授乳】授乳回避

◆薬物動態

Tmax（hr）	1.75±0.7
T1/2（hr）	1.63±0.2

III. 医薬品各論　　305

利尿薬（サイアザイド系）

ヒドロクロロチアジド
hydrochlorothiazide

【医薬品名】ヒドロクロロチアジド錠

総合分類

	分類	基準
妊娠	III	要確認
授乳	II	概ね許容

◆解説参照

◆資料・本書分類基準

	資料			本書	
妊娠	資料名	分類	基準	分類	基準
	TGA	C	薬理作用による有害作用を引き起こす可能性があるが，催奇形性はない．	III	要確認
	Briggs		両立可能	I	許容

参考情報　FDA分類：ヒトでの危険性の証拠はない

	資料名	分類	基準	分類	基準
授乳	WHO		授乳中投与可能	I	許容
	Briggs		両立可能	I	許容
	MMM	L2	概ね可能	II	概ね許容

◆母乳移行情報

RID（％）	1.68
M/P	0.25

◆解説

【妊娠】・サイアザイド系利尿薬に催奇形性を示唆する報告はない[3]．
・妊娠高血圧腎症の病態である血液濃縮・循環血漿量低下を悪化させて胎盤血流量が低下する可能性が強いため，肺水腫や心不全徴候がないかぎり原則として使用しない[13]．

◆添付文書記載

【妊娠】有益性投与
【授乳】授乳中止

◆薬物動態

Tmax（hr）	2.31±0.9
T1/2（hr）	10.46±1.3

16 利尿薬

利尿薬（ループ系）

フロセミド
furosemide

【医薬品名】ラシックス細粒・錠

総合分類

	分類	基準
妊娠	III	要確認
授乳	III	要確認

◆解説参照

資料・本書分類基準

			資料		本書	
	資料名	分類	基準		分類	基準
妊娠	TGA	C	薬理作用による有害作用を引き起こす可能性があるが催奇形性はない.		III	要確認
	Briggs		ヒトデータから妊娠全期間に渡りリスクは低い.		II	概ね許容

参考情報　FDA分類：危険性は否定できない

	資料名	分類	基準		分類	基準
授乳	WHO		母乳産生低下のため，できれば投与を避ける.		III	要確認
	Briggs		限られたヒトデータから哺乳児に重大な危険性はなく概ね可能		II	概ね許容
	MMM	L3	有益性投与		II	概ね許容

◆母乳移行情報

RID（%）	—
M/P	—

◆解説

【妊娠】・ループ利尿薬に催奇形性を示唆する報告はない[3].
　　　　・妊娠高血圧腎症の病態である血液濃縮・循環血漿量低下を悪化させて胎盤血流量が低下する可能性が強いため，肺水腫や心不全徴候がないかぎり原則として使用しない[13].

【授乳】＊概ね許容
　　　　・限られたデータより判断

◆添付文書記載

【妊娠】有益性投与
【授乳】授乳回避

◆薬物動態

Tmax（hr）	1–2
T1/2（hr）	0.35

16
利尿薬

III. 医薬品各論　307

利尿薬（ループ系）

トラセミド
torasemide

【医薬品名】ルプラック錠

総合分類

	分類	基準
妊娠	＊	―
授乳	II	概ね許容

◆解説参照

資料・本書分類基準

妊娠	資料名	資料 分類	基準	本書 分類	基準
	TGA	―	記載なし	―	記載なし
	Briggs		ヒトデータはないが薬の特性より概ね両立可能	III	要確認

参考情報　FDA分類：ヒトでの危険性の証拠はない

授乳	資料名	分類	基準	分類	基準
	WHO		記載なし	―	記載なし
	Briggs		ヒトデータはないが，哺乳児に重大な危険性はなく概ね可能	II	概ね許容
	MMM	L3	有益性投与	II	概ね許容

◆母乳移行情報

RID（%）	―
M/P	―

◆解説

【妊娠】・妊娠高血圧腎症の病態である血液濃縮・循環血漿量低下を悪化させて胎盤血流量が低下する可能性が強いため，肺水腫や心不全徴候がないかぎり原則として使用しない[13]．

◆添付文書記載

【妊娠】有益性投与
【授乳】授乳回避

◆薬物動態

Tmax（hr）	0.8±0.3
T1/2（hr）	2.4±0.6

利尿薬（カリウム保持系）

スピロノラクトン
spironolactone

【医薬品名】アルダクトンA錠

総合分類

	分類	基準
妊娠	III	要確認
授乳	II	概ね許容

◆解説参照

資料・本書分類基準

		資料			本書	
	資料名	分類	基準		分類	基準
妊娠	TGA	B3	妊婦の使用経験は少ないが，奇形や有害作用の頻度は増加していない．動物試験では奇形や有害作用が増加している．		III	要確認
	Briggs		限られたヒトデータと動物データから危険性は極めて高い．		III	要確認

参考情報　FDA分類：危険性は否定できない

	資料名	分類	基準	分類	基準
授乳	WHO		授乳中投与可能	I	許容
	Briggs		限られたヒトデータから哺乳児に重大な危険性はなく概ね可能	II	概ね許容
	MMM	L2	概ね可能	II	概ね許容

◆母乳移行情報

RID（%）	2–4.3
M/P	0.51–0.72

◆解説

【妊娠】・妊娠高血圧腎症の病態である血液濃縮・循環血漿量低下を悪化させて胎盤血流量が低下する可能性が強いため，肺水腫や心不全徴候がないかぎり原則として使用しない[13]．

◆添付文書記載

【妊娠】有益性投与
【授乳】投与は避けることが望ましいが，やむを得ず投与する場合は授乳回避

◆薬物動態

Tmax（hr）	2.8
T1/2（hr）	11.6（β）

利尿薬（カリウム保持系）

エプレレノン
eplerenone

【医薬品名】セララ錠

総合分類

	分類	基準
妊娠	＊	―
授乳	＊	―

資料・本書分類基準

	資料				本書	
	資料名	分類	基準		分類	基準
妊娠	TGA	B3	妊婦の使用経験は少ないが，奇形や有害作用の頻度は増加していない．動物試験では奇形や有害作用が増加している．		III	要確認
	Briggs	記載なし			―	記載なし

参考情報　FDA 分類：ヒトでの危険性の証拠はない

	資料名	分類	基準	分類	基準
授乳	WHO	記載なし		―	記載なし
	Briggs	記載なし		―	記載なし
	MMM	L3	有益性投与	II	概ね許容

◆母乳移行情報

RID （%）	―
M/P	―

◆解説

特記事項なし

◆添付文書記載

【妊娠】有益性投与
【授乳】投与することを避け，やむを得ず投与する場合は授乳中止

◆薬物動態

Tmax （hr）	1.46±0.8
T1/2 （hr）	5.00±1.74

（100mg 反復投与）

利尿薬（その他）

トルバプタン
tolvaptan

【医薬品名】サムスカ錠

総合分類

	分類	基準
妊娠	III	要確認
授乳	＊	―

◆解説参照

資料・本書分類基準

			資料	本書	
	資料名	分類	基準	分類	基準
妊娠	TGA	D	ヒトでの奇形や有害作用を増加する証拠がある.	III	要確認
	Briggs		ヒトデータはないが，動物データから危険性は低い.	II	概ね許容

参考情報　FDA分類：危険性は否定できない

	資料名	分類	基準	分類	基準
授乳	WHO	記載なし		―	記載なし
	Briggs	ヒトデータはないが，哺乳児に悪影響を与える可能性がある.		III	要確認
	MMM	―	記載なし	―	記載なし

◆母乳移行情報

RID（%）	―
M/P	―

◆解説

【妊娠】・利尿薬は胎盤還流障害による胎児への影響が懸念される[13].
　　　　・現時点での情報は限定的であり，ヒト胎児奇形の増加，不可逆的有害な影響の可能性が示唆されている[3].

【授乳】記載なし

◆添付文書記載

【妊娠】禁忌
　　　　・動物実験で催奇形性・有害事象の報告あり
　　　　・妊娠する可能性のある婦人には適切な避妊を行うよう指導すること

【授乳】授乳回避

◆薬物動態

Tmax（hr）	2
T1/2（hr）	3.3±1.2

III. 医薬品各論　311

強心薬

ジゴキシン
digoxin

【医薬品名】ジゴキシン錠

総合分類		
	分類	基準
妊娠	I	許容
授乳	II	概ね許容

資料・本書分類基準

妊娠	資料			本書	
	資料名	分類	基準	分類	基準
	TGA	A	多数の妊婦に使用されたが，奇形や有害作用の頻度は増加していない.	I	許容
	Briggs	両立可能		I	許容

参考情報　FDA分類：危険性は否定できない

授乳	資料名	分類	基準	分類	基準
	WHO	授乳中投与可能		I	許容
	Briggs	両立可能		I	許容
	MMM	L2	概ね可能	II	概ね許容

◆母乳移行情報

RID（%）	2.7-2.8
M/P	＜0.9

◆解説

特記事項なし

◆添付文書記載

【妊娠】有益性投与
【授乳】—

◆薬物動態

Tmax（hr）	1.2±0.8
T1/2（hr）	22.1±21.1

抗不整脈薬

リドカイン
lidocaine

【医薬品名】 キシロカイン静注
ペンレステープ（局所麻酔薬）

総合分類		
	分類	基準
妊娠	I	許容
授乳	II	概ね許容

資料・本書分類基準

		資料			本書	
	資料名	分類	基準		分類	基準
妊娠	TGA	—	記載なし		—	記載なし
	Briggs	両立可能			I	許容

参考情報　FDA分類：ヒトでの危険性の証拠はない

	資料名	分類	基準	分類	基準
授乳	WHO	授乳中投与可能		I	許容
	Briggs	限られたヒトデータから哺乳児に重大な危険性はなく概ね可能		II	概ね許容
	MMM	L2	概ね可能	II	概ね許容

◆母乳移行情報

RID（%）	0.5–3.1
M/P	0.4

◆解説

特記事項なし

◆添付文書記載

【妊娠】有益性投与
【授乳】—

◆薬物動態

Tmax（hr）	6
T1/2（hr）	1.65

III. 医薬品各論　313

🔴 抗不整脈薬

メキシレチン塩酸塩
mexiletine

【医薬品名】 メキシチールカプセル

総合分類		
	分類	基準
妊娠	II	概ね許容
授乳	II	概ね許容

🔴 資料・本書分類基準

	資料			本書	
	資料名	分類	基準	分類	基準
妊娠	TGA	B1	妊婦の使用経験は少ないが，奇形や有害作用の頻度は増加していない．動物試験で有害作用の頻度は増加していない．	II	概ね許容
	Briggs		ヒトデータは限られているが，動物データから危険性は低い．	II	概ね許容

参考情報　FDA分類：危険性は否定できない

	資料名	分類	基準	分類	基準
授乳	WHO		記載なし	—	記載なし
	Briggs		限られたヒトデータから哺乳児に重大な危険性はなく概ね可能	II	概ね許容
	MMM	L2	概ね可能	II	概ね許容

◆母乳移行情報

RID（%）	1.4-1.6
M/P	1.45

◆解説

特記事項なし

◆添付文書記載

【妊娠】 有益性投与

【授乳】 投与することを避け，やむを得ず投与する場合は授乳中止

◆薬物動態

Tmax（hr）	2.86
T1/2（hr）	10.8

314　III. 医薬品各論

🔴 抗不整脈薬

ジソピラミド
disopyramide

【医薬品名】リスモダンカプセル

総合分類

	分類	基準
妊娠	III	要確認
授乳	II	概ね許容

◆解説参照

資料・本書分類基準

	資料名	分類	基準	分類	基準
妊娠	TGA	B2	妊婦の使用経験は少ないが，奇形や有害作用の頻度は増加していない．動物試験は不十分だが，入手しうる情報では奇形や有害作用の頻度は増加しない．	II	概ね許容
	Briggs		ヒトデータより第3三半期での危険性あり	III	要確認

参考情報　FDA分類：危険性は否定できない

	資料名	分類	基準	分類	基準
授乳	WHO		記載なし	—	記載なし
	Briggs		限られたヒトデータから哺乳児に重大な危険性はなく概ね可能	II	概ね許容
	MMM	L2	概ね可能	II	概ね許容

◆母乳移行情報

RID（％）	3.4
M/P	0.4-1.06

◆解説
【妊娠】・妊娠後期の子宮収縮作用に注意（オキシトシン様作用）[1]

◆添付文書記載
【妊娠】投与しないことが望ましい．
【授乳】授乳回避

◆薬物動態

Tmax（hr）	3.25±1.1
T1/2（hr）	6.05±1.63

🔴 抗不整脈薬

フレカイニド酢酸塩
flecainide

【医薬品名】タンボコール錠

総合分類

	分類	基準
妊娠	III	要確認
授乳	II	概ね許容

資料・本書分類基準

	資料名	分類	基準	分類	基準
妊娠	TGA	B3	妊婦の使用経験は少ないが，奇形や有害作用の頻度は増加していない．動物試験では奇形や有害作用が増加している．	III	要確認
	Briggs		限られたヒトデータと動物データから危険性は中等度	III	要確認

参考情報　FDA分類：危険性は否定できない

	資料名	分類	基準	分類	基準
授乳	WHO		記載なし	—	記載なし
	Briggs		限られたヒトデータから哺乳児に重大な危険性はなく概ね可能	II	概ね許容
	MMM	L3	有益性投与	II	概ね許容

◆母乳移行情報

RID（%）	4.9-5.2
M/P	2.6-3.7

◆解説

特記事項なし

◆添付文書記載

【妊娠】禁忌
　　　・動物実験で催奇形性の報告あり
【授乳】投与を避け，やむを得ず投与する場合は授乳回避

◆薬物動態

Tmax（hr）	2-3
T1/2 （hr）	10.8±1.0

316　III. 医薬品各論

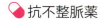 抗不整脈薬

ベラパミル
verapamil

【医薬品名】ワソラン錠

総合分類

	分類	基準
妊娠	III	要確認
授乳	II	概ね許容

◆解説参照

資料・本書分類基準

妊娠	資料			本書	
	資料名	分類	基準	分類	基準
	TGA	C	薬理作用による有害作用を引き起こす可能性があるが, 催奇形性はない.	III	要確認
	Briggs		両立可能	I	許容

参考情報　FDA 分類: 危険性は否定できない

授乳	資料名	分類	基準	分類	基準
	WHO		授乳中投与可能	I	許容
	Briggs		限られたヒトデータから哺乳児に重大な危険性はなく概ね可能	II	概ね許容
	MMM	L2	概ね可能	II	概ね許容

◆母乳移行情報

RID（%）	0.2
M/P	0.94

◆解説
【妊娠】母体の低血圧に関連する可能性がある[3].

◆添付文書記載
【妊娠】禁忌
・動物実験で有害事象の報告あり
【授乳】投与することを避け, やむを得ず投与する場合は授乳中止

◆薬物動態

Tmax（hr）	2.2±0.2
T1/2 （hr）	―

● 抗不整脈薬

ランジオロール
landiolol

【医薬品名】オノアクト

総合分類		
	分類	基準
妊娠	—	記載なし
授乳	—	記載なし

● 資料・本書分類基準

		資料		本書	
	資料名	分類	基準	分類	基準
妊娠	TGA	—	記載なし	—	記載なし
	Briggs	記載なし		—	記載なし

参考情報　FDA 分類：記載なし

	資料名	分類	基準	分類	基準
授乳	WHO	記載なし		—	記載なし
	Briggs	記載なし		—	記載なし
	MMM	—	記載なし	—	記載なし

◆母乳移行情報

RID（%）	—
M/P	—

◆解説

特記事項なし

◆添付文書記載

【妊娠】有益性投与
【授乳】—

◆薬物動態

Tmax（hr）	投与終了後
T1/2（hr）	3.96 分

（60 分かけて点滴静注）

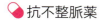 抗不整脈薬

アミオダロン塩酸塩
amiodarone

【医薬品名】アンカロン錠

総合分類

	分類	基準
妊娠	III	要確認
授乳	IV	禁忌

◆解説参照

 資料・本書分類基準

妊娠	資料				本書	
	資料名	分類	基準		分類	基準
	TGA	C	薬理作用による有害作用を引き起こす可能性があるが，催奇形性はない．		III	要確認
	Briggs		ヒトデータおよび動物データより妊娠全期間で危険性あり			III	要確認

参考情報　FDA分類：危険性を示す明確な証拠がある

授乳	資料名	分類	基準	分類	基準
	WHO		記載なし	—	記載なし
	Briggs		哺乳児への重大な毒性や母体への危険性から授乳禁止	IV	禁忌
	MMM	L5	禁忌	IV	禁忌

◆母乳移行情報

RID（%）	9.58-43.1
M/P	4.6-13

◆解説

【妊娠】・添付文書上有益性投与であるが，妊娠中の投与に際して胎児・新生児に特に注意が必要な医薬品に分類されている[1]．
・アミオダロンと主要代謝物は半減期が長く，胎児に甲状腺機能異常や徐脈を引き起こす可能性があり，妊娠前3カ月から妊娠中全期間投与を避けることが望ましい．投与が避けられない場合は，新生児のTSHなど甲状腺機能のモニタリングを迅速に行うことが推奨される[3]．

【授乳】・アミオダロンと代謝物のモノ-N-デスエチルアミオダロンは構造にヨウ素を含んでおり，半減期が長く，M/P，RIDも高いことから乳児の甲状腺への影響が懸念される．

◆添付文書記載

【妊娠】投与しないことが望ましい．やむを得ず投与する場合は本剤投与によるリスクについて患者に十分説明すること

【授乳】授乳回避

◆薬物動態

Tmax（hr）	4.6
T1/2（hr）	13.4

III．医薬品各論

🔴 抗不整脈薬

ベプリジル塩酸塩水和物

bepridil

【医薬品名】 ベプリコール錠

総合分類		
	分類	基準
妊娠	＊	比較評価データなし
授乳	＊	比較評価データなし

🔴 資料・本書分類基準

		資料			本書	
	資料名	分類	基準	分類	基準	
妊娠	TGA	—	記載なし	—	記載なし
	Briggs	ヒトデータはないが，動物データから危険性は低い．		Ⅱ	概ね許容

参考情報　FDA分類：危険性は否定できない

	資料名	分類	基準	分類	基準
授乳	WHO	記載なし		—	記載なし
	Briggs	ヒトデータはないが，哺乳児に重大な危険性はなく概ね可能		Ⅱ	概ね許容
	MMM	—	記載なし	—	記載なし

◆母乳移行情報

RID（％）	—
M/P	—

◆解説

特記事項なし

◆添付文書記載

【妊娠】禁忌

　　　・動物実験で有害事象の報告あり

【授乳】投与は避けることが望ましいが，やむを得ず投与する場合は授乳回避

◆薬物動態

Tmax（hr）	3.1±0.3
T1/2　（hr）	3.4±0.2（α）

320　　Ⅲ．医薬品各論

狭心症治療薬

ニトログリセリン
nitroglycerin（nicotinic acid）

【医薬品名】ニトロペン舌下錠

総合分類

	分類	基準
妊娠	II	概ね許容
授乳	III	要確認

◆解説参照

資料・本書分類基準

	資料名	分類	基準	分類	基準
妊娠	TGA	B2	妊婦の使用経験は少ないが，奇形や有害作用の頻度は増加していない．動物試験は不十分だが，入手しうる情報では奇形や有害作用の頻度は増加しない．	II	概ね許容
	Briggs		ヒトデータから妊娠全期間に渡りリスクは低い．	II	概ね許容

参考情報　FDA分類：危険性は否定できない

	資料名	分類	基準	分類	基準
授乳	WHO		記載なし	—	記載なし
	Briggs		ヒトデータはないが，哺乳児に重大な危険性はなく概ね可能	II	概ね許容
	MMM	L4	悪影響を与える可能性あり注意	III	要確認

◆母乳移行情報

RID（%）	—
M/P	—

◆解説

【妊娠】・舌下錠は薬剤特性等より概ね許容と判断できる．
　　　・静注薬はガイドラインで，手術時の低血圧維持，手術時の異常高血圧の救急処置，急性心不全および不安定狭心症に使用されるとしている[13]．
【授乳】＊概ね許容（外用薬）
　　　・舌下錠は，薬剤特性等より判断

◆添付文書記載

【妊娠】有益性投与
【授乳】授乳中止

◆薬物動態

Tmax（hr）	4分
T1/2（hr）	3.8分（α），10分（β）

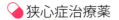

狭心症治療薬

硝酸イソソルビド
isosorbide dinitrate

【医薬品名】ニトロールRカプセル

総合分類	分類	基準
妊娠	III	要確認
授乳	II	概ね許容

資料・本書分類基準

	資料名	分類	基準	本書分類	本書基準
妊娠	TGA	B1	妊婦の使用経験は少ないが，奇形や有害作用の頻度は増加していない．動物試験で有害作用の頻度は増加していない．	II	概ね許容
	Briggs		限られたヒトデータと動物データから危険性は中等度	III	要確認

参考情報　FDA分類：危険性は否定できない

	資料名	分類	基準	本書分類	本書基準
授乳	WHO		記載なし	—	記載なし
	Briggs		ヒトデータはないが，哺乳児に重大な危険性はなく概ね可能	II	概ね許容
	MMM	L3	有益性投与	II	概ね許容

◆母乳移行情報

RID（%）	—
M/P	—

◆解説
特記事項なし

◆添付文書記載
【妊娠】有益性投与
【授乳】投与は避けることが望ましいが，やむを得ず投与する場合は授乳回避

◆薬物動態

Tmax（hr）	3.5±0.5
T1/2（hr）	—

狭心症治療薬

一硝酸イソソルビド
isosorbide mononitrate

【医薬品名】アイトロール錠

総合分類		
	分類	基準
妊娠	III	要確認
授乳	II	概ね許容

資料・本書分類基準

	資料			本書	
	資料名	分類	基準	分類	基準
妊娠	TGA	B2	妊婦の使用経験は少ないが，奇形や有害作用の頻度は増加していない．動物試験は不十分だが，入手しうる情報では奇形や有害作用の頻度は増加しない．	II	概ね許容
	Briggs		限られたヒトデータと動物データから危険性は中等度	III	要確認

参考情報　FDA分類：ヒトでの危険性の証拠はない

	資料名	分類	基準	分類	基準
授乳	WHO		記載なし	—	記載なし
	Briggs		ヒトデータはないが，哺乳児に重大な危険性はなく概ね可能	II	概ね許容
	MMM	L3	有益性投与	II	概ね許容

◆母乳移行情報

RID（%）	—
M/P	—

◆解説

特記事項なし

◆添付文書記載

【妊娠】有益性投与

【授乳】投与は避けることが望ましいが，やむを得ず投与する場合は授乳回避

◆薬物動態

Tmax（hr）	1.7±0.4
T1/2（hr）	5.0±0.3

III. 医薬品各論

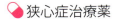
狭心症治療薬

ニコランジル
nicorandil

【医薬品名】シグマート錠

総合分類

	分類	基準
妊娠	＊	―
授乳	―	記載なし

● 資料・本書分類基準

	資料名	資料 分類	基準	本書 分類	基準
妊娠	TGA	B3	妊婦の使用経験は少ないが，奇形や有害作用の頻度は増加していない．動物試験では奇形や有害作用が増加している．	Ⅲ	要確認
	Briggs	記載なし		―	記載なし

参考情報　FDA分類：記載なし

	資料名	分類	基準	分類	基準
授乳	WHO	記載なし		―	記載なし
	Briggs	記載なし		―	記載なし
	MMM	―	記載なし	―	記載なし

◆母乳移行情報

RID（％）	―
M/P	―

◆解説
特記事項なし

◆添付文書記載
【妊娠】投与しないことが望ましい．
【授乳】―

◆薬物動態

Tmax（hr）	0.55±0.1
T1/2（hr）	0.75

脂質異常症治療薬（スタチン系）

プラバスタチンナトリウム
pravastatin

【医薬品名】メバロチン錠

総合分類

	分類	基準
妊娠	III	要確認
授乳	IV	禁忌

◆解説参照

資料・本書分類基準

	資料			本書	
	資料名	分類	基準	分類	基準
妊娠	TGA	D	ヒトでの奇形や有害作用を増加する証拠がある.	III	要確認
	Briggs		第1三半期禁忌	III	要確認

参考情報　FDA分類：妊娠中禁忌

	資料名	分類	基準	分類	基準
授乳	WHO		記載なし	—	記載なし
	Briggs		哺乳児への重大な毒性や母体への危険性から授乳禁止	IV	禁忌
	MMM	L3	有益性投与	II	概ね許容

◆母乳移行情報

RID（%）	—
M/P	—

◆解説

【妊娠】・コレステロールとその産生物はステロイドや細胞膜の合成，胎児の発育に必須の成分であり，HMG-CoA還元酵素阻害薬はこれらの産生を抑えるため，胎児へ有害な作用をもたらす可能性がある[3].
　　　　・妊娠中の生理的な脂質異常症は治療を要しないとしている[3].

【授乳】・スタチン系薬剤の母乳中濃度は低いが，乳児の脂質代謝への影響が懸念されるため，授乳中には使用しないという合意がなされている[4].

◆添付文書記載

【妊娠】禁忌

　　　　・安全性は確立していない．動物実験で催奇形性・有害事象の報告あり
　　　　・ヒトでは妊娠3カ月までの間に服用した場合に胎児の先天性奇形があらわれたとの報告がある.

【授乳】禁忌

　　　　（動物実験で乳汁移行の報告あり）

◆薬物動態

Tmax（hr）	1.1±0.5
T1/2（hr）	2.7±1.0

III. 医薬品各論　　325

脂質異常症治療薬（スタチン系）

シンバスタチン
simvastatin

【医薬品名】 リポバス錠

総合分類

	分類	基準
妊娠	III	要確認
授乳	IV	禁忌

◆解説参照

資料・本書分類基準

	資料名	分類	基準	分類	基準
妊娠	TGA	D	ヒトでの奇形や有害作用を増加する証拠がある.	III	要確認
	Briggs		第1三半期禁忌	III	要確認

参考情報　FDA分類：妊娠中禁忌

	資料名	分類	基準	分類	基準
授乳	WHO		記載なし	—	記載なし
	Briggs		哺乳児への重大な毒性や母体への危険性から授乳禁止	IV	禁忌
	MMM	L3	有益性投与	II	概ね許容

◆母乳移行情報

RID（％）	—
M/P	—

◆解説

【妊娠】・コレステロールとその産生物はステロイドや細胞膜の合成，胎児の発育に必須の成分であり，HMG-CoA還元酵素阻害薬はこれらの産生を抑えるため，胎児へ有害な作用をもたらす可能性がある[3]．
・妊娠中の生理的な脂質異常症は治療を要しないとしている[3]．

【授乳】・スタチン系薬剤の母乳中濃度は低いが，乳児の脂質代謝への影響が懸念されるため，授乳中には使用しないという合意がなされている[4]．

◆添付文書記載

【妊娠】禁忌
・動物実験で催奇形性の報告あり
【授乳】禁忌
（動物実験で乳汁移行の報告あり）

◆薬物動態

Tmax（hr）	3.7±2.3
T1/2（hr）	2.3±0.9

脂質異常症治療薬（スタチン系）

フルバスタチンナトリウム
fluvastatin

【医薬品名】ローコール錠

総合分類

	分類	基準
妊娠	III	要確認
授乳	IV	禁忌

◆解説参照

資料・本書分類基準

	資料名	分類	基準	分類	基準
妊娠	TGA	D	ヒトでの奇形や有害作用を増加する証拠がある.	III	要確認
	Briggs	第1三半期禁忌		III	要確認

参考情報　FDA分類：妊娠中禁忌

	資料名	分類	基準	分類	基準
授乳	WHO	記載なし		—	記載なし
	Briggs	哺乳児への重大な毒性や母体への危険性から授乳禁止		IV	禁忌
	MMM	L3	有益性投与	II	概ね許容

◆母乳移行情報

RID（%）	—
M/P	2

◆解説

【妊娠】・コレステロールとその産生物はステロイドや細胞膜の合成，胎児の発育に必須の成分であり，HMG-CoA還元酵素阻害薬はこれらの産生を抑えるため，胎児へ有害な作用をもたらす可能性がある[3].
・妊娠中の生理的な脂質異常症は治療を要しないとしている[3].

【授乳】・スタチン系薬剤の母乳中濃度は低いが，乳児の脂質代謝への影響が懸念されるため，授乳中には使用しないという合意がなされている[4].

◆添付文書記載

【妊娠】禁忌
・安全性は確立していない. 動物実験で有害事象の報告あり

【授乳】禁忌
（動物実験で乳汁移行の報告あり）

◆薬物動態

Tmax（hr）	0.83
T1/2（hr）	1.32

20

脂質異常症治療薬

III. 医薬品各論　327

🔴 脂質異常症治療薬（スタチン系）

アトルバスタチンカルシウム水和物
atorvastatin

【医薬品名】リピトール錠

総合分類

	分類	基準
妊娠	III	要確認
授乳	IV	禁忌

◆解説参照

資料・本書分類基準

		資料		本書	
	資料名	分類	基準	分類	基準
妊娠	TGA	D	ヒトでの奇形や有害作用を増加する証拠がある.	III	要確認
	Briggs		第1三半期禁忌	III	要確認

参考情報　FDA分類：妊娠中禁忌

	資料名	分類	基準	分類	基準
授乳	WHO		記載なし	—	記載なし
	Briggs		哺乳児への重大な毒性や母体への危険性から授乳禁止	IV	禁忌
	MMM	L3	有益性投与	II	概ね許容

◆母乳移行情報

RID（%）	—
M/P	—

◆解説

【妊娠】・コレステロールとその産生物はステロイドや細胞膜の合成，胎児の発育に必須の成分であり，HMG-CoA還元酵素阻害薬はこれらの産生を抑えるため，胎児へ有害な作用をもたらす可能性がある[3].
　　　・妊娠中の生理的な脂質異常症は治療を要しないとしている[3].

【授乳】・スタチン系薬剤の母乳中濃度は低いが，乳児の脂質代謝への影響が懸念されるため，授乳中には使用しないという合意がなされている[4].

◆添付文書記載

【妊娠】禁忌
　　　・動物実験で催奇形性・有害事象の報告あり
　　　・ヒトでは他のHMG-CoA還元酵素阻害剤で，妊娠3カ月までの間に服用したとき先天性奇形の報告がある.

【授乳】禁忌
　　　（動物実験で乳汁移行の報告あり）

◆薬物動態

Tmax（hr）	0.8±0.3
T1/2（hr）	9.44±2.5

328　III. 医薬品各論

脂質異常症治療薬（スタチン系）

ピタバスタチンカルシウム水和物
pitavastatin

【医薬品名】リバロ錠

総合分類

	分類	基準
妊娠	III	要確認
授乳	*	―

◆解説参照

◆資料・本書分類基準

		資料		本書	
	資料名	分類	基準	分類	基準
妊娠	TGA	D	ヒトでの奇形や有害作用を増加する証拠がある．	III	要確認
	Briggs		第1三半期禁忌	III	要確認

参考情報　FDA分類：妊娠中禁忌

	資料名	分類	基準	分類	基準
授乳	WHO		記載なし	―	記載なし
	Briggs		哺乳児への重大な毒性や母体への危険性から授乳禁止	IV	禁忌
	MMM	―	記載なし	―	記載なし

◆母乳移行情報

RID（%）	―
M/P	―

◆解説

【妊娠】・コレステロールとその産生物はステロイドや細胞膜の合成，胎児の発育に必須の成分であり，HMG-CoA還元酵素阻害薬はこれらの産生を抑えるため，胎児へ有害な作用をもたらす可能性がある[3]．
・妊娠中の生理的な脂質異常症は治療を要しないとしている[3]．

【授乳】・スタチン系薬剤の母乳中濃度は低いが，乳児の脂質代謝への影響が懸念されるため，授乳中には使用しないという合意がなされている[4]．

◆添付文書記載

【妊娠】禁忌
・安全性は確立していない．動物実験で催奇形性・有害事象の報告あり．
・ヒトでは他のHMG-CoA還元酵素阻害剤で，妊娠3カ月までの間に服用したとき，胎児に先天性奇形があらわれたとの報告がある．

【授乳】禁忌
（動物実験で乳汁移行の報告あり）

◆薬物動態

Tmax（hr）	0.7±0.1
T1/2（hr）	3.4±0.2（β）

🔴 脂質異常症治療薬（スタチン系）

ロスバスタチンカルシウム
rosuvastatin

【医薬品名】クレストール錠

総合分類

	分類	基準
妊娠	III	要確認
授乳	IV	禁忌

◆解説参照

🔴 資料・本書分類基準

			資料		本書	
	資料名	分類	基準		分類	基準
妊娠	TGA	D	ヒトでの奇形や有害作用を増加する証拠がある.		III	要確認
	Briggs		第1三半期禁忌		III	要確認

参考情報　FDA分類：妊娠中禁忌

	資料名	分類	基準		分類	基準
授乳	WHO		記載なし		—	記載なし
	Briggs		哺乳児への重大な毒性や母体への危険性から授乳禁止		IV	禁忌
	MMM	L3	有益性投与		II	概ね許容

◆母乳移行情報

RID（%）	0.6-0.77
M/P	—

◆解説

【妊娠】・コレステロールとその産生物はステロイドや細胞膜の合成，胎児の発育に必須の成分であり，HMG-CoA還元酵素阻害薬はこれらの産生を抑えるため，胎児へ有害な作用をもたらす可能性がある[3].
　　　・妊娠中の生理的な脂質異常症は治療を要しないとしている[3].

【授乳】・スタチン系薬剤の母乳中濃度は低いが，乳児の脂質代謝への影響が懸念されるため，授乳中には使用しないという合意がなされている[4].

◆添付文書記載

【妊娠】禁忌
　　　・安全性は確立していない．動物実験で催奇形性の報告あり．
　　　・ヒトでは他のHMG-CoA還元酵素阻害剤で，妊娠3カ月までの間に服用したとき，胎児に先天性奇形があらわれたとの報告がある．

【授乳】禁忌
　　　（動物実験で乳汁移行の報告あり）

◆薬物動態

Tmax（hr）	5
T1/2 （hr）	20.2±7.8

330　　III．医薬品各論

脂質異常症治療薬（その他）

ベザフィブラート
bezafibrate

【医薬品名】ベザトール SR 錠

総合分類

	分類	基準
妊娠	−	記載なし
授乳	−	記載なし

資料・本書分類基準

		資料			本書	
	資料名	分類	基準	分類	基準
妊娠	TGA	−	記載なし	−	記載なし
	Briggs	記載なし		−	記載なし

参考情報　FDA 分類：記載なし

	資料名	分類	基準	分類	基準
授乳	WHO	記載なし		−	記載なし
	Briggs	記載なし		−	記載なし
	MMM	−	記載なし	−	記載なし

◆母乳移行情報

RID（%）	−
M/P	−

◆解説

特記事項なし

◆添付文書記載

【妊娠】禁忌
　　　・安全性は確立していない.
【授乳】授乳回避

◆薬物動態

Tmax（hr）	4.5±0.5
T1/2 （hr）	2.98±0.5

● 脂質異常症治療薬（その他）

フェノフィブラート
fenofibrate

【医薬品名】リピディル錠

総合分類		
	分類	基準
妊娠	III	要確認
授乳	III	要確認

資料・本書分類基準

		資料			本書	
	資料名	分類	基準		分類	基準
妊娠	TGA	B3	妊婦の使用経験は少ないが，奇形や有害作用の頻度は増加していない．動物試験では奇形や有害作用が増加している．		III	要確認
	Briggs		限られたヒトデータと動物データから危険性は極めて高い．		III	要確認

参考情報　FDA分類：危険性は否定できない

	資料名	分類	基準		分類	基準
授乳	WHO	記載なし			—	記載なし
	Briggs	ヒトデータはないが，哺乳児に悪影響を与える可能性がある．			III	要確認
	MMM	L3	有益性投与		II	概ね許容

◆母乳移行情報

RID（%）	—
M/P	—

◆解説

特記事項なし

◆添付文書記載

【妊娠】禁忌
　　　　・安全性は確立していない．
【授乳】禁忌
　　　　（動物実験で乳汁移行の報告あり）

◆薬物動態

Tmax（hr）	3.16±1.0
T1/2（hr）	22.54±3.2

20

脂質異常症治療薬

332　III.　医薬品各論

脂質異常症治療薬（その他）

オメガ－3脂肪酸エチル
omega-3 fatty acid ethyl esters

【医薬品名】ロトリガ粒状カプセル

総合分類

	分類	基準
妊娠	II	概ね許容
授乳	＊	－

◆解説参照

資料・本書分類基準

		資料			本書	
	資料名	分類	基準		分類	基準
妊娠	TGA	B1	妊婦の使用経験は少ないが，奇形や有害作用の頻度は増加していない．動物試験で有害作用の頻度は増加していない．		II	概ね許容
	Briggs	両立可能			I	許容

参考情報　FDA分類：危険性は否定できない

	資料名	分類	基準	分類	基準
授乳	WHO	記載なし		－	記載なし
	Briggs	両立可能		I	許容
	MMM	－	記載なし	－	記載なし

◆母乳移行情報

RID（%）	－
M/P	－

◆解説

【授乳】＊概ね許容
　　　　・薬剤特性等より判断

◆添付文書記載

【妊娠】有益性投与
【授乳】投与しないことが望ましいが，やむを得ず投与する場合は授乳回避

◆薬物動態

Tmax（hr）	6.0（イコサペント酸），6.0（ドコサヘキサニン酸）
T1/2（hr）	－

III. 医薬品各論　333

脂質異常症治療薬（その他）

エゼチミブ
ezetimibe

【医薬品名】ゼチーア錠

総合分類

	分類	基準
妊娠	III	要確認
授乳	IV	禁忌

◆解説参照

資料・本書分類基準

		資料			本書	
	資料名	分類	基準		分類	基準
妊娠	TGA	B3	妊婦の使用経験は少ないが，奇形や有害作用の頻度は増加していない．動物試験では奇形や有害作用が増加している．		III	要確認
	Briggs		限られたヒトデータと動物データから危険性は中等度		III	要確認

参考情報　FDA分類：危険性は否定できない

	資料名	分類	基準		分類	基準
授乳	WHO		記載なし		—	記載なし
	Briggs		哺乳児への重大な毒性や母体への危険性から授乳禁止		IV	禁忌
	MMM	L3	有益性投与		II	概ね許容

◆母乳移行情報

RID（%）	—
M/P	—

◆解説

【授乳】・乳児の脂質代謝への影響が懸念されるため，授乳中には使用しないとされている[4]．

◆添付文書記載

【妊娠】有益性投与

【授乳】投与を避けることが望ましい，やむを得ず投与する場合は授乳中止

◆薬物動態

Tmax（hr）	2.10〔エゼチミブ（非抱合体）〕，1.48〔エゼチミブ（抱合体）〕
T1/2（hr）	—

334　III．医薬品各論

● 止血薬

トラネキサム酸
tranexamic acid

【医薬品名】トランサミンカプセル

総合分類		
	分類	基準
妊娠	II	概ね許容
授乳	II	概ね許容

● 資料・本書分類基準

		資料		本書	
	資料名	分類	基準	分類	基準
妊娠	TGA	B1	妊婦の使用経験は少ないが，奇形や有害作用の頻度は増加していない．動物試験で有害作用の頻度は増加していない．	II	概ね許容
	Briggs		ヒトデータは限られているが，動物データから危険性は低い．	II	概ね許容

参考情報　FDA 分類：ヒトでの危険性の証拠はない

	資料名	分類	基準	分類	基準
授乳	WHO		記載なし	—	記載なし
	Briggs		限られたヒトデータから哺乳児に重大な危険性はなく概ね可能	II	概ね許容
	MMM	L3	有益性投与	II	概ね許容

◆母乳移行情報

RID（%）	—
M/P	—

◆解説

特記事項なし

◆添付文書記載

【妊娠】—
【授乳】—

◆薬物動態

Tmax（hr）	2-3
T1/2 （hr）	3.3

III．医薬品各論　　335

🔴 止血薬

カルバゾクロムスルホン酸ナトリウム水和物
carbazochrome

【医薬品名】 アドナ錠

総合分類

	分類	基準
妊娠	―	記載なし
授乳	―	記載なし

◆解説参照

⬤ 資料・本書分類基準

		資料		本書	
	資料名	分類	基準	分類	基準
妊娠	TGA	― 記載なし		―	記載なし
	Briggs	記載なし		―	記載なし

参考情報　FDA分類：記載なし

	資料名	分類	基準	分類	基準
授乳	WHO	記載なし		―	記載なし
	Briggs	記載なし		―	記載なし
	MMM	― 記載なし		―	記載なし

◆母乳移行情報

RID（%）	―
M/P	―

◆解説

【妊娠】 ＊概ね許容
　　　　・薬剤特性等より判断
【授乳】 ＊概ね許容
　　　　・薬剤特性等より判断

◆添付文書記載

【妊娠】 ―
【授乳】 ―

◆薬物動態

Tmax（hr）	0.5-1
T1/2 （hr）	約1.5

〔150mg（5錠）経口投与〕

336　　III. 医薬品各論

抗血栓薬（抗血小板薬）

アスピリン
aspirin, acetylsalicylic acid

【医薬品名】バイアスピリン錠

総合分類

	分類	基準
妊娠	III	要確認
授乳	III	要確認

◆解説参照

資料・本書分類基準

	資料名	分類	基準	分類	基準
妊娠	TGA	C	薬理作用による有害作用を引き起こす可能性があるが、催奇形性はない.	III	要確認
	Briggs		両立可能（低用量），ヒトデータより第1・3三半期での危険性あり（高用量）	I / III	許容 / 要確認

参考情報　FDA分類：記載なし

	資料名	分類	基準	分類	基準
授乳	WHO		記載なし	—	記載なし
	Briggs		限られたヒトデータから哺乳児に悪影響を与える可能性がある.	III	要確認
	MMM	L2	概ね可能	II	概ね許容

◆母乳移行情報

RID（%）	2.5-10.8
M/P	0.03-0.08

◆解説

【妊娠】・第3三半期：プロスタグランジン合成を阻害するため，胎児動脈管早期閉鎖，妊娠期間の延長，分娩遅延につながる可能性がある．抗血小板作用により新生児と母体共に出血時間を延長させ出血量の増大につながる．アスピリン含有製剤は第3三半期（予定日12週以内）の使用を避けるべきとしている[3]．
・低用量アスピリン（100mg/日）は出血時間に影響を与えない．

【授乳】・高用量の継続的な投与は乳児へのリスクが考えられる[4]．
・低用量（1日75〜325mg）アスピリン療法は母乳育児中推奨できる[4]．

◆添付文書記載

【妊娠】禁忌（出産予定日12週以内），有益性投与（それ以外）
・動物実験で催奇形性・有害事象の報告あり
・妊娠期間の延長，動脈管の早期閉鎖，子宮収縮の抑制，分娩時出血の増加につながるおそれがある．妊娠中のアスピリン服用と先天異常児出産の因果関係は否定的であるが，長期連用した場合は母体の貧血，産前産後の出血，分娩時間の延長，難産，死産，新生児の体重減少・死亡などの危険が高くなるおそれを否定できないとの報告がある．
またヒトで妊娠末期に投与された患者及びその新生児に出血異常があらわれたとの報告がある．

【授乳】授乳回避

◆薬物動態

Tmax（hr）	4
T1/2（hr）	0.44

抗血栓薬（抗血小板薬）

ジピリダモール
dipyridamole

【医薬品名】ペルサンチン－L カプセル

総合分類

	分類	基準
妊娠	II	概ね許容
授乳	II	概ね許容

資料・本書分類基準

	資料名	分類	基準	分類（本書）	基準（本書）
妊娠	TGA	B1	妊婦の使用経験は少ないが，奇形や有害作用の頻度は増加していない．動物試験で有害作用の頻度は増加していない．	II	概ね許容
	Briggs		ヒトデータは限られているが，動物データから危険性は低い．	II	概ね許容

参考情報　FDA 分類：ヒトでの危険性の証拠はない

	資料名	分類	基準	分類（本書）	基準（本書）
授乳	WHO		記載なし	―	記載なし
	Briggs		限られたヒトデータから哺乳児に重大な危険性はなく概ね可能	II	概ね許容
	MMM	L3	有益性投与	II	概ね許容

◆母乳移行情報

RID（%）	―
M/P	―

◆解説
特記事項なし

◆添付文書記載
【妊娠】有益性投与
【授乳】投与することを避け，やむを得ず投与する場合には授乳中止

◆薬物動態

Tmax（hr）	3.89±1.2
T1/2（hr）	3.11±1.5

22 抗血栓薬

🔴 抗血栓薬（抗血小板薬）

チクロピジン塩酸塩
ticlopidine

【医薬品名】パナルジン錠

総合分類

	分類	基準
妊娠	II	概ね許容
授乳	III	要確認

◆解説参照

資料・本書分類基準

			資料		本書	
	資料名	分類	基準		分類	基準
妊娠	TGA	B1	妊婦の使用経験は少ないが，奇形や有害作用の頻度は増加していない．動物試験で有害作用の頻度は増加していない．		II	概ね許容
	Briggs		限られたヒトデータと動物データから危険性は低い．		II	概ね許容

参考情報　FDA分類：ヒトでの危険性の証拠はない

	資料名	分類	基準	分類	基準
授乳	WHO		記載なし	—	記載なし
	Briggs		ヒトデータはないが，哺乳児に悪影響を与える可能性がある．	III	要確認
	MMM	L4	悪影響を与える可能性あり注意	III	要確認

◆母乳移行情報

RID（%）	—
M/P	—

◆解説

【妊娠】・使用に関しては専門家の指示に従う．

◆添付文書記載

【妊娠】投与しないことが望ましい．
【授乳】授乳回避

◆薬物動態

Tmax（hr）	2.03±0.14
T1/2（hr）	1.61±0.0

22

抗血栓薬

抗血栓薬（抗血小板薬）

シロスタゾール
cilostazol

【医薬品名】プレタール錠

総合分類

	分類	基準
妊娠	III	要確認
授乳	*	—

資料・本書分類基準

		資料			本書	
	資料名	分類	基準		分類	基準
妊娠	TGA	B3	妊婦の使用経験は少ないが，奇形や有害作用の頻度は増加していない．動物試験では奇形や有害作用が増加している．		III	要確認
	Briggs		ヒトデータはないが，動物データから危険性は高い．		III	要確認

参考情報　FDA分類：危険性は否定できない

	資料名	分類	基準		分類	基準
授乳	WHO		記載なし		—	記載なし
	Briggs		ヒトデータはないが，哺乳児に悪影響を与える可能性がある．		III	要確認
	MMM	—	記載なし		—	記載なし

◆母乳移行情報

RID（%）	—
M/P	—

◆解説
特記事項なし

◆添付文書記載
【妊娠】禁忌
　　・動物実験で有害事象の報告あり
【授乳】授乳回避

◆薬物動態

Tmax（hr）	3.50±1.0
T1/2（hr）	13.46±6.9

抗血栓薬（抗血小板薬）

プラスグレル塩酸塩
prasugrel

【医薬品名】エフィエント錠

総合分類		
	分類	基準
妊娠	II	概ね許容
授乳	III	要確認

◆解説参照

資料・本書分類基準

	資料			本書	
	資料名	分類	基準	分類	基準
妊娠	TGA	B1	妊婦の使用経験は少ないが，奇形や有害作用の頻度は増加していない．動物試験で有害作用の頻度は増加していない．	II	概ね許容
	Briggs		ヒトデータは限られているが，動物データから危険性は低い．	II	概ね許容

参考情報　FDA分類：ヒトでの危険性の証拠はない

	資料名	分類	基準	分類	基準
授乳	WHO		記載なし	—	記載なし
	Briggs		ヒトデータはないが，哺乳児に重大な危険性はなく概ね可能	II	概ね許容
	MMM	L4	悪影響を与える可能性あり注意	III	要確認

◆母乳移行情報

RID（%）	—
M/P	—

◆解説

【妊娠】・使用に関しては専門家の指示に従う．

◆添付文書記載

【妊娠】有益性投与
【授乳】授乳回避

◆薬物動態

Tmax（hr）	0.6±0.2〔20mg（投与1日目）〕，0.6±0.4〔3.75mg（投与7日目）〕
T1/2 （hr）	4.9±5.8〔20mg（投与1日目）〕，0.9±0.4〔3.75mg（投与7日目）〕

（投与1日目にプラスグレル20mg，投与2-7日目にプラスグレル3.75mgを1日1回投与）

III. 医薬品各論　341

抗血栓薬（抗血小板薬）

クロピドグレル
clopidogrel

【医薬品名】プラビックス錠

総合分類

	分類	基準
妊娠	II	概ね許容
授乳	II	概ね許容

◆解説参照

資料・本書分類基準

		資料			本書	
	資料名	分類	基準		分類	基準
妊娠	TGA	B1	妊婦の使用経験は少ないが，奇形や有害作用の頻度は増加していない．動物試験で有害作用の頻度は増加していない．		II	概ね許容
	Briggs		ヒトデータは限られているが薬の特性より概ね両立可能		II	概ね許容

参考情報　FDA分類：ヒトでの危険性の証拠はない

	資料名	分類	基準	分類	基準
授乳	WHO		記載なし	—	記載なし
	Briggs		ヒトデータはないが，哺乳児に重大な危険性はなく概ね可能	II	概ね許容
	MMM	L3	有益性投与	II	概ね許容

◆母乳移行情報

RID（％）	—
M/P	—

◆解説
【妊娠】・使用に関しては専門家の指示に従う．
【授乳】・使用に関しては専門家の指示に従う．

◆添付文書記載
【妊娠】有益性投与
【授乳】授乳回避

◆薬物動態

Tmax（hr）	1.9±0.8
T1/2（hr）	6.9±0.9

🔴 抗血栓薬（抗凝固薬）

ワルファリンカリウム
warfarin

【医薬品名】ワーファリン錠

総合分類

	分類	基準
妊娠	III	要確認
授乳	II	概ね許容

◆解説参照

🔴 資料・本書分類基準

			資料		本書	
	資料名	分類	基準		分類	基準
妊娠	TGA	D	ヒトでの奇形や有害作用を増加する証拠がある.		III	要確認
	Briggs	第1三半期禁忌			III	要確認

参考情報　FDA分類：妊娠中禁忌

	資料名	分類	基準	分類	基準
授乳	WHO	授乳中投与可能		I	許容
	Briggs	両立可能		I	許容
	MMM	L2	概ね可能	II	概ね許容

◆母乳移行情報

RID（%）	—
M/P	—

◆解説

【妊娠】・妊娠初期ヒトで催奇形性・胎児毒性を示す明らかな証拠が報告されている医薬品に分類されている[1].
・妊娠前から投与されている場合は，例外を除いて速やかに未分画ヘパリンに切り替える[1].
・添付文書禁忌であるが，人口弁置換術後，ヘパリンでは抗凝固効果が調節困難な症例の場合，インフォームドコンセントを得た上で投与すべき医薬品とされている[1].
・受胎後6週〜9週：特定の胎芽病と関連する[3].
・第1三半期：中枢神経系への損傷につながるような児の出血を引き起こす可能性があり，自然流産や周産期出血の危険性を増加する[3].
・第3三半期：胎盤からの出血やそれに伴う早産児や胎児死亡を引き起こす可能性がある．分娩数週間前は使用すべきではない[3].

【授乳】・中止する必要はない[1].

◆添付文書記載

【妊娠】禁忌
・胎盤を通過し，催奇形性，点状軟骨異栄養症等の軟骨形成不全，神経系の異常，胎児の出血傾向に伴う死亡の報告がある.
また分娩時に母体の異常出血があらわれることがある.

【授乳】授乳回避

◆薬物動態

Tmax（hr）	0.5
T1/2（hr）	95±27

（CYP2C9＊1/＊3及び＊3/＊3遺伝子型を示さない者に単回経口投与）

抗血栓薬（抗凝固薬）

エドキサバン水和物
edoxaban

【医薬品名】リクシアナ錠

総合分類		
	分類	基準
妊娠	＊	―
授乳	＊	―

◆解説参照

資料・本書分類基準

		資料		本書	
	資料名	分類	基準	分類	基準
妊娠	TGA	―	記載なし	―	記載なし
	Briggs		ヒトデータは限られているが，動物データから危険性は低い．	II	概ね許容

参考情報　FDA分類：危険性は否定できない

	資料名	分類	基準	分類	基準
授乳	WHO		記載なし	―	記載なし
	Briggs		ヒトデータはないが哺乳児に重大な危険性はなく概ね可能	II	概ね許容
	MMM	―	記載なし	―	記載なし

◆母乳移行情報

RID（％）	―
M/P	―

◆解説

【妊娠】・妊娠中の抗凝固療法は未分画ヘパリンを用いる[1]．

　　　　・新規抗凝固薬のトロンビン阻害薬，Xa因子阻害薬は妊娠女性・胎児への安全性については不明であり，妊娠・産褥期のVTE予防並びに治療としての使用は避ける[1]．

　　　　・服用中の女性が妊娠した場合にはすみやかに未分画ヘパリンに変更する[1]．

◆添付文書記載

【妊娠】有益性投与
【授乳】授乳回避

◆薬物動態

Tmax（hr）	1
T1/2（hr）	4.9

344　　III. 医薬品各論

抗血栓薬（抗凝固薬）

リバーロキサバン
rivaroxaban

【医薬品名】 イグザレルト錠

総合分類

	分類	基準
妊娠	III	要確認
授乳	III	要確認

◆解説参照

◆資料・本書分類基準

	資料名	分類	基準	分類	基準
妊娠	TGA	C	薬理作用による有害作用を引き起こす可能性があるが，催奇形性はない．	III	要確認
	Briggs		限られたヒトデータと動物データから危険性は中等度	III	要確認

参考情報　FDA分類：危険性は否定できない

	資料名	分類	基準	分類	基準
授乳	WHO		記載なし	—	記載なし
	Briggs		ヒトデータはないが，哺乳児に悪影響を与える可能性がある．	III	要確認
	MMM	L3	有益性投与	II	概ね許容

◆母乳移行情報

RID（％）	1.3
M/P	0.4

◆解説

【妊娠】
- 妊娠中の抗凝固療法は未分画ヘパリンを用いる[1]．
- 新規抗凝固薬のトロンビン阻害薬，Xa因子阻害薬は妊娠女性・胎児への安全性については不明であり，妊娠・産褥期のVTE予防並びに治療としての使用は避ける[1]．
- 服用中の女性が妊娠した場合にはすみやかに未分画ヘパリンに変更する[1]．
- 胎盤出血による未熟性や流産の可能性がある[3]．

【授乳】
- 限られたデータから母乳移行は少ないと報告されているが新生児，早産児では代替え薬が望ましいとしている[4]．

◆添付文書記載

【妊娠】禁忌
- 安全性は確立していない．動物実験で催奇形性・有害事象の報告あり

【授乳】投与することを避け，やむを得ず投与する場合は授乳中止

◆薬物動態

Tmax（hr）	1.4
T1/2（hr）	7.1

🔴 抗血栓薬（抗凝固薬）

アピキサバン
apixaban

【医薬品名】エリキュース錠

総合分類

	分類	基準
妊娠	III	要確認
授乳	III	要確認

◆解説参照

🟣 資料・本書分類基準

妊娠	資料			本書	
	資料名	分類	基準	分類	基準
	TGA	C	薬理作用による有害作用を引き起こす可能性があるが，催奇形性はない．	III	要確認
	Briggs		ヒトデータはないが，危険性があり得る．	II	概ね許容

参考情報　FDA分類：ヒトでの危険性の証拠はない

授乳	資料名	分類	基準	分類	基準
	WHO		記載なし	—	記載なし
	Briggs		ヒトデータはないが，哺乳児に悪影響を与える可能性がある．	III	要確認
	MMM	L4	悪影響を与える可能性あり注意	III	要確認

◆母乳移行情報

RID（%）	—
M/P	—

◆解説

【妊娠】・妊娠中の抗凝固療法は未分画ヘパリンを用いる[1]．
　　　・新規抗凝固薬のトロンビン阻害薬，Xa因子阻害薬は妊娠女性・胎児への安全性については不明であり，妊娠・産褥期のVTE予防並びに治療としての使用は避ける[1]．
　　　・服用中の女性が妊娠した場合にはすみやかに未分画ヘパリンに変更する[1]．
　　　・胎盤出血による未熟性や流産の可能性がある．
【授乳】・限られたデータから母乳移行は少ないと報告されているが新生児，早産児では代替え薬が望ましいとしている[4]．

◆添付文書記載

【妊娠】有益性投与
【授乳】投与することを避け，やむを得ず投与する場合は授乳中止

◆薬物動態

Tmax（hr）	3.5
T1/2（hr）	6.12

346　III. 医薬品各論

抗血栓薬（抗凝固薬）

ダビガトランエテキシラートメタンスルホン酸塩
dabigatran etexilate

【医薬品名】プラザキサカプセル

総合分類

	分類	基準
妊娠	III	要確認
授乳	III	要確認

◆解説参照

◆資料・本書分類基準

妊娠	資料名	分類	基準	分類	基準
	TGA	C	薬理作用による有害作用を引き起こす可能性があるが，催奇形性はない．	III	要確認
	Briggs		ヒトデータはないが，動物データから危険性は中等度	III	要確認

参考情報　FDA分類：危険性は否定できない

授乳	資料名	分類	基準	分類	基準
	WHO		記載なし	—	記載なし
	Briggs		ヒトデータはないが，哺乳児に悪影響を与える可能性がある．	III	要確認
	MMM	L3	有益性投与	II	概ね許容

◆母乳移行情報

RID（％）	—
M/P	—

◆解説

【妊娠】
- 妊娠中の抗凝固療法は未分画ヘパリンを用いる[1]．
- 新規抗凝固薬のトロンビン阻害薬，Xa因子阻害薬は妊娠女性・胎児への安全性については不明であり，妊娠・産褥期のVTE予防並びに治療としての使用は避ける[1]．
- 服用中の女性が妊娠した場合にはすみやかに未分画ヘパリンに変更する[1]．
- 胎盤出血による未熟性や流産の可能性がある[3]．

【授乳】
- 限られたデータから母乳移行は少ないと報告されているが新生児，早産児では代替え薬が望ましいとしている[4]．

◆添付文書記載

【妊娠】有益性投与
【授乳】投与することを避け，やむを得ず投与する場合は授乳中止

◆薬物動態

Tmax（hr）	4
T1/2（hr）	10.7

（1日2回7日間反復経口投与）

抗血栓薬（抗凝固薬）

ヘパリンカルシウム
heparin calcium

【医薬品名】ヘパリンCa皮下注

総合分類

	分類	基準
妊娠	III	要確認
授乳	II	概ね許容

◆解説参照

資料・本書分類基準

	資料			本書	
	資料名	分類	基準	分類	基準
妊娠	TGA	C	薬理作用による有害作用を引き起こす可能性があるが，催奇形性はない．	III	要確認
	Briggs		両立可能	I	許容

参考情報　FDA分類：危険性は否定できない

	資料名	分類	基準	分類	基準
授乳	WHO		記載なし	—	記載なし
	Briggs		両立可能	I	許容
	MMM	L2	概ね可能	II	概ね許容

◆母乳移行情報

RID（％）	—
M/P	—

◆解説

【妊娠】＊許容
・妊娠中の抗凝固療法は未分画ヘパリンを用いる[1]．
・胎盤出血による未熟性や流産の可能性がある．

【授乳】・中止する必要はない[1]．

◆添付文書記載

【妊娠】有益性投与
【授乳】—

◆薬物動態

Tmax（hr）	4
T1/2（hr）	—

抗血栓薬（抗凝固薬）

エノキサパリンナトリウム
enoxaparin

【医薬品名】クレキサン皮下注キット

総合分類

	分類	基準
妊娠	III	要確認
授乳	II	概ね許容

◆解説参照

資料・本書分類基準

妊娠	資料			本書	
	資料名	分類	基準	分類	基準
	TGA	C	薬理作用による有害作用を引き起こす可能性があるが，催奇形性はない．	III	要確認
	Briggs		両立可能	I	許容

参考情報　FDA分類：ヒトでの危険性の証拠はない

授乳	資料名	分類	基準	分類	基準
	WHO		記載なし	—	記載なし
	Briggs		両立可能	I	許容
	MMM	L2	概ね可能	II	概ね許容

◆母乳移行情報

RID（%）	—
M/P	—

◆解説

【妊娠】
- 妊娠中の抗凝固療法は未分画ヘパリンを用いる[1]．
- 腹部手術後の血栓塞栓症予防の保険適応があり，静脈血栓塞栓症（VTE）高リスクの腹部手術後には使用可能とされている[1]．
- 妊娠中の使用経験は少なく，妊婦・胎児への安全性は確立していない[1]．
- 胎盤出血による未熟性や流産の可能性がある[3]．

【授乳】
- 情報は限られているが，乳児の有害作用は認められていない．分子量も大きいことから母乳育児は許容できるとしている[4]．

◆添付文書記載

【妊娠】有益性投与．
【授乳】授乳回避が望ましい．

◆薬物動態

Tmax（hr）	2.3（第1日），2.0（第9日）
T1/2（hr）	3.19±0.6（第1日），5.68±2.3（第9日）

〔第1日・第9日に20mg（2000IUに相当）を単回皮下投与し，第2〜8日に1日2回7日間反復皮下投与〕

抗血栓薬（抗凝固薬）

フォンダパリヌクスナトリウム
fondaparinux

【医薬品名】アリクストラ皮下注

総合分類

	分類	基準
妊娠	III	要確認
授乳	II	概ね許容

◆解説参照

資料・本書分類基準

	資料名	分類	基準	分類	基準
妊娠	TGA	C	薬理作用による有害作用を引き起こす可能性があるが，催奇形性はない．	III	要確認
	Briggs		ヒトデータは限られているが薬の特性より概ね両立可能	II	概ね許容

参考情報　FDA分類：ヒトでの危険性の証拠はない

	資料名	分類	基準	分類	基準
授乳	WHO		記載なし	—	記載なし
	Briggs		ヒトデータはないが，哺乳児に重大な危険性はなく概ね可能	II	概ね許容
	MMM	L3	有益性投与	II	概ね許容

◆母乳移行情報

RID（％）	—
M/P	—

◆解説

【妊娠】
- 妊娠中の抗凝固療法は未分画ヘパリンを用いる[1]．
- 腹部手術後の血栓塞栓症予防の保険適応があり，静脈血栓塞栓症（VTE）高リスクの腹部手術後には使用可能とされている[1]．
- 妊娠中の使用経験は少なく，妊婦・胎児への安全性は確立していない[1]．
- 胎盤出血による未熟性や流産の可能性がある[3]．

【授乳】記載なし

◆添付文書記載

【妊娠】有益性投与
【授乳】授乳回避

◆薬物動態

Tmax（hr）	約2
T1/2（hr）	約14-17

抗血栓薬（抗凝固薬）

トロンボモデュリン アルファ
thrombomodulin alfa

【医薬品名】リコモジュリン点滴静注用

総合分類		
	分類	基準
妊娠	―	記載なし
授乳	―	記載なし

資料・本書分類基準

		資料		本書	
	資料名	分類	基準	分類	基準
妊娠	TGA	―	記載なし	―	記載なし
	Briggs	記載なし		―	記載なし

参考情報　FDA 分類：記載なし

	資料名	分類	基準	分類	基準
授乳	WHO	記載なし		―	記載なし
	Briggs	記載なし		―	記載なし
	MMM	―	記載なし	―	記載なし

◆母乳移行情報

RID（%）	―
M/P	―

◆解説

特記事項なし

◆添付文書記載

【妊娠】禁忌，有益性投与（産科領域の DIC 患者）
・動物実験で有害事象の報告あり．臨床での投与経験がなく，安全性は確立していない．
・産婦（産科領域の DIC 患者）には有益性投与．大出血を伴う産婦には他剤で効果が不十分な場合のみ投与すること（産科領域の DIC 患者に対する投与経験が少なく，有効性・安全性は確立していない）

【授乳】授乳回避

◆薬物動態

Tmax（hr）	投与終了後
T1/2（hr）	約 4（α），約 20（β）

（2 時間かけて点滴静注）

III. 医薬品各論　351

●抗不安薬

エチゾラム
etizolam

【医薬品名】デパス錠

短時間作用型

総合分類

	分類	基準
妊娠	—	記載なし
授乳	—	記載なし

◆解説参照

 資料・本書分類基準

妊娠	資料				本書	
	資料名	分類	基準		分類	基準
	TGA	—	記載なし		—	記載なし
	Briggs	記載なし			—	記載なし

参考情報　FDA分類：記載なし

授乳	資料名	分類	基準	分類	基準
	WHO	記載なし		—	記載なし
	Briggs	記載なし		—	記載なし
	MMM	—	記載なし	—	記載なし

◆母乳移行情報

RID（%）	—
M/P	—

◆解説

【妊娠】＊要確認
- 第1三半期：BMJ（1998年）のメタ解析から，ベンゾジアゼピン系薬の曝露によって先天異常，口唇口蓋裂や主要な心奇形のリスクが増加することはないと報告されている[16]．
- 第3三半期：長期連用で離脱症状，分娩中の高用量で低血圧，呼吸抑制，低体温を新生児に引き起こす可能性がある．長時間作用型は高リスクと考えられる[3]．
- 顕著ではないが流産や児の呼吸器疾患リスク増加との関連性が認められることから，使用の是非については，患者の状況を把握し慎重に判断する[17]．
- 非妊娠時と同様，依存性を考慮し，できるだけ短期間，必要最少量とする[17]．

【授乳】＊要確認
- ベンゾジアゼピン系薬の多くはRID10%以下であり母乳移行は少なく，乳児への著明な副作用もみられていない．高用量，長期投与，長時間作用型では注意が必要[17]．
- 向精神薬の薬物療法と母乳育児を両立することは国際的コンセンサスとなっており，母乳育児の利点を念頭に個別対応することが望ましい[17]．

◆添付文書記載

【妊娠】有益性投与
【授乳】投与は避けることが望ましいが，やむを得ず投与する場合は授乳回避

◆薬物動態

Tmax（hr）	3.3±0.3
T1/2（hr）	6.3±0.8

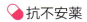

ジアゼパム
diazepam

【医薬品名】セルシン錠，ホリゾン錠

長時間作用型

総合分類

	分類	基準
妊娠	III	要確認
授乳	III	要確認

◆解説参照

◆資料・本書分類基準

妊娠

資料名	分類	基準	分類（本書）	基準（本書）
TGA	C	薬理作用による有害作用を引き起こす可能性があるが，催奇形性はない．	III	要確認
Briggs		ヒトデータより第1・3三半期での危険性あり	III	要確認

参考情報　FDA分類：危険性を示す明確な証拠がある

授乳

資料名	分類	基準	分類（本書）	基準（本書）
WHO		授乳中投与可能	I	許容
Briggs		限られたヒトデータから哺乳児に悪影響を与える可能性がある．	III	要確認
MMM	L3	有益性投与	II	概ね許容

◆母乳移行情報

RID（%）	0.88-7.14
M/P	0.2-2.7

◆解説

【妊娠】
- 第1三半期：BMJ（1998年）のメタ解析から，ベンゾジアゼピン系薬の曝露によって先天異常，口唇口蓋裂や主要な心奇形のリスクが増加することはないと報告されている[16]．
- 第3三半期：長期連用で離脱症状，分娩中の高用量で低血圧，呼吸抑制，低体温を新生児に引き起こす可能性がある．長期間作用型は高リスクと考えられる[3]．
- 顕著ではないが流産や児の呼吸器疾患リスク増加との関連性が認められることから，使用の是非については，患者の状況を把握し慎重に判断する[17]．
- 非妊娠時と同様，依存性を考慮し，できるだけ短期間，必要最少量とする[17]．

【授乳】
- ベンゾジアゼピン系薬の多くはRID10%以下であり母乳移行は少ないが，高用量，長期投与，長時間作用型では注意が必要[17]．
- 乳児の傾眠傾向，体重増加不良が報告されており，使用する場合は乳児の状態に注意を要する[2]．
- 向精神薬の薬物療法と母乳育児を両立することは国際的コンセンサスとなっており，母乳育児の利点を念頭に個別対応することが望ましい[17]．

◆添付文書記載
【妊娠】有益性投与
【授乳】投与は避けることが望ましいが，やむを得ず投与する場合は授乳回避

◆薬物動態

Tmax（hr）	1
T1/2（hr）	27-28

抗不安薬

ロラゼパム
lorazepam

【医薬品名】ワイパックス錠

中時間作用型

総合分類

	分類	基準
妊娠	III	要確認
授乳	II	概ね許容

◆解説参照

◆資料・本書分類基準

		資料		本書	
	資料名	分類	基準	分類	基準
妊娠	TGA	C	薬理作用による有害作用を引き起こす可能性があるが, 催奇形性はない.	III	要確認
	Briggs		ヒトデータより第1・3三半期での危険性あり	III	要確認

参考情報　FDA分類: 記載なし

	資料名	分類	基準	分類	基準
授乳	WHO		記載なし	—	記載なし
	Briggs		限られたヒトデータから哺乳児に重大な危険性はなく概ね可能	II	概ね許容
	MMM	L3	有益性投与	II	概ね許容

◆母乳移行情報

RID（%）	2.6-2.9
M/P	0.15-0.26

◆解説

【妊娠】
- 第1三半期: BMJ（1998年）のメタ解析から, ベンゾジアゼピン系薬の曝露によって先天異常, 口唇口蓋裂や主要な心奇形のリスクが増加することはないと報告されている[16].
- 第3三半期: 長期連用で離脱症状, 分娩中の高用量で低血圧, 呼吸抑制, 低体温を新生児に引き起こす可能性がある. 長期間作用型は高リスクと考えられる[3].
- 顕著ではないが流産や児の呼吸器疾患リスク増加との関連性が認められることから, 使用の是非については, 患者の状況を把握し慎重に判断する[17].
- 非妊娠時と同様, 依存性を考慮し, できるだけ短期間, 必要最少量とする[17].

【授乳】
- ベンゾジアゼピン系薬は一部を除き母乳移行は少なく（RID10%以下）, 乳児への著明な副作用はみられず, 発達経過も正常であるとの報告も多い. 高用量, 長期投与, 長時間作用型では注意が必要[17].
- 薬物療法と母乳育児を両立することは国際的コンセンサスとなっており, 母乳育児の利点を念頭に個別対応することが望ましい[17].

◆添付文書記載

【妊娠】有益性投与
【授乳】投与は避けることが望ましいが, やむを得ず投与する場合は授乳回避

◆薬物動態

Tmax（hr）	2
T1/2（hr）	12

抗不安薬

アルプラゾラム
alprazolam

【医薬品名】コンスタン錠

中時間作用型

総合分類

	分類	基準
妊娠	III	要確認
授乳	III	要確認

◆解説参照

資料・本書分類基準

			資料		本書	
	資料名	分類	基準		分類	基準
妊娠	TGA	C	薬理作用による有害作用を引き起こす可能性があるが，催奇形性はない．		III	要確認
	Briggs		ヒトデータおよび動物データより妊娠全期間で危険性あり		III	要確認

参考情報　FDA分類：危険性を示す明確な証拠がある

	資料名	分類	基準	分類	基準
授乳	WHO		記載なし	—	記載なし
	Briggs		限られたヒトデータから哺乳児に悪影響を与える可能性がある．	III	要確認
	MMM	L3	有益性投与	II	概ね許容

◆母乳移行情報

RID（％）	8.5
M/P	0.36

◆解説

【妊娠】
- 第1三半期：BMJ（1998年）のメタ解析から，ベンゾジアゼピン系薬の曝露によって先天異常，口唇口蓋裂や主要な心奇形のリスクが増加することはないと報告されている[16]．
- 第3三半期：長期連用で離脱症状，分娩中の高用量で低血圧，呼吸抑制，低体温を新生児に引き起こす可能性がある．長期間作用型は高リスクと考えられる[3]．
- 顕著ではないが流産や児の呼吸器疾患リスク増加との関連性が認められることから，使用の是非については，患者の状況を把握し慎重に判断する[17]．
- 非妊娠時と同様，依存性を考慮し，できるだけ短期間，必要最少量とする[17]．

【授乳】
- ベンゾジアゼピン系薬の多くはRID10％以下であり母乳移行は少なく，乳児への著明な副作用もみられていない．高用量，長期投与，長時間作用型では注意が必要．
- 突然の中止により新生児不適応症候群の報告があり，使用する場合は乳児の状態に注意を要する．
- 向精神薬の薬物療法と母乳育児を両立することは国際的コンセンサスとなっており，母乳育児の利点を念頭に個別対応することが望ましい．

◆添付文書記載

【妊娠】有益性投与
【授乳】投与は避けることが望ましいが，やむを得ず投与する場合は授乳回避

◆薬物動態

Tmax（hr）	約2
T1/2（hr）	約14

III．医薬品各論

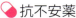 抗不安薬

クロチアゼパム
clotiazepam

【医薬品名】リーゼ錠

短時間作用型

総合分類

	分類	基準
妊娠	―	記載なし
授乳	―	記載なし

◆解説参照

資料・本書分類基準

		資料			本書	
	資料名	分類	基準		分類	基準
妊娠	TGA	―	記載なし		―	記載なし
	Briggs	記載なし			―	記載なし

参考情報　FDA分類：記載なし

	資料名	分類	基準	分類	基準
授乳	WHO	記載なし		―	記載なし
	Briggs	記載なし		―	記載なし
	MMM	―	記載なし	―	記載なし

◆母乳移行情報

RID（%）	―
M/P	―

◆解説

【妊娠】＊要確認
- 第1三半期：BMJ（1998年）のメタ解析から，ベンゾジアゼピン系薬の曝露によって先天異常，口唇口蓋裂や主要な心奇形のリスクが増加することはないと報告されている[16]．
- 第3三半期：長期連用で離脱症状，分娩中の高用量で低血圧，呼吸抑制，低体温を新生児に引き起こす可能性がある．長期間作用型は高リスクと考えられる[3]．
- 顕著ではないが流産や児の呼吸器疾患リスク増加との関連性が認められることから，使用の是非については，患者の状況を把握し慎重に判断する[17]．
- 非妊娠時と同様，依存性を考慮し，できるだけ短期間，必要最少量とする[17]．

【授乳】＊要確認
- ベンゾジアゼピン系薬の多くはRID10%以下であり母乳移行は少なく，乳児への著明な副作用もみられていない．高用量，長期投与，長時間作用型では注意が必要[17]．
- 向精神薬の薬物療法と母乳育児を両立することは国際的コンセンサスとなっており，母乳育児の利点を念頭に個別対応することが望ましい[17]．

◆添付文書記載

【妊娠】有益性投与
【授乳】投与は避けることが望ましいが，やむを得ず投与する場合は授乳回避

◆薬物動態

Tmax（hr）	0.78±0.3
T1/2（hr）	6.29±2.3

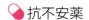 抗不安薬

ブロマゼパム
bromazepam

【医薬品名】レキソタン錠

中時間作用型

総合分類

	分類	基準
妊娠	*	—
授乳	—	記載なし

◆解説参照

 資料・本書分類基準

妊娠	資料				本書	
	資料名	分類	基準		分類	基準
	TGA	C	薬理作用による有害作用を引き起こす可能性があるが,催奇形性はない.		III	要確認
	Briggs	記載なし			—	記載なし

参考情報　FDA分類：記載なし

授乳	資料名	分類	基準	分類	基準
	WHO	記載なし		—	記載なし
	Briggs	記載なし		—	記載なし
	MMM	—	記載なし	—	記載なし

◆母乳移行情報

RID（%）	—
M/P	—

◆解説

【妊娠】＊要確認
- 第1三半期：BMJ（1998年）のメタ解析から，ベンゾジアゼピン系薬の曝露によって先天異常，口唇口蓋裂や主要な心奇形のリスクが増加することはないと報告されている[16].
- 第3三半期：長期連用で離脱症状，分娩中の高用量で低血圧，呼吸抑制，低体温を新生児に引き起こす可能性がある．長時間作用型は高リスクと考えられる[3].
- 顕著ではないが流産や児の呼吸器疾患リスク増加との関連性が認められることから，使用の是非については，患者の状況を把握し慎重に判断する[17].
- 非妊娠時と同様，依存性を考慮し，できるだけ短期間，必要最少量とする[17].

【授乳】＊要確認
- ベンゾジアゼピン系薬の多くはRID10%以下であり母乳移行は少なく，乳児への著明な副作用もみられていない．高用量，長期投与，長時間作用型では注意が必要[17].
- 向精神薬の薬物療法と母乳育児を両立することは国際的コンセンサスとなっており，母乳育児の利点を念頭に個別対応することが望ましい[17].

◆添付文書記載

【妊娠】有益性投与
【授乳】授乳回避

◆薬物動態

Tmax（hr）	1
T1/2（hr）	—

抗不安薬・睡眠薬

ロフラゼプ酸エチル
loflazepate

【医薬品名】メイラックス錠

超長時間作用型

総合分類

	分類	基準
妊娠	—	記載なし
授乳	—	記載なし

◆解説参照

◆資料・本書分類基準

妊娠	資料			本書	
	資料名	分類	基準	分類	基準
	TGA	—	記載なし	—	記載なし
	Briggs		記載なし	—	記載なし

参考情報　FDA分類：記載なし

授乳	資料名	分類	基準	分類	基準
	WHO		記載なし	—	記載なし
	Briggs		記載なし	—	記載なし
	MMM	—	記載なし	—	記載なし

◆母乳移行情報

RID（%）	—
M/P	—

◆解説

【妊娠】＊要確認
- 第1三半期：BMJ（1998年）のメタ解析から，ベンゾジアゼピン系薬の曝露によって先天異常，口唇口蓋裂や主要な心奇形のリスクが増加することはないと報告されている[16]．
- 第3三半期：長期連用で離脱症状，分娩中の高用量で低血圧，呼吸抑制，低体温を新生児に引き起こす可能性がある．長期間作用型は高リスクと考えられる[3]．
- 顕著ではないが流産や児の呼吸器疾患リスク増加との関連性が認められることから，使用の是非については，患者の状況を把握し慎重に判断する[17]．
- 非妊娠時と同様，依存性を考慮し，できるだけ短期間，必要最少量とする[17]．

【授乳】＊要確認
- ベンゾジアゼピン系薬の多くはRID10％以下であり母乳移行は少なく，乳児への著明な副作用もみられていない．高用量，長期投与，長時間作用型では注意が必要[17]．
- 向精神薬の薬物療法と母乳育児を両立することは国際的コンセンサスとなっており，母乳育児の利点を念頭に個別対応することが望ましい[17]．

◆添付文書記載

【妊娠】有益性投与
【授乳】投与は避けることが望ましいが，やむを得ず投与する場合は授乳回避

◆薬物動態

Tmax（hr）	0.8±0.3
T1/2（hr）	122±58.0

抗不安薬・睡眠薬

ゾピクロン
zopiclone

【医薬品名】アモバン錠

超短時間作用型

総合分類	分類	基準
妊娠	III	要確認
授乳	II	概ね許容

◆解説参照

資料・本書分類基準

	資料			本書	
	資料名	分類	基準	分類	基準
妊娠	TGA	C	薬理作用による有害作用を引き起こす可能性があるが，催奇形性はない．	III	要確認
	Briggs		ヒトデータから妊娠全期間に渡りリスクは低い．	II	概ね許容

参考情報　FDA分類：記載なし

	資料名	分類	基準	分類	基準
授乳	WHO		記載なし	—	記載なし
	Briggs		限られたヒトデータから哺乳児に重大な危険性はなく概ね可能	II	概ね許容
	MMM	L2	概ね可能	II	概ね許容

◆母乳移行情報

RID（％）	1.5
M/P	0.51

◆解説

【妊娠】・第1三半期：BMJ（1998年）のメタ解析から，ベンゾジアゼピン系薬の曝露によって先天異常，口唇口蓋裂や主要な心奇形のリスクが増加することはないと報告されている[16]．
・第3三半期：長期連用で離脱症状，分娩中の高用量で低血圧，呼吸抑制，低体温を新生児に引き起こす可能性がある．長期間作用型は高リスクと考えられる[3]．
・顕著ではないが流産や児の呼吸器疾患リスク増加との関連性が認められることから，使用の是非については，患者の状況を把握し慎重に判断する[17]．
・非妊娠時と同様，依存性を考慮し，できるだけ短期間，必要最少量とする[17]．

【授乳】・ベンゾジアゼピン系薬の多くはRID10％以下であり母乳移行は少なく，乳児への著明な副作用もみられていない．高用量，長期投与，長時間作用型では注意が必要[17]．
・向精神薬の薬物療法と母乳育児を両立することは国際的コンセンサスとなっており，母乳育児の利点を念頭に個別対応することが望ましい[17]．

◆添付文書記載

【妊娠】有益性投与
【授乳】投与は避けることが望ましいが，やむを得ず投与する場合は授乳回避

◆薬物動態

Tmax（hr）	1.17
T1/2（hr）	3.66

抗不安薬・睡眠薬

リルマザホン塩酸塩水和物
rilmazafone

【医薬品名】リスミー錠

短時間作用型

総合分類		
	分類	基準
妊娠	－	記載なし
授乳	－	記載なし

◆解説参照

資料・本書分類基準

		資料		本書	
	資料名	分類	基準	分類	基準
妊娠	TGA	－	記載なし	－	記載なし
	Briggs	記載なし		－	記載なし

参考情報　FDA分類：記載なし

	資料名	分類	基準	分類	基準
授乳	WHO	記載なし		－	記載なし
	Briggs	記載なし		－	記載なし
	MMM	－	記載なし	－	記載なし

◆母乳移行情報

RID（%）	－
M/P	－

◆解説

【妊娠】＊要確認
- 第1三半期：BMJ（1998年）のメタ解析から，ベンゾジアゼピン系薬の曝露によって先天異常，口唇口蓋裂や主要な心奇形のリスクが増加することはないと報告されている[16].
- 第3三半期：長期連用で離脱症状，分娩中の高用量で低血圧，呼吸抑制，低体温を新生児に引き起こす可能性がある．長期間作用型は高リスクと考えられる[3].
- 顕著ではないが流産や児の呼吸器疾患リスク増加との関連性が認められることから，使用の是非については，患者の状況を把握し慎重に判断する[17].
- 非妊娠時と同様，依存性を考慮し，できるだけ短期間，必要最少量とする[17].

【授乳】＊要確認
- ベンゾジアゼピン系薬の多くはRID10%以下であり母乳移行は少なく，乳児への著明な副作用もみられていない．高用量，長期投与，長時間作用型では注意が必要[17].
- 向精神薬の薬物療法と母乳育児を両立することは国際的コンセンサスとなっており，母乳育児の利点を念頭に個別対応することが望ましい[17].

◆添付文書記載

【妊娠】有益性投与
【授乳】投与は避けることが望ましいが，やむを得ず投与する場合は授乳回避

◆薬物動態

Tmax（hr）	3.0±0.0
T1/2（hr）	10.5±2.6

360　III．医薬品各論

抗不安薬・睡眠薬

ブロチゾラム
brotizolam

【医薬品名】レンドルミン錠

短時間作用型

総合分類

	分類	基準
妊娠	—	記載なし
授乳	—	記載なし

◆解説参照

◆資料・本書分類基準

		資料		本書	
	資料名	分類	基準	分類	基準
妊娠	TGA	—	記載なし	—	記載なし
	Briggs	記載なし		—	記載なし

参考情報　FDA分類：記載なし

	資料名	分類	基準	分類	基準
授乳	WHO	記載なし		—	記載なし
	Briggs	記載なし		—	記載なし
	MMM	—	記載なし	—	記載なし

◆母乳移行情報

RID（％）	—
M/P	—

◆解説

【妊娠】＊要確認
- 第1三半期：BMJ（1998年）のメタ解析から，ベンゾジアゼピン系薬の曝露によって先天異常，口唇口蓋裂や主要な心奇形のリスクが増加することはないと報告されている[16]．
- 第3三半期：長期連用で離脱症状，分娩中の高用量で低血圧，呼吸抑制，低体温を新生児に引き起こす可能性がある．長期間作用型は高リスクと考えられる[3]．
- 顕著ではないが流産や児の呼吸器疾患リスク増加との関連性が認められることから，使用の是非については，患者の状況を把握し慎重に判断する[17]．
- 非妊娠時と同様，依存性を考慮し，できるだけ短期間，必要最少量とする[17]．

【授乳】＊要確認
- ベンゾジアゼピン系薬の多くはRID10％以下であり母乳移行は少なく，乳児への著明な副作用もみられていない．高用量，長期投与，長時間作用型では注意が必要[17]．
- 向精神薬の薬物療法と母乳育児を両立することは国際的コンセンサスとなっており，母乳育児の利点を念頭に個別対応することが望ましい[17]．

◆添付文書記載

【妊娠】投与しないことが望ましい．
【授乳】投与は避けることが望ましいが，やむを得ず投与する場合は授乳回避

◆薬物動態

Tmax（hr）	約1.5
T1/2（hr）	約7

抗不安薬・睡眠薬

エスゾピクロン
eszopiclone

【医薬品名】ルネスタ錠

超短時間作用型

総合分類

	分類	基準
妊娠	＊	―
授乳	III	要確認

◆解説参照

資料・本書分類基準

妊娠	資料				本書	
	資料名	分類	基準		分類	基準
	TGA	―	記載なし		―	記載なし
	Briggs		ヒトデータはないが，動物データから危険性は低い．		II	概ね許容

参考情報　FDA分類：危険性は否定できない

授乳	資料名	分類	基準	分類	基準
	WHO		記載なし	―	記載なし
	Briggs		限られたヒトデータから哺乳児に悪影響を与える可能性がある．	III	要確認
	MMM	L3	有益性投与	II	概ね許容

◆母乳移行情報

RID（%）	―
M/P	―

◆解説

【妊娠】＊要確認
- 第1三半期：BMJ（1998年）のメタ解析から，ベンゾジアゼピン系薬の曝露によって先天異常，口唇口蓋裂や主要な心奇形のリスクが増加することはないと報告されている[16]．
- 第3三半期：長期連用で離脱症状，分娩中の高用量で低血圧，呼吸抑制，低体温を新生児に引き起こす可能性がある．長期間作用型は高リスクと考えられる[3]．
- 顕著ではないが流産や児の呼吸器疾患リスク増加との関連性が認められることから，使用の是非については，患者の状況を把握し慎重に判断する[17]．
- 非妊娠時と同様，依存性を考慮し，できるだけ短期間，必要最少量とする[17]．

【授乳】
- ベンゾジアゼピン系薬の多くはRID10%以下であり母乳移行は少なく，乳児への著明な副作用もみられていない．高用量，長期投与，長時間作用型では注意が必要[17]．
- 向精神薬の薬物療法と母乳育児を両立することは国際的コンセンサスとなっており，母乳育児の利点を念頭に個別対応することが望ましい[17]．

◆添付文書記載

【妊娠】有益性投与
【授乳】投与は避けることが望ましいが，やむを得ず投与する場合は授乳回避

◆薬物動態

Tmax（hr）	1
T1/2（hr）	4.83±0.9

（1日1回7日間反復経口投与）

362　III．医薬品各論

● 睡眠・鎮静薬

トリアゾラム
triazolam

【医薬品名】ハルシオン錠

超短時間作用型

総合分類

	分類	基準
妊娠	III	要確認
授乳	III	要確認

◆解説参照

● 資料・本書分類基準

妊娠	資料名	分類	基準	分類	基準
	TGA	C	薬理作用による有害作用を引き起こす可能性があるが、催奇形性はない.	III	要確認
	Briggs		ヒトデータは限られているが、動物データから危険性は低い.	II	概ね許容

参考情報　FDA 分類：妊娠中禁忌

授乳	資料名	分類	基準	分類	基準
	WHO		記載なし	—	記載なし
	Briggs		ヒトデータはないが、哺乳児に悪影響を与える可能性がある.	III	要確認
	MMM	L3	有益性投与	II	概ね許容

◆母乳移行情報

RID（%）	—
M/P	—

◆解説

【妊娠】
- 第1三半期：BMJ（1998年）のメタ解析から、ベンゾジアゼピン系薬の曝露によって先天異常、口唇口蓋裂や主要な心奇形のリスクが増加することはないと報告されている[16].
- 第3三半期：長期連用で離脱症状、分娩中の高用量で低血圧、呼吸抑制、低体温を新生児に引き起こす可能性がある. 長期間作用型は高リスクと考えられる[3].
- 顕著ではないが流産や児の呼吸器疾患リスク増加との関連性が認められることから、使用の是非については、患者の状況を把握し慎重に判断する[17].
- 非妊娠時と同様、依存性を考慮し、できるだけ短期間、必要最少量とする[17].

【授乳】
- ベンゾジアゼピン系薬の多くは RID10% 以下であり母乳移行は少なく、乳児への著明な副作用もみられていない. 高用量、長期投与、長時間作用型では注意が必要[17].
- 向精神薬の薬物療法と母乳育児を両立することは国際的コンセンサスとなっており、母乳育児の利点を念頭に個別対応することが望ましい[17].

◆添付文書記載

【妊娠】有益性投与
【授乳】投与は避けることが望ましいが、やむを得ず投与する場合は授乳回避

◆薬物動態

Tmax（hr）	1.2
T1/2（hr）	2.9

23 抗不安薬・睡眠薬

III. 医薬品各論

睡眠・鎮静薬

エスタゾラム
estazolam

【医薬品名】ユーロジン錠

中時間作用型

総合分類

	分類	基準
妊娠	＊	―
授乳	III	要確認

◆解説参照

資料・本書分類基準

妊娠	資料				本書	
	資料名	分類	基準		分類	基準
	TGA	―	記載なし		―	記載なし
	Briggs		ヒトデータより第1・3三半期での危険性あり		III	要確認

参考情報　FDA分類：妊娠中禁忌

授乳	資料名	分類	基準	分類	基準
	WHO	記載なし		―	記載なし
	Briggs		ヒトデータはないが，哺乳児に悪影響を与える可能性がある．	III	要確認
	MMM	L3	有益性投与	II	概ね許容

◆母乳移行情報

RID（%）	―
M/P	―

◆解説

【妊娠】＊要確認
- 第1三半期：BMJ（1998年）のメタ解析から，ベンゾジアゼピン系薬の曝露によって先天異常，口唇口蓋裂や主要な心奇形のリスクが増加することはないと報告されている[16]．
- 第3三半期：長期連用で離脱症状，分娩中の高用量で低血圧，呼吸抑制，低体温を新生児に引き起こす可能性がある．長期間作用型は高リスクと考えられる[3]．
- 顕著ではないが流産や児の呼吸器疾患リスク増加との関連性が認められることから，使用の是非については，患者の状況を把握し慎重に判断する[17]．
- 非妊娠時と同様，依存性を考慮し，できるだけ短期間，必要最少量とする[17]．

【授乳】
- ベンゾジアゼピン系薬の多くはRID10%以下であり母乳移行は少なく，乳児への著明な副作用もみられていない．高用量，長期投与，長時間作用型では注意が必要[17]．
- 向精神薬の薬物療法と母乳育児を両立することは国際的コンセンサスとなっており，母乳育児の利点を念頭に個別対応することが望ましい[17]．

◆添付文書記載

【妊娠】有益性投与
【授乳】投与は避けることが望ましいが，やむを得ず投与する場合は授乳回避

◆薬物動態

Tmax（hr）	約5
T1/2（hr）	約24

● 睡眠・鎮静薬

クアゼパム
quazepam

【医薬品名】ドラール錠

長時間作用型

総合分類

	分類	基準
妊娠	＊	―
授乳	III	要確認

◆解説参照

■資料・本書分類基準

	資料名	資料 分類	資料 基準	本書 分類	本書 基準
妊娠	TGA	―	記載なし	―	記載なし
	Briggs		ヒトデータより第1・3三半期での危険性あり	III	要確認

参考情報　FDA分類：危険性は否定できない

	資料名	分類	基準	分類	基準
授乳	WHO	―	記載なし	―	記載なし
	Briggs		限られたヒトデータから哺乳児に悪影響を与える可能性がある.	III	要確認
	MMM	L2	概ね可能	II	概ね許容

◆母乳移行情報

RID（％）	1.4
M/P	4.18

◆解説

【妊娠】＊要確認
・第1三半期：BMJ（1998年）のメタ解析から，ベンゾジアゼピン系薬の曝露によって先天異常，口唇口蓋裂や主要な心奇形のリスクが増加することはないと報告されている[16].
・第3三半期：長期連用で離脱症状，分娩中の高用量で低血圧，呼吸抑制，低体温を新生児に引き起こす可能性がある．長期間作用型は高リスクと考えられる[3].
・顕著ではないが流産や児の呼吸器疾患リスク増加との関連性が認められることから，使用の是非については，患者の状況を把握し慎重に判断する[17].
・非妊娠時と同様，依存性を考慮し，できるだけ短期間，必要最少量とする[17].

【授乳】・ベンゾジアゼピン系薬の多くはRID10％以下であり母乳移行は少なく，乳児への著明な副作用もみられていない．高用量，長期投与，長時間作用型では注意が必要[17].
・向精神薬の薬物療法と母乳育児を両立することは国際的コンセンサスとなっており，母乳育児の利点を念頭に個別対応することが望ましい[17].

◆添付文書記載

【妊娠】有益性投与
【授乳】投与は避けることが望ましいが，やむを得ず投与する場合は授乳回避

◆薬物動態

Tmax（hr）	3.42±1.6
T1/2（hr）	36.60±7.3

● 睡眠・鎮静薬

ゾルピデム酒石酸塩
zolpidem

【医薬品名】マイスリー錠

超短時間作用型

総合分類

	分類	基準
妊娠	III	要確認
授乳	II	概ね許容

◆解説参照

◆資料・本書分類基準

		資料		本書	
	資料名	分類	基準	分類	基準
妊娠	TGA	B3	妊婦の使用経験は少ないが，奇形や有害作用の頻度は増加していない．動物試験では奇形や有害作用が増加している．	III	要確認
	Briggs		ヒトデータより妊娠全期間で危険性あり	III	要確認

参考情報　FDA分類：危険性は否定できない

	資料名	分類	基準	分類	基準
授乳	WHO		記載なし	—	記載なし
	Briggs		限られたヒトデータから哺乳児に重大な危険性はなく概ね可能	II	概ね許容
	MMM	L3	有益性投与	II	概ね許容

◆母乳移行情報

RID（％）	0.02-0.18
M/P	0.13-0.18

◆解説

【妊娠】・第1三半期：BMJ（1998年）のメタ解析から，ベンゾジアゼピン系薬の曝露によって先天異常，口唇口蓋裂や主要な心奇形のリスクが増加することはないと報告されている[16]．
・第3三半期：長期連用で離脱症状，分娩中の高用量で低血圧，呼吸抑制，低体温を新生児に引き起こす可能性がある．長時間作用型は高リスクと考えられる[3]．
・顕著ではないが流産や児の呼吸器疾患リスク増加との関連性が認められることから，使用の是非については，患者の状況を把握し慎重に判断する[17]．
・非妊娠時と同様，依存性を考慮し，できるだけ短期間，必要最少量とする[17]．

【授乳】・ベンゾジアゼピン系薬の多くはRID10％以下であり母乳移行は少なく，乳児への著明な副作用もみられていない．高用量，長期投与，長時間作用型では注意が必要[17]．
・向精神薬の薬物療法と母乳育児を両立することは国際的コンセンサスとなっており，母乳育児の利点を念頭に個別対応することが望ましい[17]．

◆添付文書記載

【妊娠】有益性投与
【授乳】投与は避けることが望ましいが，やむを得ず投与する場合は授乳回避

◆薬物動態

Tmax（hr）	0.8±0.3
T1/2（hr）	2.3±1.5

● 睡眠・鎮静薬

ヒドロキシジンパモ酸塩
hydroxyzine

【医薬品名】 アタラックスPカプセル

総合分類		
	分類	基準
妊娠	II	概ね許容
授乳	II	概ね許容

資料・本書分類基準

			資料		本書	
	資料名	分類	基準		分類	基準
妊娠	TGA	A	多数の妊婦に使用されたが，奇形や有害作用の頻度は増加していない．		―	記載なし
	Briggs		ヒトデータから妊娠全期間に渡りリスクは低い．		II	概ね許容

参考情報　FDA分類：記載なし

	資料名	分類	基準		分類	基準
授乳	WHO		記載なし		―	記載なし
	Briggs		ヒトデータはないが，哺乳児に重大な危険性はなく概ね可能		II	概ね許容
	MMM	L2	概ね可能		II	概ね許容

◆母乳移行情報

RID（%）	―
M/P	―

◆解説

特記事項なし

◆添付文書記載

【妊娠】禁忌

　・初期（約3カ月）に投与された婦人が口蓋裂等の奇形を有する児を出産したとの報告がある．また妊娠中の投与により，出産後新生児に傾眠，筋緊張低下，離脱症状，錐体外路障害，間代性運動，中枢神経抑制等の精神神経系症状，新生児低酸素症があらわれたとの報告がある．

【授乳】授乳回避

◆薬物動態

Tmax（hr）	2.1±0.4
T1/2　（hr）	20.0±4.1

〔0.7mg/kg 単回経口投与（シロップ液）〕

III. 医薬品各論　　367

● 睡眠・鎮静薬

ミダゾラム
midazolam

【医薬品名】 ミダゾラム注「サンド」

総合分類

	分類	基準
妊娠	III	要確認
授乳	II	概ね許容

◆解説参照

◆資料・本書分類基準

	資料			本書	
	資料名	分類	基準	分類	基準
妊娠	TGA	C	薬理作用による有害作用を引き起こす可能性があるが，催奇形性はない．	III	要確認
	Briggs		ヒトデータは限られているが，動物データから危険性は低い	II	概ね許容

参考情報　FDA分類：危険性を示す明確な証拠がある

	資料名	分類	基準	分類	基準
授乳	WHO		記載なし	—	記載なし
	Briggs		両立可能	I	許容
	MMM	L2	概ね可能	II	概ね許容

◆母乳移行情報

RID（％）	0.63
M/P	0.15

◆解説

【妊娠】
- 第1三半期：BMJ（1998年）のメタ解析から，ベンゾジアゼピン系薬の曝露によって先天異常，口唇口蓋裂や主要な心奇形のリスクが増加することはないと報告されている[16]．
- 第3三半期：長期連用で離脱症状，分娩中の高用量で低血圧，呼吸抑制，低体温を新生児に引き起こす可能性がある．長期間作用型は高リスクと考えられる[3]．
- 顕著ではないが流産や児の呼吸器疾患リスク増加との関連性が認められることから，使用の是非については，患者の状況を把握し慎重に判断する[17]．
- 非妊娠時と同様，依存性を考慮し，できるだけ短期間，必要最少量とする[17]．

【授乳】
- ベンゾジアゼピン系薬の多くはRID10％以下であり母乳移行は少なく，乳児への著明な副作用もみられていない．高用量，長期投与，長時間作用型では注意が必要[17]．
- 向精神薬の薬物療法と母乳育児を両立することは国際的コンセンサスとなっており，母乳育児の利点を念頭に個別対応することが望ましい[17]．

◆添付文書記載

【妊娠】投与しないことが望ましい．
【授乳】投与は避けることが望ましいが，やむを得ず投与する場合は授乳回避

◆薬物動態

Tmax（hr）	0.47±0.3
T1/2（hr）	2.83±1.1

（臀部筋肉内投与）

23 抗不安薬・睡眠薬

睡眠・鎮静薬

フルニトラゼパム
flunitrazepam

【医薬品名】ロヒプノール錠

中時間作用型

総合分類		
	分類	基準
妊娠	III	要確認
授乳	III	要確認

◆解説参照

資料・本書分類基準

		資料		本書	
	資料名	分類	基準	分類	基準
妊娠	TGA	C	薬理作用による有害作用を引き起こす可能性があるが, 催奇形性はない.	III	要確認
	Briggs		ヒトデータより妊娠全期間で危険性あり	III	要確認

参考情報　FDA 分類: 記載なし

	資料名	分類	基準	分類	基準
授乳	WHO	記載なし		—	記載なし
	Briggs	限られたヒトデータから哺乳児に悪影響を与える可能性がある		III	要確認
	MMM	L4	悪影響を与える可能性あり注意	III	要確認

◆母乳移行情報

RID（%）	—
M/P	—

◆解説

【妊娠】・第1三半期: BMJ（1998年）のメタ解析から, ベンゾジアゼピン系薬の曝露によって先天異常, 口唇口蓋裂や主要な心奇形のリスクが増加することはないと報告されている[16].

・第3三半期: 長期連用で離脱症状, 分娩中の高用量で低血圧, 呼吸抑制, 低体温を新生児に引き起こす可能性がある. 長期間作用型は高リスクと考えられる[3].

・顕著ではないが流産や児の呼吸器疾患リスク増加との関連性が認められることから, 使用の是非については, 患者の状況を把握し慎重に判断する[17].

・非妊娠時と同様, 依存性を考慮し, できるだけ短期間, 必要最少量とする[17].

【授乳】・ベンゾジアゼピン系薬の多くはRID10%以下であり母乳移行は少なく, 乳児への著明な副作用もみられていない. 高用量, 長期投与, 長時間作用型では注意が必要[17].

・向精神薬の薬物療法と母乳育児を両立することは国際的コンセンサスとなっており, 母乳育児の利点を念頭に個別対応することが望ましい[17].

◆添付文書記載

【妊娠】投与しないことが望ましい.
【授乳】授乳回避

◆薬物動態

Tmax（hr）	0.75
T1/2（hr）	19.2±4.4

● 睡眠・鎮静薬

デクスメデトミジン
dexmedetomidin

【医薬品名】プレセデックス静注液

総合分類		
	分類	基準
妊娠	III	要確認
授乳	III	要確認

● 資料・本書分類基準

	資料				本書	
	資料名	分類		基準	分類	基準
妊娠	TGA	B1		妊婦の使用経験は少ないが，奇形や有害作用の頻度は増加していない．動物試験で有害作用の頻度は増加していない．	II	概ね許容
	Briggs			限られたヒトデータと動物データから危険性は中等度	III	要確認

参考情報　FDA分類：記載なし

	資料名	分類	基準	分類	基準
授乳	WHO		記載なし	—	記載なし
	Briggs		ヒトデータはないが，哺乳児に重大な危険性はなく概ね可能	II	概ね許容
	MMM	L4	悪影響を与える可能性あり注意	III	要確認

◆母乳移行情報

RID（%）	—
M/P	—

◆解説

特記事項なし

◆添付文書記載

【妊娠】有益性投与と判断した場合を除き，投与は避けることが望ましい．
【授乳】投与回避，投与した場合は授乳回避

◆薬物動態

Tmax（hr）	投与終了後
T1/2（hr）	2.39±0.7

（目標血漿中濃度が0.1〜1.25ng/mLとなるように本剤を1〜6μg/kg/時で10〜35分間投与後，維持用量として0.056〜0.7μg/kg/時で50分〜24時間持続投与した場合）

23 抗不安薬・睡眠薬

370　III．医薬品各論

睡眠薬

ラメルテオン
ramelteon

【医薬品名】ロゼレム錠

総合分類

	分類	基準
妊娠	—	記載なし
授乳	III	要確認

◆解説参照

 資料・本書分類基準

	資料名	分類	基準	分類	基準
妊娠	TGA	—	記載なし	—	記載なし
	Briggs		ヒトデータはないが，動物データから危険性は低い．	II	概ね許容

参考情報　FDA分類：危険性は否定できない

	資料名	分類	基準	分類	基準
授乳	WHO		記載なし	—	記載なし
	Briggs		ヒトデータはないが，哺乳児に悪影響を与える可能性がある．	III	要確認
	MMM	L3	有益性投与	II	概ね許容

◆母乳移行情報

RID（%）	—
M/P	—

◆解説

【妊娠】・妊婦，新生児に対する安全性や有害事象は今後の報告が待たれている[17]．

◆添付文書記載

【妊娠】有益性投与
【授乳】投与することを避け，やむを得ず投与する場合は授乳中止

◆薬物動態

Tmax（hr）	1.75
T1/2（hr）	2.02±0.5

23 抗不安薬・睡眠薬

III．医薬品各論　371

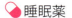 睡眠薬

スボレキサント
suvorexant

【医薬品名】ベルソムラ錠

総合分類

	分類	基準
妊娠	*	―
授乳	II	概ね許容

◆解説参照

資料・本書分類基準

妊娠	資料				本書	
	資料名	分類	基準		分類	基準
	TGA	―	記載なし		―	記載なし
	Briggs		ヒトデータは限られているが，動物データから危険性は低い．		II	概ね許容

参考情報　FDA 分類：危険性は否定できない

授乳	資料名	分類	基準	分類	基準
	WHO		記載なし	―	記載なし
	Briggs		限られたヒトデータから哺乳児に重大な危険性はなく概ね可能	II	概ね許容
	MMM	L3	有益性投与	II	概ね許容

◆母乳移行情報

RID（%）	―
M/P	―

◆解説
【妊娠】・妊婦，新生児に対する安全性や有害事象は今後の報告が待たれている[17]．

◆添付文書記載
【妊娠】有益性投与
【授乳】授乳中止

◆薬物動態

Tmax（hr）	3
T1/2 （hr）	10.7±1.8

23
抗不安薬・睡眠薬

抗精神病薬

クロルプロマジン塩酸塩
chlorpromazine

【医薬品名】コントミン糖衣錠

総合分類

	分類	基準
妊娠	III	要確認
授乳	III	要確認

◆解説参照

資料・本書分類基準

		資料			本書	
	資料名	分類	基準		分類	基準
妊娠	TGA	C	薬理作用による有害作用を引き起こす可能性があるが，催奇形性はない．		III	要確認
	Briggs		両立可能		I	許容

参考情報　FDA 分類：記載なし

	資料名	分類	基準	分類	基準
授乳	WHO		授乳中投与可能，乳児の副作用を観察する．	II	概ね許容
	Briggs		限られたヒトデータから哺乳児に悪影響を与える可能性がある．	III	要確認
	MMM	L3	有益性投与	II	概ね許容

◆母乳移行情報

RID（%）	0.3
M/P	<0.5

◆解説

【妊娠】・抗精神病薬による胎児や妊娠への影響は否定できないが，統合失調症では服薬中止による症状再燃の可能性があり，原則として服薬を継続することが推奨されている．症状が安定している場合，薬剤の変更は行わない方が良いとされる[17]．
・第3三半期：高用量使用で新生児に遷延性神経障害の報告がある[3]．

【授乳】・使用報告は少ないが，乳児への大きな影響は見込まれない[17]．
・本剤で傾眠傾向の報告があるので，乳児の観察が必要である[2]．

◆添付文書記載

【妊娠】投与しないことが望ましい．
【授乳】投与しないことが望ましい．

◆薬物動態

Tmax（hr）	3.2±0.8
T1/2（hr）	2.5±1.6（α），11.7±4.7（β）

🔴 抗精神病薬

レボメプロマジンマレイン酸塩
levomepromazine

【医薬品名】ヒルナミン錠

総合分類		
	分類	基準
妊娠	−	記載なし
授乳	−	記載なし

◆**解説**参照

🔵 資料・本書分類基準

		資料		本書	
	資料名	分類	基準	分類	基準
妊娠	TGA	−	記載なし	−	記載なし
	Briggs	記載なし		−	記載なし

参考情報　FDA分類：記載なし

	資料名	分類	基準	分類	基準
授乳	WHO	記載なし		−	記載なし
	Briggs	記載なし		−	記載なし
	MMM	−	記載なし	−	記載なし

◆母乳移行情報

RID（%）	−
M/P	−

◆解説

【妊娠】・抗精神病薬による胎児や妊娠への影響は否定できないが，統合失調症では服薬中止による症状再燃の可能性があり，原則として服薬を継続することが推奨されている．症状が安定している場合，薬剤の変更は行わない方が良いとされる[17]．

【授乳】・使用報告は少ないが，乳児への大きな影響は見込まれない[17]．
・乳児の傾眠等の観察が必要である[17]．

◆添付文書記載

【妊娠】投与しないことが望ましい．
【授乳】授乳回避

◆薬物動態

Tmax（hr）	1-4
T1/2（hr）	15-30

抗精神病薬

ペルフェナジンマレイン酸塩
perphenazine

【医薬品名】ピーゼットシー糖衣錠

総合分類

	分類	基準
妊娠	III	要確認
授乳	III	要確認

◆解説参照

資料・本書分類基準

			資料		本書	
	資料名	分類	基準		分類	基準
妊娠	TGA	C	薬理作用による有害作用を引き起こす可能性があるが，催奇形性はない．		III	要確認
	Briggs		ヒトデータから妊娠全期間に渡りリスクは低い．		II	概ね許容

参考情報　FDA 分類：記載なし

	資料名	分類	基準		分類	基準
授乳	WHO		記載なし		—	記載なし
	Briggs		限られたヒトデータから哺乳児に悪影響を与える可能性がある．		III	要確認
	MMM	L3	有益性投与		II	概ね許容

◆母乳移行情報

RID（%）	0.1
M/P	0.7-1.1

◆解説

【妊娠】・抗精神病薬による胎児や妊娠への影響は否定できないが，統合失調症では服薬中止による症状再燃の可能性があり，原則として服薬を継続することが推奨されている．症状が安定している場合，薬剤の変更は行わない方が良いとされる[17]．

・第3三半期：高用量使用で新生児に遷延性神経障害の報告がある[3]．

【授乳】・使用報告は少ないが，乳児への大きな影響は見込まれない[17]．

・乳児の傾眠等の観察が必要である[17]．

◆添付文書記載

【妊娠】投与しないことが望ましい．

【授乳】—

◆薬物動態

Tmax（hr）	—
T1/2　（hr）	—

III. 医薬品各論　　375

抗精神病薬

ハロペリドール
haloperidol

【医薬品名】セレネース錠

総合分類

	分類	基準
妊娠	III	要確認
授乳	III	要確認

◆解説参照

 資料・本書分類基準

	資料			本書	
	資料名	分類	基準	分類	基準
妊娠	TGA	C	薬理作用による有害作用を引き起こす可能性があるが，催奇形性はない．	III	要確認
	Briggs		限られたヒトデータと動物データから危険性は中等度	III	要確認

参考情報　FDA分類：危険性は否定できない

	資料名	分類	基準	分類	基準
授乳	WHO		できれば授乳を避ける，乳児の副作用を観察する．	III	要確認
	Briggs		限られたヒトデータから哺乳児に悪影響を与える可能性がある．	III	要確認
	MMM	L3	有益性投与	II	概ね許容

◆母乳移行情報

RID（%）	0.2-12
M/P	0.58-0.81

◆解説

【妊娠】
・添付文書禁忌であるが，妊娠初期に偶発的に投与されても，臨床的に有意な胎児への影響はないと判断してよい医薬品に分類される[1]．
・抗精神病薬による胎児や妊娠への影響は否定できないが，統合失調症では服薬中止による症状再燃の可能性があり，原則として服薬を継続することが推奨されている．症状が安定している場合，薬剤の変更は行わない方が良いとされる[17]．
・第3三半期：高用量使用で新生児に遷延性神経障害を引き起こす可能性がある[3]．

【授乳】
・使用報告は少ないが，乳児への大きな影響は見込まれない[17]．
・乳児の傾眠等の観察が必要である[2]．

◆添付文書記載

【妊娠】禁忌
・動物実験で催奇形性・有害事象の報告あり
・ヒトで催奇形性を疑う症例がある．
また妊娠後期に抗精神病薬が投与されている場合，新生児に哺乳障害，傾眠，呼吸障害，振戦，筋緊張低下，易刺激性等の離脱症状や錐体外路症状があらわれたとの報告がある．

【授乳】授乳中止

◆薬物動態

Tmax（hr）	6.0±3.0
T1/2（hr）	83.16±55.6

抗精神病薬

リスペリドン
risperidone

【医薬品名】リスパダール錠

総合分類

	分類	基準
妊娠	III	要確認
授乳	III	要確認

◆解説参照

● 資料・本書分類基準

妊娠	資料名	分類	基準	分類	基準
	TGA	C	薬理作用による有害作用を引き起こす可能性があるが，催奇形性はない．	III	要確認
	Briggs		母体有益性が胎児リスクを上回るため両立可能	II	概ね許容

参考情報　FDA分類：危険性は否定できない

授乳	資料名	分類	基準	分類	基準
	WHO		記載なし	―	記載なし
	Briggs		限られたヒトデータから哺乳児に悪影響を与える可能性がある．	III	要確認
	MMM	L2	概ね可能	II	概ね許容

◆母乳移行情報

RID（%）	2.8-9.1
M/P	0.42

◆解説

【妊娠】・抗精神病薬による胎児や妊娠への影響は否定できないが，統合失調症では服薬中止による症状再燃の可能性があり，原則として服薬を継続することが推奨されている．症状が安定している場合，薬剤の変更は行わない方が良いとされる[17]．

・第3三半期：新生児に錐体外路の神経障害や新生児薬物離脱症候群を起こす可能性がある．興奮状態，筋緊張増加，筋緊張低下，振戦，傾眠，無呼吸発作，哺乳力低下などが報告されている[3]．

【授乳】・使用報告は少ないが，乳児への大きな影響は見込まれない[17]．

・乳児の傾眠等の観察が必要である[17]．

◆添付文書記載

【妊娠】有益性投与
【授乳】授乳中止

◆薬物動態

Tmax（hr）	1.13±0.4（未変化体），3.27±2.5（主代謝物）
T1/2（hr）	3.91±3.3（未変化体），21.69±4.2（主代謝物）

抗精神病薬

パリペリドン
paliperidone

【医薬品名】インヴェガ錠

総合分類	分類	基準
妊娠	III	要確認
授乳	III	要確認

◆解説参照

◆資料・本書分類基準

	資料			本書	
	資料名	分類	基準	分類	基準
妊娠	TGA	C	薬理作用による有害作用を引き起こす可能性があるが，催奇形性はない．	III	要確認
	Briggs		ヒトデータはないが，動物データから危険性は低い．	II	概ね許容

参考情報　FDA分類：危険性は否定できない

	資料名	分類	基準	分類	基準
授乳	WHO		記載なし	—	記載なし
	Briggs		限られたヒトデータから哺乳児に悪影響を与える可能性がある．	III	要確認
	MMM	L3	有益性投与	II	概ね許容

◆母乳移行情報

RID（%）	—
M/P	—

◆解説

【妊娠】・抗精神病薬による胎児や妊娠への影響は否定できないが，統合失調症では服薬中止による症状再燃の可能性があり，原則として服薬を継続することが推奨されている．症状が安定している場合，薬剤の変更は行わない方が良いとされる[17]．

・第3三半期：新生児に錐体外路の神経障害や新生児薬物離脱症候群を起こす可能性がある．興奮状態，筋緊張増加，筋緊張低下，振戦，傾眠，無呼吸発作，哺乳力低下などが報告されている[3]．

【授乳】・乳児の傾眠等の観察が必要である[17]．

◆添付文書記載

【妊娠】有益性投与
【授乳】授乳中止

◆薬物動態

Tmax（hr）	24
T1/2（hr）	22.9±6.5

抗精神病薬

ブロナンセリン
blonanserin

【医薬品名】ロナセン錠

総合分類

	分類	基準
妊娠	—	記載なし
授乳	—	記載なし

◆解説参照

● 資料・本書分類基準

		資料		本書	
	資料名	分類	基準	分類	基準
妊娠	TGA	—	記載なし	—	記載なし
	Briggs	記載なし		—	記載なし

参考情報　FDA分類：記載なし

	資料名	分類	基準	分類	基準
授乳	WHO	記載なし		—	記載なし
	Briggs	記載なし		—	記載なし
	MMM	—	記載なし	—	記載なし

◆母乳移行情報

RID（％）	—
M/P	—

◆解説

【妊娠】・抗精神病薬による胎児や妊娠への影響は否定できないが，統合失調症では服薬中止による症状再燃の可能性があり，原則として服薬を継続することが推奨されている．症状が安定している場合，薬剤の変更は行わない方が良いとされる[17]．

◆添付文書記載

【妊娠】有益性投与
【授乳】授乳中止

◆薬物動態

Tmax（hr）	2
T1/2（hr）	67.9±27.6

（1回2mg 1日2回 10日間反復投与）

24 抗精神病薬・抗うつ薬

III. 医薬品各論　379

抗精神病薬

クロザピン
clozapine

【医薬品名】クロザリル錠

総合分類

	分類	基準
妊娠	III	要確認
授乳	III	要確認

◆解説参照

● 資料・本書分類基準

		資料			本書	
	資料名	分類	基準		分類	基準
妊娠	TGA	C	薬理作用による有害作用を引き起こす可能性があるが、催奇形性はない.		III	要確認
	Briggs		母体有益性が胎児リスクを上回るため両立可能		II	概ね許容

参考情報　FDA分類：ヒトでの危険性の証拠はない

	資料名	分類	基準		分類	基準
授乳	WHO		記載なし		—	記載なし
	Briggs		限られたヒトデータから哺乳児に悪影響を与える可能性がある.		III	要確認
	MMM	L3	有益性投与		II	概ね許容

◆母乳移行情報

RID（％）	1.33-1.4
M/P	2.8-4.3

◆解説

【妊娠】・抗精神病薬による胎児や妊娠への影響は否定できないが、統合失調症では服薬中止による症状再燃の可能性があり、原則として服薬を継続することが推奨されている. 症状が安定している場合、薬剤の変更は行わない方が良いとされる[17].
・成人に起こりうる有害な影響が胎児に起こる可能性がある[3].

【授乳】・乳児の傾眠等の観察が必要である[17].

◆添付文書記載

【妊娠】有益性投与
【授乳】授乳回避

◆薬物動態

Tmax（hr）	3.1±2.1
T1/2（hr）	16±7.2

抗精神病薬

オランザピン
olanzapine

【医薬品名】ジプレキサ錠

総合分類

	分類	基準
妊娠	III	要確認
授乳	III	要確認

◆解説参照

資料・本書分類基準

	資料名	分類	基準	分類	基準
妊娠	TGA	C	薬理作用による有害作用を引き起こす可能性があるが，催奇形性はない．	III	要確認
	Briggs		母体有益性が胎児リスクを上回るため両立可能	II	概ね許容

参考情報　FDA分類：危険性は否定できない

	資料名	分類	基準	分類	基準
授乳	WHO		記載なし	―	記載なし
	Briggs		限られたヒトデータから哺乳児に悪影響を与える可能性がある．	III	要確認
	MMM	L2	概ね可能	II	概ね許容

◆母乳移行情報

RID（%）	0.28-2.24
M/P	0.38

◆解説

【妊娠】・抗精神病薬による胎児や妊娠への影響は否定できないが，統合失調症では服薬中止による症状再燃の可能性があり，原則として服薬を継続することが推奨されている．症状が安定している場合，薬剤の変更は行わない方が良いとされる[17]．
・第3三半期：新生児に錐体外路の神経障害や新生児薬物離脱症候群を起こす可能性がある．興奮状態，筋緊張増加，筋緊張低下，振戦，傾眠，無呼吸発作，哺乳力低下などが報告されている[3]．

【授乳】・使用報告は少ないが，乳児への大きな影響は見込まれない[17]．
・本剤で傾眠傾向の報告があるので，乳児の観察が必要である[2]．

◆添付文書記載

【妊娠】有益性投与
【授乳】授乳中止

◆薬物動態

Tmax（hr）	4.8±1.2
T1/2（hr）	28.5±6.1

24 抗精神病薬・抗うつ薬

III. 医薬品各論

抗精神病薬

クエチアピンフマル酸塩
quetiapine

【医薬品名】セロクエル錠

総合分類

	分類	基準
妊娠	III	要確認
授乳	III	要確認

◆解説参照

資料・本書分類基準

	資料名	分類	基準	本書 分類	基準
妊娠	TGA	C	薬理作用による有害作用を引き起こす可能性があるが，催奇形性はない．	III	要確認
	Briggs		母体有益性が胎児リスクを上回るため両立可能	II	概ね許容

参考情報　FDA分類：危険性は否定できない

	資料名	分類	基準	分類	基準
授乳	WHO		記載なし	―	記載なし
	Briggs		限られたヒトデータから哺乳児に悪影響を与える可能性がある．	III	要確認
	MMM	L2	概ね可能	II	概ね許容

◆母乳移行情報

RID（%）	0.02–0.1
M/P	0.29

◆解説

【妊娠】・抗精神病薬による胎児や妊娠への影響は否定できないが，統合失調症では服薬中止による症状再燃の可能性があり，原則として服薬を継続することが推奨されている．症状が安定している場合，薬剤の変更は行わない方が良いとされる[17]．
・第3三半期：新生児に錐体外路の神経障害や新生児薬物離脱症候群を起こす可能性がある．興奮状態，筋緊張増加，筋緊張低下，振戦，傾眠，無呼吸発作，哺乳力低下などが報告されている[3]．

【授乳】・使用報告は少ないが，乳児への大きな影響は見込まれない[17]．
・乳児の傾眠等の観察が必要である[17]．

◆添付文書記載

【妊娠】有益性投与
【授乳】授乳中止

◆薬物動態

Tmax（hr）	1.25±0.5
T1/2（hr）	3.24±0.4

抗精神病薬

アリピプラゾール
aripiprazole

【医薬品名】エビリファイ錠

総合分類

	分類	基準
妊娠	III	要確認
授乳	III	要確認

◆解説参照

◆資料・本書分類基準

妊娠	資料名	分類	基準	分類(本書)	基準(本書)
	TGA	C	薬理作用による有害作用を引き起こす可能性があるが, 催奇形性はない.	III	要確認
	Briggs		ヒトデータから妊娠全期間に渡りリスクは低い.	II	概ね許容

参考情報　FDA分類：危険性は否定できない

授乳	資料名	分類	基準	分類(本書)	基準(本書)
	WHO		記載なし	—	記載なし
	Briggs		限られたヒトデータから哺乳児に悪影響を与える可能性がある.	III	要確認
	MMM	L3	有益性投与	II	概ね許容

◆母乳移行情報

RID（%）	0.7-6.44
M/P	0.2

◆解説

【妊娠】
- 抗精神病薬による胎児や妊娠への影響は否定できないが, 統合失調症では服薬中止による症状再燃の可能性があり, 原則として服薬を継続することが推奨されている. 症状が安定している場合, 薬剤の変更は行わない方が良いとされる[17].
- 妊娠中は児への潜在的な有益性が潜在的危険性を明らかに上回る場合にのみ使用するべきである.
- 新生児の興奮状態, 筋緊張亢進, 筋緊張低下, 震戦, 傾眠, 無呼吸発作, 哺乳力低下の報告がある[3].

【授乳】
- 使用報告は少ないが, 乳児への大きな影響は見込まれない[17].
- 乳児の傾眠等の観察が必要である[17].

◆添付文書記載

【妊娠】有益性投与
【授乳】授乳中止

◆薬物動態

Tmax（hr）	3.6±2.5
T1/2（hr）	61.03±19.6

抗精神病薬・抗うつ薬

III. 医薬品各論　383

抗精神病薬

炭酸リチウム
lithium carbonate

【医薬品名】リーマス錠

総合分類

	分類	基準
妊娠	III	要確認
授乳	III	要確認

◆解説参照

◆資料・本書分類基準

妊娠	資料			本書	
	資料名	分類	基準	分類	基準
	TGA	D	ヒトでの奇形や有害作用を増加する証拠がある.	III	要確認
	Briggs		ヒトデータより妊娠全期間で危険性あり	III	要確認

参考情報　FDA分類：危険性を示す明確な証拠がある

授乳	資料名	分類	基準	分類	基準
	WHO		できれば授乳を避ける，乳児の副作用を観察する.	III	要確認
	Briggs		限られたヒトデータから哺乳児に悪影響を与える可能性がある.	III	要確認
	MMM	L4	悪影響を与える可能性あり注意	III	要確認

◆母乳移行情報

RID（%）	0.87-30
M/P	0.24-0.66

◆解説

【妊娠】・他の治療薬が効果的でない場合を除いて妊娠中は使用しないことが推奨される[17].
・第1三半期：先天異常の危険性増加の可能性がある．第1三半期にリチウムを使用した場合，第2三半期に詳細な超音波検査や胎児の心エコーを考慮すべきである．新生児リチウム毒性の可能性がある[3].

【授乳】・リチウム中毒と関連するチアノーゼ，嗜眠，心電図のT波逆位などの症状の報告が数例ある.
・投与する場合は，同意を得た上で乳児の不穏，虚弱などの観察，母体の血中濃度モニタリングが必要である[17].

◆添付文書記載

【妊娠】禁忌
・動物実験で催奇形性，またヒトで心臓奇形の発現頻度の増加が報告されている.
・妊娠末期の婦人には投与しないこと（分娩直前に血清リチウム濃度の異常上昇を起こすことがある）

【授乳】やむを得ず投与する場合には授乳中止

◆薬物動態

Tmax（hr）	2.6
T1/2（hr）	18

抗うつ薬

アミトリプチリン塩酸塩
amitriptyline

【医薬品名】トリプタノール錠

総合分類

	分類	基準
妊娠	III	要確認
授乳	III	要確認

◆解説参照

◆資料・本書分類基準

妊娠	資料名	分類	基準	分類	基準
	TGA	C	薬理作用による有害作用を引き起こす可能性があるが，催奇形性はない．	III	要確認
	Briggs		ヒトデータから妊娠全期間に渡りリスクは低い．	II	概ね許容

参考情報　FDA分類：危険性は否定できない

授乳	資料名	分類	基準	分類	基準
	WHO		授乳中投与可能	I	許容
	Briggs		限られたヒトデータから哺乳児に悪影響を与える可能性がある．	III	要確認
	MMM	L2	概ね可能	II	概ね許容

◆母乳移行情報

RID（%）	1.9-2.8
M/P	1

◆解説

【妊娠】・第1三半期：先天異常との関連性について結論は出ていないが，服薬中断によるリスクも念頭に勘案する[17]．
・長期使用で新生児不適応症候群（PNAS）の報告がある[3]．

【授乳】・RIDは10%以下であり，乳児への大きな影響は見込まれないが，傾眠，哺乳力低下等乳児の観察が必要である[17]．
・WHOでは1日150mgまでを許容としている[2]．

◆添付文書記載

【妊娠】有益性投与
【授乳】授乳中止

◆薬物動態

Tmax（hr）	4.4
T1/2（hr）	―

III．医薬品各論

抗うつ薬

イミプラミン塩酸塩
imipramine

【医薬品名】トフラニール錠

総合分類

	分類	基準
妊娠	III	要確認
授乳	III	要確認

◆解説参照

資料・本書分類基準

妊娠	資料名	分類	基準	分類	基準
	TGA	C	薬理作用による有害作用を引き起こす可能性があるが，催奇形性はない．	III	要確認
	Briggs		ヒトデータから妊娠全期間に渡りリスクは低い．	II	概ね許容

参考情報　FDA分類：記載なし

授乳	資料名	分類	基準	分類	基準
	WHO		記載なし	—	記載なし
	Briggs		限られたヒトデータから哺乳児に悪影響を与える可能性がある．	III	要確認
	MMM	L2	概ね可能	II	概ね許容

◆母乳移行情報

RID（%）	0.1-4.4
M/P	0.5-1.5

◆解説

【妊娠】・第1三半期：先天異常との関連性について結論は出ていないが，服薬中断によるリスクも念頭に勘案する[17]．
・長期使用で新生児不適応症候群（PNAS）の報告がある[3]．

【授乳】・RIDは10%以下であり，乳児への大きな影響は見込まれないが，傾眠，哺乳力低下等乳児の観察が必要である[17]．

◆添付文書記載

【妊娠】投与しないことが望ましい．
【授乳】授乳回避

◆薬物動態

Tmax（hr）	—
T1/2（hr）	9-20（未変化体），13-61（代謝物デシプラミン）

（連続経口投与）

抗うつ薬

クロミプラミン塩酸塩
clomipramine

【医薬品名】アナフラニール錠

総合分類

	分類	基準
妊娠	III	要確認
授乳	II	概ね許容

◆解説参照

◆資料・本書分類基準

<table>
<tr><th rowspan="2"></th><th colspan="3">資料</th><th colspan="2">本書</th></tr>
<tr><th>資料名</th><th>分類</th><th>基準</th><th>分類</th><th>基準</th></tr>
<tr><td rowspan="2">妊娠</td><td>TGA</td><td>C</td><td>薬理作用による有害作用を引き起こす可能性があるが，催奇形性はない．</td><td>III</td><td>要確認</td></tr>
<tr><td>Briggs</td><td></td><td>ヒトデータより第1・3三半期での危険性あり</td><td>III</td><td>要確認</td></tr>
</table>

参考情報　FDA分類：危険性は否定できない

<table>
<tr><th></th><th>資料名</th><th>分類</th><th>基準</th><th>分類</th><th>基準</th></tr>
<tr><td rowspan="3">授乳</td><td>WHO</td><td></td><td>授乳中投与可能</td><td>I</td><td>許容</td></tr>
<tr><td>Briggs</td><td></td><td>限られたヒトデータから哺乳児に重大な危険性はなく概ね可能</td><td>II</td><td>概ね許容</td></tr>
<tr><td>MMM</td><td>L2</td><td>概ね可能</td><td>II</td><td>概ね許容</td></tr>
</table>

◆母乳移行情報

RID（%）	2.8
M/P	0.84-1.62

◆解説

【妊娠】・第1三半期：先天心疾患との関連が指摘されている[17]．
　　　　・長期使用で新生児不適応症候群（PNAS）の報告がある[3]．
【授乳】・RIDは10%以下であり，乳児への大きな影響は見込まれないが，傾眠，哺乳力低下等乳児の観察が必要である[17]．

◆添付文書記載

【妊娠】投与しないことが望ましい．
【授乳】授乳回避

◆薬物動態

Tmax（hr）	1.5-4
T1/2（hr）	約21（β）

● 抗うつ薬

アモキサピン
amoxapine

【医薬品名】アモキサンカプセル

総合分類

	分類	基準
妊娠	*	—
授乳	III	要確認

◆解説参照

資料・本書分類基準

妊娠	資料			本書	
	資料名	分類	基準	分類	基準
	TGA	—	記載なし	—	記載なし
	Briggs		限られたヒトデータと動物データから危険性は極めて高い.	III	要確認

参考情報　FDA分類：危険性は否定できない

授乳	資料名	分類	基準	分類	基準
	WHO		記載なし	—	記載なし
	Briggs		限られたヒトデータから哺乳児に悪影響を与える可能性がある.	III	要確認
	MMM	L2	概ね可能	II	概ね許容

◆母乳移行情報

RID（%）	0.6
M/P	0.21

◆解説

【妊娠】＊要確認
・第1三半期：先天異常との関連性について結論は出ていないが，服薬中断によるリスクも念頭に勘案する[17]．
・第3三半期：新生児不適応症候群（PNAS）のリスクがある[17]．

【授乳】・RIDは10%以下であり，乳児への大きな影響は見込まれないが，傾眠，哺乳力低下等乳児の観察が必要である[17]．

◆添付文書記載

【妊娠】有益性投与
【授乳】有益性投与

◆薬物動態

Tmax（hr）	1-1.5
T1/2（hr）	—

抗うつ薬

マプロチリン塩酸塩
maprotiline

【医薬品名】ルジオミール錠

総合分類

	分類	基準
妊娠	*	—
授乳	III	要確認

◆解説参照

資料・本書分類基準

妊娠

資料名	分類	基準	分類（本書）	基準（本書）
TGA	—	記載なし	—	記載なし
Briggs		ヒトデータは限られているが，動物データから危険性は低い．	II	概ね許容

参考情報　FDA分類：ヒトでの危険性の証拠はない

授乳

資料名	分類	基準	分類（本書）	基準（本書）
WHO		記載なし	—	記載なし
Briggs		限られたヒトデータから哺乳児に悪影響を与える可能性がある．	III	要確認
MMM	L3	有益性投与	II	概ね許容

◆母乳移行情報

RID（％）	1.4
M/P	1.5

◆解説

【妊娠】＊要確認
- 第1三半期：先天異常との関連性について結論は出ていないが，服薬中断によるリスクも念頭に勘案する[17]．
- 第3三半期：新生児不適応症候群（PNAS）のリスクがある[17]．

【授乳】・RIDは10％以下であり，乳児への大きな影響は見込まれないが，傾眠，哺乳力低下等乳児の観察が必要である[17]．

◆添付文書記載

【妊娠】投与しないことが望ましい．
【授乳】授乳回避

◆薬物動態

Tmax（hr）	約6-12
T1/2（hr）	約46

● 抗うつ薬

ミアンセリン塩酸塩

mianserin

【医薬品名】テトラミド錠

総合分類

	分類	基準
妊娠	＊	―
授乳	―	記載なし

◆解説参照

資料・本書分類基準

	資料名	分類	基準	分類	基準
			資料	本書	
妊娠	TGA	B2	妊婦の使用経験は少ないが，奇形や有害作用の頻度は増加していない．動物試験は不十分だが，入手しうる情報では奇形や有害作用の頻度は増加しない．	II	概ね許容
	Briggs	記載なし		―	記載なし

参考情報　FDA分類：記載なし

	資料名	分類	基準	分類	基準
授乳	WHO	記載なし		―	記載なし
	Briggs	記載なし		―	記載なし
	MMM	―	記載なし	―	記載なし

◆母乳移行情報

RID（％）	―
M/P	―

◆解説

【妊娠】＊要確認
- 第1三半期：先天異常との関連性について結論は出ていないが，服薬中断によるリスクも念頭に勘案する[17]．
- 第3三半期：新生児不適応症候群（PNAS）のリスクがある[17]．

◆添付文書記載

【妊娠】有益性投与
【授乳】授乳回避

◆薬物動態

Tmax（hr）	2.0±0.1
T1/2（hr）	18.2±1.3

390　III. 医薬品各論

抗うつ薬

パロキセチン塩酸塩水和物
paroxetine

【医薬品名】パキシル錠

総合分類

	分類	基準
妊娠	III	要確認
授乳	III	要確認

◆解説参照

資料・本書分類基準

	資料名	分類	基準	分類（本書）	基準（本書）
妊娠	TGA	D	ヒトでの奇形や有害作用を増加する証拠がある.	III	要確認
	Briggs		ヒトデータより妊娠全期間で危険性あり	III	要確認

参考情報　FDA分類：危険性を示す明確な証拠がある

	資料名	分類	基準	分類	基準
授乳	WHO		記載なし	—	記載なし
	Briggs		限られたヒトデータから哺乳児に悪影響を与える可能性がある.	III	要確認
	MMM	L2	概ね可能	II	概ね許容

◆母乳移行情報

RID（%）	1.2–2.8
M/P	0.056–1.3

◆解説

【妊娠】
- 第1三半期：他の抗うつ薬に比べて先天性疾患のリスクを増すとの報告が多いことから積極的な使用を控え、可能な限り低用量での投与を検討することが推奨されている[17].
- 第3三半期：新生児不適応症候群（PNAS），新生児遷延性高血圧症候群（PPHN）のリスクがある[17].

【授乳】
- RIDは10%以下であり，乳児への大きな影響は見込まれない．しかし有害事象が症例報告されている薬剤（エスシタロプラム，フルボキサミン）もあることから，乳児の観察が必要である[17].

◆添付文書記載

【妊娠】有益性投与，投与中に妊娠が判明した場合には，投与継続が治療上妥当と判断される場合以外は，投与を中止するか，代替治療を実施する．

【授乳】投与は避けることが望ましいが，やむを得ず投与する場合は授乳回避

◆薬物動態

Tmax（hr）	5.05±1.2
T1/2（hr）	14.35±11.0

III. 医薬品各論

抗うつ薬

フルボキサミンマレイン酸塩
fluvoxamine

【医薬品名】ルボックス錠

総合分類

	分類	基準
妊娠	III	要確認
授乳	III	要確認

◆解説参照

◆資料・本書分類基準

妊娠	資料名	分類	基準	分類	基準
	TGA	C	薬理作用による有害作用を引き起こす可能性があるが, 催奇形性はない.	III	要確認
	Briggs		ヒトデータより第3三半期での危険性あり	III	要確認

参考情報　FDA分類: 危険性は否定できない

授乳	資料名	分類	基準	分類	基準
	WHO		記載なし	—	記載なし
	Briggs		限られたヒトデータから哺乳児に悪影響を与える可能性がある.	III	要確認
	MMM	L2	概ね可能	II	概ね許容

◆母乳移行情報

RID（％）	0.3-1.4
M/P	1.34

◆解説

【妊娠】・第1三半期: 先天異常との関連性について結論は出ていないが, 服薬中断によるリスクも念頭に勘案する[17].
・第3三半期: 新生児不適応症候群（PNAS）, 新生児遷延性高血圧症候群（PPHN）のリスクがある[17].

【授乳】・RIDは10％以下であり, 乳児への大きな影響は見込まれないが, 重症下痢, 嘔吐の症例が報告されていることから, 乳児の観察が必要である[17].

◆添付文書記載

【妊娠】投与しないことが望ましい. 投与中に妊娠が判明したら投与中止することが望ましい.
【授乳】投与は避けることが望ましいが, やむを得ず投与する場合は授乳回避

◆薬物動態

Tmax（hr）	約4-5
T1/2（hr）	約9-14

抗うつ薬

塩酸セルトラリン
sertraline

【医薬品名】ジェイゾロフト錠

総合分類

	分類	基準
妊娠	III	要確認
授乳	III	要確認

◆解説参照

◆資料・本書分類基準

妊娠	資料名	分類	基準	分類	基準
	TGA	C	薬理作用による有害作用を引き起こす可能性があるが，催奇形性はない．	III	要確認
	Briggs		ヒトデータより第3三半期での危険性あり	III	要確認

参考情報　FDA分類：危険性は否定できない

授乳	資料名	分類	基準	分類	基準
	WHO		記載なし	―	記載なし
	Briggs		限られたヒトデータから哺乳児に悪影響を与える可能性がある．	III	要確認
	MMM	L2	概ね可能	II	概ね許容

◆母乳移行情報

RID（%）	0.4-2.2
M/P	0.89

◆解説

【妊娠】・第1三半期：先天異常との関連性について結論は出ていないが，服薬中断によるリスクも念頭に勘案する[17]．
・第3三半期：新生児不適応症候群（PNAS），新生児遷延性高血圧症候群（PPHN）のリスクがある[17]．

【授乳】・RIDは10%以下であり，乳児への大きな影響は見込まれない．しかし他の薬剤で壊死性腸炎，重症下痢，嘔吐の症例が報告されていることから，乳児の観察が必要である[17]．

◆添付文書記載

【妊娠】有益性投与
【授乳】投与は避けることが望ましいが，やむを得ず投与する場合は授乳回避

◆薬物動態

Tmax（hr）	6.7±1.0
T1/2（hr）	24.1±7.9

抗うつ薬

エスシタロプラム
escitalopram

【医薬品名】レクサプロ錠

総合分類

	分類	基準
妊娠	III	要確認
授乳	III	要確認

◆解説参照

◆資料・本書分類基準

	資料			本書	
	資料名	分類	基準	分類	基準
妊娠	TGA	C	薬理作用による有害作用を引き起こす可能性があるが, 催奇形性はない.	III	要確認
	Briggs		ヒトデータより第3三半期での危険性あり	III	要確認

参考情報　FDA分類：危険性は否定できない

	資料名	分類	基準	分類	基準
授乳	WHO		記載なし	—	記載なし
	Briggs		限られたヒトデータから哺乳児に悪影響を与える可能性がある.	III	要確認
	MMM	L2	概ね可能	II	概ね許容

◆母乳移行情報

RID（%）	5.2-7.9
M/P	2.2

◆解説

【妊娠】・第1三半期：先天異常との関連性について結論は出ていないが、服薬中断によるリスクも念頭に勘案する[17].
・第3三半期：新生児不適応症候群（PNAS）、新生児遷延性高血圧症候群（PPHN）のリスクがある[17].

【授乳】・RIDは10%以下であり、乳児への大きな影響は見込まれないが、壊死性腸炎の症例が報告されていることから、乳児の観察が必要である[17].

◆添付文書記載

【妊娠】有益性投与
【授乳】投与は避けることが望ましいが、やむを得ず投与する場合は授乳回避

◆薬物動態

Tmax（hr）	3.8±0.4（EM）， 4.8±1.8（PM）
T1/2（hr）	27.7±7.5（EM）， 51.2±16.9（PM）

（CYP2C19のPM・EMに本剤10mg単回経口投与）

抗うつ薬

トラゾドン塩酸塩
trazodone

【医薬品名】レスリン錠

総合分類

	分類	基準
妊娠	＊	―
授乳	III	要確認

◆解説参照

資料・本書分類基準

	資料			本書	
	資料名	分類	基準	分類	基準
妊娠	TGA	―	記載なし	―	記載なし
	Briggs		ヒトデータは限られているが，動物データから危険性は低い．	II	概ね許容

参考情報　FDA分類：危険性は否定できない

	資料名	分類	基準	分類	基準
授乳	WHO		記載なし	―	記載なし
	Briggs		限られたヒトデータから哺乳児に悪影響を与える可能性がある．	III	要確認
	MMM	L2	概ね可能	II	概ね許容

◆母乳移行情報

RID（％）	2.8
M/P	0.142

◆解説

【妊娠】・第1三半期：先天異常との関連性について結論は出ていないが，服薬中断によるリスクも念頭に勘案する[17]．

【授乳】・RIDは10％以下であり，乳児への大きな影響は見込まれないが，傾眠，哺乳力低下等乳児の観察が必要である[17]．

◆添付文書記載

【妊娠】有益性投与

【授乳】投与は避けることが望ましいが，やむを得ず投与する場合は授乳回避

◆薬物動態

Tmax（hr）	3.4±0.9
T1/2（hr）	6.8±2.0

III．医薬品各論　395

抗うつ薬

ミルナシプラン塩酸塩
milnacipran

【医薬品名】トレドミン錠

総合分類

	分類	基準
妊娠	III	要確認
授乳	III	要確認

◆解説参照

◆ 資料・本書分類基準

	資料名	分類	基準	本書分類	本書基準
妊娠	TGA	B3	妊婦の使用経験は少ないが，奇形や有害作用の頻度は増加していない．動物試験では奇形や有害作用が増加している．	III	要確認
	Briggs		ヒトデータより第3三半期での危険性あり	III	要確認

参考情報　FDA分類：危険性は否定できない

	資料名	分類	基準	本書分類	本書基準
授乳	WHO		記載なし	—	記載なし
	Briggs		ヒトデータはないが，哺乳児に悪影響を与える可能性がある．	III	要確認
	MMM	L3	有益性投与	II	概ね許容

◆母乳移行情報

RID（%）	—
M/P	—

◆解説

【妊娠】・第1三半期：先天異常との関連性について結論は出ていないが，服薬中断によるリスクも念頭に勘案する[17]．
・第3三半期：新生児不適応症候群（PNAS），新生児遷延性高血圧症候群（PPHN）のリスクがある[17]．

【授乳】・他の薬剤で壊死性腸炎，重症下痢，嘔吐の症例が報告されていることから，乳児の観察が必要である[17]．

◆添付文書記載

【妊娠】有益性投与
【授乳】投与しないことが望ましいが，やむを得ず投与する場合は授乳回避

◆薬物動態

Tmax（hr）	2.0±0.7
T1/2（hr）	7.9±1.5

● 抗うつ薬

デュロキセチン塩酸塩
duloxetine

【医薬品名】サインバルタカプセル

総合分類

	分類	基準
妊娠	III	要確認
授乳	III	要確認

◆解説参照

資料・本書分類基準

	資料名	分類	基準	分類	基準
妊娠	TGA	B3	妊婦の使用経験は少ないが，奇形や有害作用の頻度は増加していない．動物試験では奇形や有害作用が増加している．	III	要確認
	Briggs		ヒトデータより第3三半期での危険性あり	III	要確認

参考情報　FDA分類：危険性は否定できない

	資料名	分類	基準	分類	基準
授乳	WHO		記載なし	―	記載なし
	Briggs		限られたヒトデータから哺乳児に悪影響を与える可能性がある．	III	要確認
	MMM	L3	有益性投与	II	概ね許容

◆母乳移行情報

RID（%）	0.1-1.1
M/P	0.267-1.29

◆解説

【妊娠】・第1三半期：先天異常との関連性について結論は出ていないが，服薬中断によるリスクも念頭に勘案する[17]．
・第3三半期：新生児不適応症候群（PNAS），新生児遷延性高血圧症候群（PPHN）のリスクがある[17]．

【授乳】・RIDは10%以下であり，乳児への大きな影響は見込まれない．しかし他の薬剤で壊死性腸炎，重症下痢，嘔吐の症例が報告されていることから，乳児の観察が必要である[17]．

◆添付文書記載

【妊娠】有益性投与
【授乳】投与は避けることが望ましいが，やむを得ず投与する場合は授乳回避

◆薬物動態

Tmax（hr）	7.5±1.4
T1/2（hr）	15.34±5.9（β）

III. 医薬品各論　397

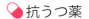 抗うつ薬

ミルタザピン
mirtazapine

【医薬品名】レメロン錠

総合分類

	分類	基準
妊娠	III	要確認
授乳	III	要確認

◆解説参照

 資料・本書分類基準

		資料			本書	
	資料名	分類	基準		分類	基準
妊娠	TGA	B3	妊婦の使用経験は少ないが，奇形や有害作用の頻度は増加していない．動物試験では奇形や有害作用が増加している．		III	要確認
	Briggs		限られたヒトデータと動物データから危険性は中等度		III	要確認

参考情報　FDA分類：危険性は否定できない

	資料名	分類	基準	分類	基準
授乳	WHO		記載なし	—	記載なし
	Briggs		限られたヒトデータから哺乳児に悪影響を与える可能性がある．	III	要確認
	MMM	L3	有益性投与	II	概ね許容

◆母乳移行情報

RID（％）	1.6–6.3
M/P	0.76

◆解説

【妊娠】・第1三半期：先天異常との関連性について結論は出ていないが，服薬中断によるリスクも念頭に勘案する[17]．
・第3三半期：新生児不適応症候群（PNAS），新生児遷延性高血圧症候群（PPHN）のリスクがある[17]．

【授乳】・RIDは10％以下であり，乳児への大きな影響は見込まれない．しかし他の薬剤で壊死性腸炎，重症下痢，嘔吐の症例が報告されていることから，乳児の観察が必要である[17]．

◆添付文書記載

【妊娠】有益性投与
【授乳】投与は避けることが望ましいが，やむを得ず投与する場合は授乳回避

◆薬物動態

Tmax（hr）	1.1±0.3
T1/2（hr）	31.7±8.2

● 中枢神経刺激薬

メチルフェニデート塩酸塩
methylphenidate

【医薬品名】 リタリン錠

総合分類		
	分類	基準
妊娠	III	要確認
授乳	III	要確認

● 資料・本書分類基準

			資料		本書	
	資料名	分類	基準		分類	基準
妊娠	TGA	B2	妊婦の使用経験は少ないが，奇形や有害作用の頻度は増加していない．動物試験は不十分だが，入手しうる情報では奇形や有害作用の頻度は増加しない．		II	概ね許容
	Briggs		限られたヒトデータと動物データから危険性は中等度		III	要確認

参考情報　FDA分類：危険性は否定できない

	資料名	分類	基準	分類	基準
授乳	WHO		記載なし	—	記載なし
	Briggs		限られたヒトデータから哺乳児に悪影響を与える可能性がある．	III	要確認
	MMM	L2	概ね可能	II	概ね許容

◆母乳移行情報

RID（%）	0.2-0.4
M/P	2.8

◆解説

特記事項なし

◆添付文書記載

【妊娠】投与しないことが望ましい．
【授乳】授乳中止

◆薬物動態

Tmax（hr）	約2
T1/2 （hr）	7

24

抗精神病薬・抗うつ薬

III. 医薬品各論　399

🔴 抗てんかん薬

カルバマゼピン
carbamazepine

【医薬品名】 テグレトール錠

総合分類

	分類	基準
妊娠	III	要確認
授乳	II	概ね許容

◆解説参照

資料・本書分類基準

	資料				本書	
	資料名	分類	基準		分類	基準
妊娠	TGA	D	ヒトでの奇形や有害作用を増加する証拠がある.		III	要確認
	Briggs		母体有益性が胎児リスクを上回るため両立可能		II	概ね許容

参考情報　FDA分類: 危険性を示す明確な証拠がある

	資料名	分類	基準		分類	基準
授乳	WHO		授乳中投与可能, 乳児の副作用を観察する.		II	概ね許容
	Briggs		両立可能		I	許容
	MMM	L2	概ね可能		II	概ね許容

◆母乳移行情報

RID（%）	3.8-5.9
M/P	0.69

◆解説

【妊娠】・妊娠初期ヒトで催奇形性・胎児毒性を示す明らかな証拠が報告されている医薬品に分類されている[1].

・抗てんかん薬には心奇形, 神経管閉鎖障害などの先天異常との関連性が指摘されており, 投与する女性, 服用している女性には以下項目が推奨される[3, 18]. 1) 胎児の先天異常リスクに関する専門家のカウンセリングを受ける. 2) 抗てんかん薬は可能な限り低用量とし, 併用は行わない. 3) 葉酸の補充を行う. 4) 専門家による超音波診断を含めた妊娠中期の胎児診断を受ける.

【授乳】・乳児の黄疸, 傾眠, 哺乳力低下, 嘔吐や体重増加が乏しいなどを観察する[2].

◆添付文書記載

【妊娠】 有益性投与

【授乳】 有益性投与

◆薬物動態

Tmax（hr）	4-24
T1/2（hr）	約36

400　III. 医薬品各論

🔴 抗てんかん薬

フェノバルビタール
phenobarbital

【医薬品名】フェノバール錠

総合分類

	分類	基準
妊娠	III	要確認
授乳	III	要確認

◆解説参照

資料・本書分類基準

妊娠	資料			本書	
	資料名	分類	基準	分類	基準
	TGA	D	ヒトでの奇形や有害作用を増加する証拠がある.	III	要確認
	Briggs		ヒトデータより妊娠全期間で危険性あり	III	要確認

参考情報　FDA分類: 危険性を示す明確な証拠がある

授乳	資料名	分類	基準	分類	基準
	WHO		授乳中投与可能, 乳児の副作用を観察する.	II	概ね許容
	Briggs		限られたヒトデータから哺乳児に悪影響を与える可能性がある.	III	要確認
	MMM	L4	悪影響を与える可能性あり注意	III	要確認

◆母乳移行情報

RID（%）	24
M/P	0.4-0.6

◆解説

【妊娠】・妊娠初期ヒトで催奇形性・胎児毒性を示す明らかな証拠が報告されている医薬品に分類されている[1].

・抗てんかん薬には心奇形, 神経管閉鎖障害などの先天異常との関連性が指摘されており, 投与する女性, 服用している女性には以下項目が推奨される[3, 18]. 1) 胎児の先天異常リスクに関する専門家のカウンセリングを受ける. 2) 抗てんかん薬は可能な限り低用量とし, 併用は行わない. 3) 葉酸の補充を行う. 4) 専門家による超音波診断を含めた妊娠中期の胎児診断を受ける.

【授乳】・乳児の傾眠や哺乳力低下, 体重増加が乏しいなどを観察する[2].

◆添付文書記載

【妊娠】有益性投与

【授乳】投与は避けることが望ましいが, やむを得ず投与する場合は授乳回避

◆薬物動態

Tmax（hr）	1.4±0.5
T1/2（hr）	119.0±18.6

III. 医薬品各論　401

🔴 抗てんかん薬

クロナゼパム
clonazepam

【医薬品名】リボトリール錠

総合分類		
	分類	基準
妊娠	Ⅲ	要確認
授乳	Ⅱ	概ね許容

◆解説参照

資料・本書分類基準

		資料		本書	
	資料名	分類	基準	分類	基準
妊娠	TGA	B3	妊婦の使用経験は少ないが，奇形や有害作用の頻度は増加していない．動物試験では奇形や有害作用が増加している．	Ⅲ	要確認
	Briggs		ヒトデータから妊娠全期間に渡りリスクは低い．	Ⅱ	概ね許容

参考情報　FDA分類：危険性を示す明確な証拠がある

	資料名	分類	基準	分類	基準
授乳	WHO		授乳中投与可能	Ⅰ	許容
	Briggs		両立可能	Ⅰ	許容
	MMM	L3	有益性投与（中枢神経系用薬併用時は注意）	Ⅱ	概ね許容

◆母乳移行情報

RID（%）	2.8
M/P	0.33

◆解説

【妊娠】・第1三半期：BMJ（1998年）のメタ解析から，ベンゾジアゼピン系薬の曝露によって先天異常，口唇口蓋裂や主要な心奇形のリスクが増加することはないと報告されている[16]．
　　　　・第3三半期：長期連用で離脱症状，分娩中の高用量で低血圧，呼吸抑制，低体温を新生児に引き起こす可能性がある[3]．

【授乳】・乳児の眠気，適切な体重増加，発達を観察する[4]．

◆添付文書記載

【妊娠】有益性投与
【授乳】授乳回避

◆薬物動態

Tmax（hr）	2
T1/2（hr）	約27

抗てんかん薬

バルプロ酸ナトリウム
valproate

【医薬品名】デパケン錠

総合分類

	分類	基準
妊娠	III	要確認
授乳	III	要確認

◆解説参照

資料・本書分類基準

	資料名	分類	基準	分類	基準
妊娠	TGA	D	ヒトでの奇形や有害作用を増加する証拠がある．	III	要確認
	Briggs		ヒトデータより妊娠全期間で危険性あり	III	要確認

参考情報　FDA分類：危険性を示す明確な証拠がある

	資料名	分類	基準	分類	基準
授乳	WHO		授乳中投与可能，乳児の副作用を観察する．	II	概ね許容
	Briggs		限られたヒトデータから哺乳児に悪影響を与える可能性がある．	III	要確認
	MMM	L4	悪影響を与える可能性あり注意	III	要確認

◆母乳移行情報

RID（%）	0.99-5.6
M/P	0.42

◆解説

【妊娠】
- 妊娠初期ヒトで催奇形性・胎児毒性を示す明らかな証拠が報告されている医薬品に分類されている[1]．
- バルプロ酸は心奇形，神経管閉鎖障害などの先天異常や認知機能の低下との関連性が報告されており，妊娠可能年齢の女性には使用を避けることが推奨されている[17]．
- 投与する場合には以下項目が推奨される[3,18]．1) 胎児の先天異常リスクに関する専門家のカウンセリングを受ける．2) 可能な限り低用量とし，併用は行わない．3) 葉酸の補充を行う．4) 専門家による超音波診断を含めた妊娠中期の胎児診断を受ける．
- 出生児のIQ値が有意に低いという前向き研究の結果が報告されている[17]．

【授乳】
- 母乳および乳児血中のバルプロ酸濃度は低く，明確な有害反応は報告されていない．しかし，乳児の血中バルプロ酸濃度，血小板，肝臓酵素をモニタリングすることが推奨されている[4]．

◆添付文書記載
【妊娠】原則禁忌
【授乳】授乳回避

◆薬物動態

Tmax（hr）	3.46±0.7
T1/2（hr）	9.54±2.1

25 抗てんかん薬

フェニトイン
phenytoin

【医薬品名】ヒダントール錠

総合分類

	分類	基準
妊娠	III	要確認
授乳	II	概ね許容

◆解説参照

◆資料・本書分類基準

	資料			本書	
	資料名	分類	基準	分類	基準
妊娠	TGA	D	ヒトでの奇形や有害作用を増加する証拠がある．	III	要確認
	Briggs		母体有益性が胎児リスクを上回るため両立可能	II	概ね許容

参考情報　FDA分類：危険性を示す明確な証拠がある

	資料名	分類	基準	分類	基準
授乳	WHO		授乳中投与可能，乳児の副作用を観察する．	II	概ね許容
	Briggs		両立可能	I	許容
	MMM	L2	概ね可能	II	概ね許容

◆母乳移行情報

RID（%）	0.6-7.7
M/P	0.18-0.45

◆解説

【妊娠】・妊娠初期ヒトで催奇形性・胎児毒性を示す明らかな証拠が報告されている医薬品に分類されている[1]．
・抗てんかん薬には心奇形，神経管閉鎖障害などの先天異常との関連性が指摘されており，投与する女性，服用している女性には以下項目が推奨される[3,18]．1) 胎児の先天異常リスクに関する専門家のカウンセリングを受ける．2) 抗てんかん薬は可能な限り低用量とし，併用は行わない．3) 葉酸の補充を行う．4) 専門家による超音波診断を含めた妊娠中期の胎児診断を受ける．

【授乳】・母乳中濃度は低く，乳児が摂取する量も少なく，母乳育児は許容できるとされている[4]．
・乳児のチアノーゼ，メトヘモグロビン血症を観察する[2]．

◆添付文書記載

【妊娠】有益性投与
【授乳】—

◆薬物動態

Tmax（hr）	4.2±1.0
T1/2（hr）	16.8±2.3

抗てんかん薬

ゾニサミド
zonisamide

【医薬品名】エクセグラン錠

総合分類

	分類	基準
妊娠	III	要確認
授乳	III	要確認

◆解説参照

資料・本書分類基準

	資料名	分類	基準	分類	基準
妊娠	TGA	D	ヒトでの奇形や有害作用を増加する証拠がある．	III	要確認
	Briggs		限られたヒトデータと動物データから危険性は極めて高い．	III	要確認

参考情報　FDA分類：危険性は否定できない

	資料名	分類	基準	分類	基準
授乳	WHO		記載なし	—	記載なし
	Briggs		限られたヒトデータから哺乳児に悪影響を与える可能性がある．	III	要確認
	MMM	L4	悪影響を与える可能性あり注意	III	要確認

◆母乳移行情報

RID（%）	28.88-44.1
M/P	0.93

◆解説

【妊娠】・抗てんかん薬には心奇形，神経管閉鎖障害などの先天異常との関連性が指摘されており，投与する女性，服用している女性には以下項目が推奨される[3, 18]．1）胎児の先天異常リスクに関する専門家のカウンセリングを受ける．2）抗てんかん薬は可能な限り低用量とし，併用は行わない．3）葉酸の補充を行う．4）専門家による超音波診断を含めた妊娠中期の胎児診断を受ける[3, 18]．

【授乳】・限られた情報であるが，母乳中濃度が高く，乳児の血中濃度も高くないことから，代替え薬が推奨されている．母乳育児での有害反応の報告はないが，投与する場合には眠気，適切な体重増加，発達を観察することが推奨されている[4]．

◆添付文書記載

【妊娠】有益性投与
【授乳】授乳回避

◆薬物動態

Tmax（hr）	5.3±1.3
T1/2（hr）	62.9±1.4

🔴 抗てんかん薬

ガバペンチン
gabapentin

【医薬品名】ガバペン錠

総合分類		
	分類	基準
妊娠	III	要確認
授乳	II	概ね許容

◆解説参照

● 資料・本書分類基準

	資料				本書	
	資料名	分類		基準	分類	基準
妊娠	TGA	B1		妊婦の使用経験は少ないが，奇形や有害作用の頻度は増加していない．動物試験で有害作用の頻度は増加していない．	II	概ね許容
	Briggs			限られたヒトデータと動物データから危険性は極めて高い．	III	要確認

参考情報　FDA分類：危険性は否定できない

	資料名	分類	基準	分類	基準
授乳	WHO		記載なし	―	記載なし
	Briggs		限られたヒトデータから哺乳児に重大な危険性はなく概ね可能	II	概ね許容
	MMM	L2	概ね可能	II	概ね許容

◆母乳移行情報

RID（%）	6.6
M/P	0.7-1.3

◆解説

【妊娠】・抗てんかん薬には心奇形，神経管閉鎖障害などの先天異常との関連性が指摘されており，投与する女性，服用している女性には以下項目が推奨される[3, 18]．1）胎児の先天異常リスクに関する専門家のカウンセリングを受ける．2）抗てんかん薬は可能な限り低用量とし，併用は行わない．3）葉酸の補充を行う．4）専門家による超音波診断を含めた妊娠中期の胎児診断を受ける．

【授乳】・限られた情報では，1日2.1gまでの母体用量で乳児の血中濃度が比較的低いことが報告されている．乳児の眠気，適切な体重増加，発達の観察が推奨される[4]．

◆添付文書記載

【妊娠】有益性投与
【授乳】授乳回避

◆薬物動態

Tmax（hr）	3.3
T1/2（hr）	6.99

抗てんかん薬

トピラマート
topiramate

【医薬品名】 トピナ錠

総合分類

	分類	基準
妊娠	III	要確認
授乳	III	要確認

◆解説参照

◆資料・本書分類基準

		資料		本書	
	資料名	分類	基準	分類	基準
妊娠	TGA	D	ヒトでの奇形や有害作用を増加する証拠がある．	III	要確認
	Briggs		ヒトデータより妊娠全期間で危険性あり	III	要確認

参考情報　FDA分類：危険性を示す明確な証拠がある

	資料名	分類	基準	分類	基準
授乳	WHO		記載なし	—	記載なし
	Briggs		限られたヒトデータから哺乳児に悪影響を与える可能性がある．	III	要確認
	MMM	L3	有益性投与	II	概ね許容

◆母乳移行情報

RID（％）	24.68-55.65
M/P	0.86

◆解説

【妊娠】・抗てんかん薬には心奇形，神経管閉鎖障害などの先天異常との関連性が指摘されており，投与する女性，服用している女性には以下項目が推奨される[3, 18]．1）胎児の先天異常リスクに関する専門家のカウンセリングを受ける．2）抗てんかん薬は可能な限り低用量とし，併用は行わない．3）葉酸の補充を行う．4）専門家による超音波診断を含めた妊娠中期の胎児診断を受ける．

【授乳】・限られた情報では，1日200mgまでの母体用量で乳児の血中濃度が比較的低いことが報告されている．乳児の下痢，眠気，過敏反応，適切な体重増加を観察することが推奨されている[4]．

◆添付文書記載
【妊娠】 有益性投与
【授乳】 授乳回避

◆薬物動態

Tmax（hr）	2.0±1.4
T1/2（hr）	30.9±6.2

🔴 抗てんかん薬

25
抗てんかん薬

ラモトリギン
Lamotrigine

【医薬品名】ラミクタール錠

総合分類		
	分類	基準
妊娠	III	要確認
授乳	III	要確認

◆解説参照

⬤ 資料・本書分類基準

	資料				本書	
	資料名	分類		基準	分類	基準
妊娠	TGA	D	ヒトでの奇形や有害作用を増加する証拠がある.		III	要確認
	Briggs	母体有益性が胎児リスクを上回るため両立可能			II	概ね許容

参考情報　FDA 分類: 危険性は否定できない

	資料名	分類		基準	分類	基準
授乳	WHO	記載なし			—	記載なし
	Briggs	限られたヒトデータから哺乳児に悪影響を与える可能性がある.			III	要確認
	MMM	L2	概ね可能		II	概ね許容

◆母乳移行情報

RID（%）	9.2–18.27
M/P	0.562

◆解説

【妊娠】・抗てんかん薬には心奇形, 神経管閉鎖障害などの先天異常との関連性が指摘されており, 投与する女性, 服用している女性には以下項目が推奨される[3, 18]. 1) 胎児の先天異常リスクに関する専門家のカウンセリングを受ける. 2) 抗てんかん薬は可能な限り低用量とし, 併用は行わない. 3) 葉酸の補充を行う. 4) 専門家による超音波診断を含めた妊娠中期の胎児診断を受ける.

・妊娠中は血中濃度が低下し, 分娩後上昇するため投与量の調節が必要[19, 20].

・薬疹の重篤な副作用があるため, 薬歴と安全性を確認し, 効果のある患者に限定して, 可能な限り低用量が推奨される[17].

【授乳】・母乳移行があり, 乳児の摂取量は平均母体血中濃度の 30～35% と報告されているが, 必ずしも母乳育児を中止する理由とはならないとされている. しかし, 無呼吸, 発疹, 眠気, 弱い呼吸, 血小板, 肝臓機能を観察し, 必要な場合は血中濃度の測定が推奨されている. 乳児に発疹が発症した場合は, 原因が明らかになるまで授乳を中止する[4].

◆添付文書記載

【妊娠】有益性投与
【授乳】授乳回避

◆薬物動態

Tmax（hr）	2.5±1.0
T1/2（hr）	32.4±5.5

408　III. 医薬品各論

抗てんかん薬

レベチラセタム
levetiracetam

【医薬品名】イーケプラ錠

総合分類

	分類	基準
妊娠	III	要確認
授乳	II	概ね許容

◆解説参照

資料・本書分類基準

	資料名	分類	基準	分類	基準
妊娠	TGA	B3	妊婦の使用経験は少ないが，奇形や有害作用の頻度は増加していない．動物試験では奇形や有害作用が増加している．	III	要確認
	Briggs		限られたヒトデータと動物データから危険性は極めて高い．	III	要確認

参考情報　FDA分類：危険性は否定できない

	資料名	分類	基準	分類	基準
授乳	WHO		記載なし	—	記載なし
	Briggs		ヒトデータはないが，哺乳児に重大な危険性はなく概ね可能	II	概ね許容
	MMM	L2	概ね可能	II	概ね許容

◆母乳移行情報

RID（％）	3.4-7.8
M/P	1

◆解説

【妊娠】・抗てんかん薬には心奇形，神経管閉鎖障害などの先天異常との関連性が指摘されており，投与する女性，服用している女性には以下項目が推奨される[3,18]．1) 胎児の先天異常リスクに関する専門家のカウンセリングを受ける．2) 抗てんかん薬は可能な限り低用量とし，併用は行わない．3) 葉酸の補充を行う．4) 専門家による超音波診断を含めた妊娠中期の胎児診断を受ける．

【授乳】・乳児の眠気，十分な体重増加，発達の観察が推奨されている[4]．

◆添付文書記載

【妊娠】有益性投与
【授乳】授乳回避

◆薬物動態

Tmax（hr）	1.0±0.6
T1/2（hr）	6.9±0.9

🔴 パーキンソン病治療薬・乳汁分泌抑制薬

カベルゴリン
cabergoline

【医薬品名】カバサール錠

総合分類		
	分類	基準
妊娠	II	概ね許容
授乳	IV	禁忌

🔴 資料・本書分類基準

			資料		本書	
	資料名	分類	基準		分類	基準
妊娠	TGA	B1	妊婦の使用経験は少ないが，奇形や有害作用の頻度は増加していない．動物試験で有害作用の頻度は増加していない．		II	概ね許容
	Briggs		ヒトデータから妊娠全期間に渡りリスクは低い．		II	概ね許容

参考情報　FDA分類：ヒトでの危険性の証拠はない

	資料名	分類	基準	分類	基準
授乳	WHO	記載なし		—	記載なし
	Briggs	哺乳児への重大な毒性や母体への危険性から授乳禁止		IV	禁忌
	MMM	L3	有益性投与	II	概ね許容

◆母乳移行情報

RID（%）	—
M/P	—

◆解説

特記事項なし

◆添付文書記載

【妊娠】禁忌：妊娠高血圧症候群の患者，産褥期高血圧の患者
・投与しないことが望ましい：パーキンソン病
・投与中に妊娠が確認された場合は，直ちに投与中止することが望ましいが，やむを得ず投与する場合は有益性投与：乳汁漏出症，高プロラクチン血性排卵障害，高プロラクチン血性下垂体腺腫
・産褥期に痙攣，脳血管障害，心臓発作，高血圧が発現するおそれがある（妊娠高血圧症候群の患者・産褥期高血圧の患者）．
・妊娠を望まない患者には避妊の方法を指導すること．妊娠を希望する患者に本剤を投与する場合には，妊娠を早期に確認するため定期的に妊娠反応等の検査を実施すること

【授乳】授乳中止（授乳を望む母親には本剤を投与しない），投与避けることが望ましい．

◆薬物動態

Tmax（hr）	1.9
T1/2（hr）	43（薬物投与24時間までの測定値から求めた半減期）

410　III．医薬品各論

パーキンソン病治療薬・乳汁分泌抑制薬

プラミペキソール塩酸塩水和物
pramipexole

【医薬品名】ビ・シフロール錠

総合分類		
	分類	基準
妊娠	III	要確認
授乳	III	要確認

資料・本書分類基準

	資料				本書	
	資料名	分類	基準		分類	基準
妊娠	TGA	B3	妊婦の使用経験は少ないが，奇形や有害作用の頻度は増加していない．動物試験では奇形や有害作用が増加している．		III	要確認
	Briggs		ヒトデータは限られているが，動物データから危険性は低い．		II	概ね許容

参考情報　FDA分類：危険性は否定できない

	資料名	分類	基準	分類	基準
授乳	WHO		記載なし	—	記載なし
	Briggs		ヒトデータはないが，哺乳児に悪影響を与える可能性がある．	III	要確認
	MMM	L4	悪影響を与える可能性あり注意	III	要確認

◆母乳移行情報

RID（%）	—
M/P	—

◆解説

特記事項なし

◆添付文書記載

【妊娠】禁忌

・使用経験がなく，安全性は確立していない．動物実験で有害事象の報告あり

【授乳】投与することを避け，やむを得ず投与する場合は授乳中止

◆薬物動態

Tmax（hr）	2.3±1.2
T1/2 （hr）	6.94±1.1

III. 医薬品各論　411

● パーキンソン病治療薬・乳汁分泌抑制薬

ロチゴチン
rotigotine

【医薬品名】ニュープロパッチ

総合分類

	分類	基準
妊娠	＊	―
授乳	＊	―

● 資料・本書分類基準

		資料		本書	
	資料名	分類	基準	分類	基準
妊娠	TGA	B3	妊婦の使用経験は少ないが，奇形や有害作用の頻度は増加していない．動物試験では奇形や有害作用が増加している．	III	要確認
	Briggs	記載なし		―	記載なし

参考情報　FDA分類：危険性は否定できない

	資料名	分類	基準	分類	基準
授乳	WHO	記載なし		―	記載なし
	Briggs	記載なし		―	記載なし
	MMM	L4	悪影響を与える可能性あり注意	III	要確認

◆母乳移行情報

RID（%）	―
M/P	―

◆解説

特記事項なし

◆添付文書記載

【妊娠】禁忌
　　　・使用経験がなく安全性は確立していない．
　　　・動物実験で有害事象の報告あり
【授乳】投与しないことが望ましいが，やむを得ず投与する場合は授乳回避

◆薬物動態

Tmax（hr）	16
T1/2（hr）	5.3

〔単回投与（24時間貼付）〕

412　III．医薬品各論

パーキンソン病治療薬・乳汁分泌抑制薬

イストラデフィリン
istradefyline

【医薬品名】ノウリアスト錠

総合分類

	分類	基準
妊娠	—	記載なし
授乳	—	記載なし

資料・本書分類基準

<table>
<tr><th rowspan="2"></th><th colspan="3">資料</th><th colspan="2">本書</th></tr>
<tr><th>資料名</th><th>分類</th><th>基準</th><th>分類</th><th>基準</th></tr>
<tr><td rowspan="2">妊娠</td><td>TGA</td><td>—</td><td>記載なし</td><td>—</td><td>記載なし</td></tr>
<tr><td>Briggs</td><td>記載なし</td><td></td><td>—</td><td>記載なし</td></tr>
</table>

参考情報　FDA分類：危険性は否定できない

<table>
<tr><th rowspan="2"></th><th>資料名</th><th>分類</th><th>基準</th><th>分類</th><th>基準</th></tr>
<tr><td></td><td></td><td></td><td></td><td></td></tr>
<tr><td rowspan="3">授乳</td><td>WHO</td><td>記載なし</td><td></td><td>—</td><td>記載なし</td></tr>
<tr><td>Briggs</td><td>記載なし</td><td></td><td>—</td><td>記載なし</td></tr>
<tr><td>MMM</td><td>—</td><td>記載なし</td><td>—</td><td>記載なし</td></tr>
</table>

◆母乳移行情報

RID（%）	—
M/P	—

◆解説

特記事項なし

◆添付文書記載

【妊娠】禁忌
　　・動物実験で催奇形性・有害事象の報告あり
【授乳】授乳回避

◆薬物動態

Tmax（hr）	2
T1/2（hr）	57.09±31.5

III．医薬品各論　413

めまい治療薬

ジフェンヒドラミンサリチル酸塩/ジプロフィリン/ダイフィリン
diphenhydramine

【医薬品名】レスタミンコーワ錠

総合分類		
	分類	基準
妊娠	I	許容
授乳	II	概ね許容

資料・本書分類基準

		資料		本書	
	資料名	分類	基準	分類	基準
妊娠	TGA	A	多数の妊婦に使用されたが，奇形や有害作用の頻度は増加していない．	I	許容
	Briggs	両立可能		I	許容

参考情報　FDA分類：ヒトでの危険性の証拠はない

	資料名	分類	基準	分類	基準
授乳	WHO	記載なし		—	記載なし
	Briggs	限られたヒトデータから哺乳児に重大な危険性はなく概ね可能		II	概ね許容
	MMM	L2	概ね可能	II	概ね許容

◆母乳移行情報

RID（%）	—
M/P	0.7-1.4

◆解説

特記事項なし

◆添付文書記載

【妊娠】投与しないことが望ましい．
【授乳】投与しないことが望ましいが，やむを得ず投与する場合は授乳回避

◆薬物動態

Tmax（hr）	—
T1/2（hr）	—

414　III. 医薬品各論

めまい治療薬

ジメンヒドリナート
dimenhydrinate

【医薬品名】ドラマミン錠

総合分類

	分類	基準
妊娠	I	許容
授乳	II	概ね許容

● 資料・本書分類基準

			資料		本書	
	資料名	分類	基準		分類	基準
妊娠	TGA	A	多数の妊婦に使用されたが，奇形や有害作用の頻度は増加していない．		I	許容
	Briggs		両立可能		I	許容

参考情報　FDA分類：ヒトでの危険性の証拠はない

	資料名	分類	基準	分類	基準
授乳	WHO		記載なし	—	記載なし
	Briggs		ヒトデータはないが，哺乳児に重大な危険性はなく概ね可能	II	概ね許容
	MMM	L2	概ね可能	II	概ね許容

◆母乳移行情報

RID（%）	—
M/P	—

◆解説

特記事項なし

◆添付文書記載

【妊娠】有益性投与
【授乳】—

◆薬物動態

Tmax（hr）	—
T1/2（hr）	—

🔴 めまい治療薬

ベタヒスチンメシル酸塩

betahistine

【医薬品名】メリスロン錠

総合分類

	分類	基準
妊娠	＊	―
授乳	＊	―

◆解説参照

🔴 資料・本書分類基準

			資料	本書	
	資料名	分類	基準	分類	基準
妊娠	TGA	B2	妊婦の使用経験は少ないが，奇形や有害作用の頻度は増加していない．動物試験は不十分だが，入手しうる情報では奇形や有害作用の頻度は増加しない．	II	概ね許容
	Briggs	記載なし		―	記載なし

参考情報　FDA分類：記載なし

	資料名	分類	基準	分類	基準
授乳	WHO	記載なし		―	記載なし
	Briggs	記載なし		―	記載なし
	MMM	L4	悪影響を与える可能性あり注意	III	要確認

◆母乳移行情報

RID（%）	―
M/P	―

◆解説

【妊娠】＊概ね許容
　　　　・乳児モニタリングが必要[3]

◆添付文書記載

【妊娠】有益性投与
【授乳】―

◆薬物動態

Tmax（hr）	―
T1/2　（hr）	―

🔴 筋緊張緩和薬

バクロフェン
baclofen

【医薬品名】ギャバロン錠

総合分類		
	分類	基準
妊娠	III	要確認
授乳	II	概ね許容

28
筋緊張緩和薬

🟣 資料・本書分類基準

		資料			本書	
	資料名	分類	基準		分類	基準
妊娠	TGA	B3	妊婦の使用経験は少ないが，奇形や有害作用の頻度は増加していない．動物試験では奇形や有害作用が増加している．		III	要確認
	Briggs		ヒトデータと動物データから妊娠全期間で危険性あり		III	要確認

参考情報　FDA分類：危険性は否定できない

	資料名	分類	基準		分類	基準
授乳	WHO		記載なし		—	記載なし
	Briggs		限られたヒトデータから哺乳児に重大な危険性はなく概ね可能		II	概ね許容
	MMM	L2	概ね可能		II	概ね許容

◆母乳移行情報

RID（%）	6.9
M/P	—

◆解説

特記事項なし

◆添付文書記載

【妊娠】有益性投与
【授乳】授乳回避

◆薬物動態

Tmax（hr）	3
T1/2　（hr）	4.5

III. 医薬品各論　　417

● 筋緊張緩和薬

チザニジン塩酸塩
tizanidine

【医薬品名】テルネリン錠

総合分類

	分類	基準
妊娠	―	記載なし
授乳	III	要確認

資料・本書分類基準

	資料				本書	
妊娠	資料名	分類	基準		分類	基準
	TGA	―	記載なし		―	記載なし
	Briggs		ヒトデータはないが，動物データから危険性は高い．		III	要確認

参考情報　FDA分類：危険性は否定できない

	資料名	分類	基準		分類	基準
授乳	WHO		記載なし		―	記載なし
	Briggs		ヒトデータはないが，哺乳児に悪影響を与える可能性がある．		III	要確認
	MMM	L4	悪影響を与える可能性あり注意		III	要確認

◆母乳移行情報

RID（%）	―
M/P	―

◆解説

特記事項なし

◆添付文書記載

【妊娠】有益性投与
【授乳】投与することを避け，やむを得ず投与する場合は授乳中止

◆薬物動態

Tmax（hr）	1
T1/2 （hr）	1.58

418　III. 医薬品各論

筋緊張緩和薬

エペリゾン塩酸塩
eperisone

【医薬品名】 ミオナール錠

総合分類

	分類	基準
妊娠	―	記載なし
授乳	―	記載なし

資料・本書分類基準

<table>
<tr><td rowspan="3">妊娠</td><td colspan="3">資料</td><td colspan="2">本書</td></tr>
<tr><td>資料名</td><td>分類</td><td>基準</td><td>分類</td><td>基準</td></tr>
<tr><td>TGA</td><td>―</td><td>記載なし</td><td rowspan="2">―</td><td rowspan="2">記載なし</td></tr>
<tr><td rowspan="1">　</td><td>Briggs</td><td>記載なし</td><td></td><td></td><td></td></tr>
</table>

参考情報　FDA 分類：記載なし

	資料名	分類	基準	分類	基準
授乳	WHO	記載なし		―	記載なし
	Briggs	記載なし		―	記載なし
	MMM	―	記載なし	―	記載なし

◆母乳移行情報

RID（%）	―
M/P	―

◆解説
特記事項なし

◆添付文書記載
【妊娠】有益性投与
【授乳】投与は避けることが望ましいが，やむを得ず投与する場合は授乳回避

◆薬物動態

Tmax（hr）	1.6-1.9
T1/2（hr）	1.6-1.8

（1日1回150mgを14日間反復経口投与）

● 筋緊張緩和薬

ダントロレンナトリウム水和物
dantrolene

【医薬品名】ダントリウムカプセル

総合分類		
	分類	基準
妊娠	III	要確認
授乳	III	要確認

● 資料・本書分類基準

		資料			本書	
	資料名	分類	基準		分類	基準
妊娠	TGA	B2	妊婦の使用経験は少ないが，奇形や有害作用の頻度は増加していない．動物試験は不十分だが，入手しうる情報では奇形や有害作用の頻度は増加しない．		II	概ね許容
	Briggs		ヒトデータが限られ，危険性に相当する動物データがなく評価できない．		III	要確認

参考情報　FDA分類：危険性は否定できない

	資料名	分類	基準		分類	基準
授乳	WHO	記載なし			—	記載なし
	Briggs	母体の治療を優先し，授乳を控える．			III	要確認
	MMM	L4	悪影響を与える可能性あり注意		III	要確認

◆母乳移行情報

RID（%）	7.9
M/P	—

◆解説

特記事項なし

◆添付文書記載

【妊娠】投与しないことが望ましい．

【授乳】投与は避けることが望ましいが，やむを得ず投与する場合は授乳回避

◆薬物動態

Tmax（hr）	4
T1/2（hr）	6

筋緊張緩和薬

ベクロニウム臭化物
vecuronium

【医薬品名】マスキュレート静注用

総合分類

	分類	基準
妊娠	III	要確認
授乳	II	概ね許容

◆解説参照

資料・本書分類基準

	資料名	分類	基準	分類	基準
妊娠	TGA	C	薬理作用による有害作用を引き起こす可能性があるが, 催奇形性はない.	III	要確認
	Briggs		ヒトデータが限られ, 危険性に相当する動物データがなく評価できない.	III	要確認

参考情報　FDA分類: 危険性は否定できない

	資料名	分類	基準	分類	基準
授乳	WHO		授乳中投与可能	I	許容
	Briggs		ヒトデータはないが, 哺乳児に重大な危険性はなく概ね可能	II	概ね許容
	MMM	―	記載なし	―	記載なし

◆母乳移行情報

RID（%）	―
M/P	―

◆解説

【妊娠】・胎児や新生児に副作用は示されていない[3].

◆添付文書記載

【妊娠】禁忌
　　　　・安全性は確立していない.

【授乳】―

◆薬物動態

Tmax（hr）	―
T1/2（hr）	1.2分（α）, 11分（β）

🔴 筋緊張緩和薬

ロクロニウム臭化物
rocuronium

【医薬品名】エスラックス静注

総合分類		
	分類	基準
妊娠	II	概ね許容
授乳	＊	－

🔴 資料・本書分類基準

			資料		本書	
	資料名	分類	基準		分類	基準
妊娠	TGA	B2	妊婦の使用経験は少ないが，奇形や有害作用の頻度は増加していない．動物試験は不十分だが，入手しうる情報では奇形や有害作用の頻度は増加しない．		II	概ね許容
	Briggs		ヒトデータは限られているが，動物データから危険性は低い．		II	概ね許容

参考情報　FDA分類：危険性は否定できない

	資料名	分類	基準		分類	基準
授乳	WHO		記載なし		－	記載なし
	Briggs		ヒトデータはないが，哺乳児に重大な危険性はなく概ね可能		II	概ね許容
	MMM	－	記載なし		－	記載なし

◆母乳移行情報

RID（％）	－
M/P	－

◆解説

特記事項なし

◆添付文書記載

【妊娠】有益性投与
【授乳】投与は避けることが望ましいが，やむを得ず投与する場合は授乳回避

◆薬物動態

Tmax（hr）	投与終了後
T1/2　（hr）	75±28分

422　　III．医薬品各論

片頭痛治療薬（トリプタン系）

スマトリプタン
sumatriptan

【医薬品名】イミグラン錠

総合分類

	分類	基準
妊娠	III	要確認
授乳	II	概ね許容

◆解説参照

資料・本書分類基準

		資料			本書	
	資料名	分類	基準		分類	基準
妊娠	TGA	B3	妊婦の使用経験は少ないが，奇形や有害作用の頻度は増加していない．動物試験では奇形や有害作用が増加している．		III	要確認
	Briggs		限られたヒトデータと動物データから危険性は中等度		III	要確認

参考情報　FDA分類：危険性は否定できない

	資料名	分類	基準		分類	基準
授乳	WHO		記載なし		―	記載なし
	Briggs		限られたヒトデータから哺乳児に重大な危険性はなく概ね可能		II	概ね許容
	MMM	L3	有益性投与		II	概ね許容

◆母乳移行情報

RID（%）	3.5（単回）
M/P	4.9

◆解説

【妊娠】＊概ね許容
・メタ解析の結果，妊娠中のトリプタン系薬使用で先天異常の増加は見られていない[21]．

◆添付文書記載

【妊娠】有益性投与
【授乳】授乳回避（投与後12時間）

◆薬物動態

Tmax（hr）	1.8±0.9
T1/2（hr）	2.2±0.3

🔴 片頭痛治療薬（トリプタン系）

ゾルミトリプタン
zolmitriptan

【医薬品名】 ゾーミッグ RM 錠

総合分類

	分類	基準
妊娠	III	要確認
授乳	II	概ね許容

◆解説参照

資料・本書分類基準

			資料		本書	
	資料名	分類	基準		分類	基準
妊娠	TGA	B3	妊婦の使用経験は少ないが，奇形や有害作用の頻度は増加していない．動物試験では奇形や有害作用が増加している．		III	要確認
	Briggs		ヒトデータはないが，動物データから危険性は低い．		II	概ね許容

参考情報　FDA分類: 危険性は否定できない

	資料名	分類	基準		分類	基準
授乳	WHO		記載なし		—	記載なし
	Briggs		ヒトデータはないが，哺乳児に重大な危険性はなく概ね可能		II	概ね許容
	MMM	L3	有益性投与		II	概ね許容

◆母乳移行情報

RID（%）	—
M/P	—

◆解説

【妊娠】 ＊概ね許容
- メタ解析の結果，妊娠中のトリプタン系薬使用で先天異常の増加は見られていない[21]．

◆添付文書記載

【妊娠】 有益性投与
【授乳】 授乳回避

◆薬物動態

Tmax（hr）	2.98（未変化体），3（N-脱メチル体）
T1/2 （hr）	2.9（未変化体），2.97（N-脱メチル体）

424　　III. 医薬品各論

片頭痛治療薬（トリプタン系）

エレトリプタン臭化水素酸塩
eletriptan

【医薬品名】レルパックス錠

総合分類

	分類	基準
妊娠	III	要確認
授乳	II	概ね許容

◆解説参照

資料・本書分類基準

	資料名	分類	基準	分類	基準
妊娠	TGA	B1	妊婦の使用経験は少ないが，奇形や有害作用の頻度は増加していない．動物試験で有害作用の頻度は増加していない．	II	概ね許容
	Briggs		ヒトデータはないが，動物データから危険性は中等度	III	要確認

参考情報　FDA分類：危険性は否定できない

	資料名	分類	基準	分類	基準
授乳	WHO	記載なし		—	記載なし
	Briggs	両立可能		I	許容
	MMM	L3	有益性投与	II	概ね許容

◆母乳移行情報

RID（%）	0.02
M/P	0.25

◆解説
【妊娠】＊概ね許容
・メタ解析の結果，妊娠中のトリプタン系薬使用で先天異常の増加は見られていない[21]．

◆添付文書記載
【妊娠】有益性投与
【授乳】授乳回避

◆薬物動態

Tmax（hr）	1
T1/2（hr）	3.2

🔴 片頭痛治療薬（トリプタン系）

ナラトリプタン塩酸塩
naratriptan

【医薬品名】 アマージ錠

総合分類

	分類	基準
妊娠	III	要確認
授乳	II	概ね許容

◆解説参照

資料・本書分類基準

			資料		本書	
	資料名	分類	基準		分類	基準
妊娠	TGA	B3	妊婦の使用経験は少ないが，奇形や有害作用の頻度は増加していない．動物試験では奇形や有害作用が増加している．		III	要確認
	Briggs		限られたヒトデータと動物データから危険性は中等度		III	要確認

参考情報　FDA分類：危険性は否定できない

	資料名	分類	基準	分類	基準
授乳	WHO	記載なし		—	記載なし
	Briggs		ヒトデータはないが，哺乳児に重大な危険性はなく概ね可能	II	概ね許容
	MMM	L3	有益性投与	II	概ね許容

◆母乳移行情報

RID（%）	—
M/P	—

◆解説

【妊娠】 ＊概ね許容
　　　　・類薬情報等より判断[21]

◆添付文書記載

【妊娠】 有益性投与
【授乳】 授乳回避

◆薬物動態

Tmax（hr）	2.68 ± 1.3
T1/2（hr）	5.05 ± 1.7

片頭痛治療薬（その他）

ジヒドロエルゴタミンメシル酸塩
dihydroergotamine

【医薬品名】ジヒデルゴット錠

総合分類

	分類	基準
妊娠	IV	禁忌
授乳	*	―

◆解説参照

資料・本書分類基準

	資料名	分類	基準	分類	基準
妊娠	TGA	C	薬理作用による有害作用を引き起こす可能性があるが，催奇形性はない．	III	要確認
	Briggs		妊娠全期間で禁忌	IV	禁忌

参考情報　FDA分類：妊娠中禁忌

	資料名	分類	基準	分類	基準
授乳	WHO		記載なし	―	記載なし
	Briggs		哺乳児への重大な毒性や母体への危険性から授乳禁止	IV	禁忌
	MMM	―	記載なし	―	記載なし

◆母乳移行情報

RID（%）	―
M/P	―

◆解説

【妊娠】・添付文書禁忌であるが，妊娠初期に偶発的に投与されても，臨床的に有意な胎児への影響はないと判断してよい医薬品に分類される[1]．
・第1三半期：片頭痛への標準的な経口投与量では，胎児への危険性は認められていない．
・第2・第3三半期：子宮収縮作用により早産や過強陣痛を起こす可能性がある．高用量や頻回使用は胎児の血流障害により胎児の危険性が高い[3]．

◆添付文書記載

【妊娠】禁忌
・子宮収縮作用及び胎盤，臍帯における血管収縮作用がある．
【授乳】禁忌
・母乳移行の報告あり

◆薬物動態

Tmax（hr）	2.7±0.6
T1/2（hr）	2.0±0.1（α），21±3.3（β）

III. 医薬品各論　427

🔴 片頭痛治療薬（その他）

塩酸ロメリジン
lomerizine

【医薬品名】 ミグシス錠

総合分類		
	分類	基準
妊娠	－	記載なし
授乳	－	記載なし

⬤ 資料・本書分類基準

	資料				本書	
	資料名	分類	基準		分類	基準
妊娠	TGA	－	記載なし		－	記載なし
	Briggs	記載なし			－	記載なし

参考情報　FDA 分類：記載なし

	資料名	分類	基準		分類	基準
授乳	WHO	記載なし			－	記載なし
	Briggs	記載なし			－	記載なし
	MMM	－	記載なし		－	記載なし

◆母乳移行情報

RID（%）	－
M/P	－

◆解説

特記事項なし

◆添付文書記載

【妊娠】 禁忌
　　　　・動物実験で催奇形性の報告あり

【授乳】 投与は避けることが望ましいが，やむを得ず投与する場合は授乳回避

◆薬物動態

Tmax（hr）	4.8±1.3
T1/2 （hr）	3.4±0.6

🔴 鎮咳薬

デキストロメトルファン臭化水素酸塩水和物
dextromethorphan

【医薬品名】メジコン錠

総合分類

	分類	基準
妊娠	I	許容
授乳	II	概ね許容

30

鎮咳薬

● 資料・本書分類基準

			資料		本書	
	資料名	分類	基準		分類	基準
妊娠	TGA	A	多数の妊婦に使用されたが，奇形や有害作用の頻度は増加していない．		I	許容
	Briggs	両立可能			I	許容

参考情報　FDA分類：危険性は否定できない

	資料名	分類	基準		分類	基準
授乳	WHO	記載なし			—	記載なし
	Briggs	両立可能			I	許容
	MMM	L3	有益性投与		II	概ね許容

◆母乳移行情報

RID（%）	—
M/P	—

◆解説

特記事項なし

◆添付文書記載

【妊娠】有益性投与
【授乳】—

◆薬物動態

Tmax（hr）	2.1±0.3–2.6±0.4（デキストロメトルファン）， 1.6±0.1–1.7±0.1（デキストルファン）
T1/2　（hr）	3.2±0.3–3.6±0.3（デキストロメトルファン）， 2.7±0.4–4.0±0.6（デキストルファン）

〔60mg（承認外用量）を単回経口投与〕

III.　医薬品各論　　429

鎮咳薬

コデインリン酸塩水和物
codeine

【医薬品名】コデインリン酸塩錠

総合分類

	分類	基準
妊娠	III	要確認
授乳	III	要確認

◆解説参照

◆資料・本書分類基準

	資料名	分類	基準	分類	基準
妊娠	TGA	A	多数の妊婦に使用されたが，奇形や有害作用の頻度は増加していない．	I	許容
	Briggs		ヒトデータより妊娠全期間で危険性あり	III	要確認

参考情報　FDA分類：危険性は否定できない

	資料名	分類	基準	分類	基準
授乳	WHO		授乳中投与可能，乳児の副作用を観察する．	II	概ね許容
	Briggs		ヒトデータから哺乳児に危険性あり授乳中は推奨しない．短期間で使用する場合は哺乳児を注意深く観察する．	III	要確認
	MMM	L4	悪影響を与える可能性あり注意	III	要確認

◆母乳移行情報

RID（%）	0.6-8.1
M/P	1.3-2.5

◆解説

【妊娠】・ケースコントロール研究で，先天異常の増加は認められないという報告，リスクがあるという報告がある[22, 23]．

【授乳】・コデインからモルヒネへの代謝酵素の遺伝型が ultra rapid metabolizer の場合，母乳中濃度が高値となり乳児の死亡例が報告されている[24]．
　　　・間欠的な投与の場合，乳児の無呼吸，徐脈，チアノーゼを観察し，継続投与は避ける[2]．

◆添付文書記載

【妊娠】有益性投与
【授乳】授乳回避

◆薬物動態

Tmax（hr）	0.91±0.3（コデイン），0.88±0.3（モルヒネ）
T1/2（hr）	2.88±0.5（コデイン），4.92±1.1（モルヒネ）

（コデインリン酸塩 30mg 単回投与）

鎮咳薬

ジメモルファンリン酸塩
dimemorfan

【医薬品名】アストミン錠

総合分類

	分類	基準
妊娠	—	記載なし
授乳	—	記載なし

 資料・本書分類基準

妊娠	資料				本書	
	資料名	分類	基準		分類	基準
	TGA	—	記載なし		—	記載なし
	Briggs	記載なし			—	記載なし

参考情報　FDA分類：記載なし

授乳	資料名	分類	基準	分類	基準
	WHO	記載なし		—	記載なし
	Briggs	記載なし		—	記載なし
	MMM	—	記載なし	—	記載なし

◆母乳移行情報

RID（%）	—
M/P	—

◆解説
特記事項なし

◆添付文書記載
【妊娠】有益性投与
【授乳】—

◆薬物動態

Tmax（hr）	1-2
T1/2（hr）	—

III．医薬品各論　431

気道潤滑薬

ブロムヘキシン塩酸塩
bromhexine

【医薬品名】ビソルボン錠

総合分類

	分類	基準
妊娠	＊	―
授乳	―	記載なし

◆解説参照

資料・本書分類基準

	資料				本書	
	資料名	分類	基準		分類	基準
妊娠	TGA	A	多数の妊婦に使用されたが，奇形や有害事象の頻度は増加していない．		I	許容
	Briggs	記載なし			―	記載なし

参考情報　FDA 分類：記載なし

	資料名	分類	基準	分類	基準
授乳	WHO	記載なし		―	記載なし
	Briggs	記載なし		―	記載なし
	MMM	―	記載なし	―	記載なし

◆母乳移行情報

RID（％）	―
M/P	―

◆解説

【妊娠】＊概ね許容
　　　・薬剤特性等より判断
【授乳】＊概ね許容
　　　・薬剤特性等より判断

◆添付文書記載

【妊娠】有益性投与
【授乳】―

◆薬物動態

Tmax（hr）	1
T1/2（hr）	約 1.7

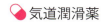 気道潤滑薬

L-カルボシステイン
carbocysteine

【医薬品名】ムコダイン錠

総合分類

	分類	基準
妊娠	―	記載なし
授乳	―	記載なし

◆解説参照

 資料・本書分類基準

	資料名	資料 分類	資料 基準	本書 分類	本書 基準
妊娠	TGA	―	記載なし	―	記載なし
	Briggs	記載なし		―	記載なし

参考情報　FDA分類：記載なし

	資料名	分類	基準	分類	基準
授乳	WHO	記載なし		―	記載なし
	Briggs	記載なし		―	記載なし
	MMM	―	記載なし	―	記載なし

◆母乳移行情報

RID（%）	―
M/P	―

◆解説

【妊娠】＊概ね許容
　　　　・薬剤特性等より判断
【授乳】＊概ね許容
　　　　・薬剤特性等より判断

◆添付文書記載

【妊娠】投与しないことが望ましい．
【授乳】―

◆薬物動態

Tmax（hr）	2.2
T1/2（hr）	1.6

🔴 気道潤滑薬

アンブロキソール塩酸塩
ambroxol

【医薬品名】 ムコソルバン L カプセル

総合分類		
	分類	基準
妊娠	―	記載なし
授乳	―	記載なし

◆解説参照

⬤ 資料・本書分類基準

妊娠	資料			本書	
	資料名	分類	基準	分類	基準
	TGA	― 記載なし		―	記載なし
	Briggs	記載なし		―	記載なし

参考情報　FDA 分類：記載なし

授乳	資料名	分類	基準	分類	基準
	WHO	記載なし		―	記載なし
	Briggs	記載なし		―	記載なし
	MMM	― 記載なし		―	記載なし

◆母乳移行情報

RID（%）	―
M/P	―

◆解説

【妊娠】 ＊概ね許容
　　　　・薬剤特性等より判断
【授乳】 ＊概ね許容
　　　　・薬剤特性等より判断

◆添付文書記載

【妊娠】 有益性投与
【授乳】 授乳回避

◆薬物動態

Tmax（hr）	6-8
T1/2（hr）	10-11

気道潤滑薬

フドステイン
fudosteine

【医薬品名】 クリアナール錠

総合分類

	分類	基準
妊娠	ー	記載なし
授乳	ー	記載なし

資料・本書分類基準

	資料名	分類	基準	分類	基準
妊娠	TGA	ー	記載なし	ー	記載なし
	Briggs		記載なし	ー	記載なし

参考情報　FDA分類：記載なし

	資料名	分類	基準	分類	基準
授乳	WHO		記載なし	ー	記載なし
	Briggs		記載なし	ー	記載なし
	MMM	ー	記載なし	ー	記載なし

◆母乳移行情報

RID（%）	ー
M/P	ー

◆解説
特記事項なし

◆添付文書記載
【妊娠】有益性投与
【授乳】授乳中止

◆薬物動態

Tmax（hr）	1.17±0.4
T1/2（hr）	2.7±0.3

含そう剤

ポビドンヨード
povidone iodine

【医薬品名】イソジンガーグル液

総合分類

	分類	基準
妊娠	＊	―
授乳	III	要確認

◆解説参照

資料・本書分類基準

		資料		本書	
	資料名	分類	基準	分類	基準
妊娠	TGA	―	記載なし	―	記載なし
	Briggs	ヒトデータより第2・3三半期での危険性あり		III	要確認

参考情報　FDA分類：記載なし

	資料名	分類	基準	分類	基準
授乳	WHO		できれば授乳を避ける．乳児の副作用を観察する．	III	要確認
	Briggs		限られたヒトデータから哺乳児に重大な危険性はなく概ね可能	II	概ね許容
	MMM	L4	悪影響を与える可能性あり注意	III	要確認

◆母乳移行情報

RID（％）	―
M/P	＞23

◆解説

【妊娠】＊要確認
　　　・外用薬であるが児の甲状腺への影響を考慮する必要がある．過剰使用に注意

【授乳】・外用のヨード含有製剤連用により，母乳に蓄積される可能性がある．使用する場合は短期間とし甲状腺機能低下症に注意する[2]．

◆添付文書記載

【妊娠】―
【授乳】―

◆薬物動態

Tmax（hr）	―
T1/2　（hr）	―

436　　III．医薬品各論

含そう剤

アズレンスルホン酸ナトリウム水和物 水溶性アズレン L-グルタミン
azulene sulfonate sodium・L-glutamine

【医薬品名】マーズレンS配合錠

総合分類

	分類	基準
妊娠	―	記載なし
授乳	―	記載なし

◆解説参照

資料・本書分類基準

	資料名	資料 分類	基準	本書 分類	基準
妊娠	TGA	―	記載なし	―	記載なし
	Briggs	記載なし		―	記載なし

参考情報　FDA分類：記載なし

	資料名	分類	基準	分類	基準
授乳	WHO	記載なし		―	記載なし
	Briggs	記載なし		―	記載なし
	MMM	―	記載なし	―	記載なし

◆母乳移行情報

RID（%）	―
M/P	―

◆解説

【妊娠】＊概ね許容
・薬剤特性等より判断

【授乳】＊概ね許容
・薬剤特性等より判断

◆添付文書記載

【妊娠】有益性投与
【授乳】―

◆薬物動態

Tmax（hr）	約5
T1/2（hr）	約13

口腔乾燥症状改善薬

ピロカルピン塩酸塩（錠）
pilocarpine

【医薬品名】サラジェン錠

総合分類

	分類	基準
妊娠	III	要確認
授乳	II	概ね許容

 資料・本書分類基準

	資料名	分類	基準	分類	基準
妊娠	TGA	B3	妊婦の使用経験は少ないが，奇形や有害作用の頻度は増加していない．動物試験では奇形や有害作用が増加している．	III	要確認
	Briggs		ヒトデータはないが動物データから危険性は中等度	III	要確認

参考情報　FDA分類：危険性は否定できない

	資料名	分類	基準	分類	基準
授乳	WHO		授乳中投与可能	I	許容
	Briggs		ヒトデータはないが，哺乳児に重大な危険性はなく概ね可能	II	概ね許容
	MMM	L3	有益性投与	II	概ね許容

◆母乳移行情報

RID（%）	—
M/P	—

◆解説

特記事項なし

◆添付文書記載

【妊娠】有益性投与
【授乳】授乳回避

◆薬物動態

Tmax（hr）	0.92±0.3
T1/2（hr）	1.59±0.4

鉄剤

鉄化合物製剤（乾燥硫酸鉄）
ferrous sulfate（iron）

【医薬品名】フェロ・グラデュメット錠

総合分類

	分類	基準
妊娠	＊	―
授乳	I	許容

資料・本書分類基準

	資料名	分類	基準	本書 分類	本書 基準
妊娠	TGA	A	多数の妊婦に使用されたが，奇形や有害作用の頻度は増加していない．	I	許容
	Briggs	記載なし		―	記載なし

参考情報　FDA分類：記載なし

	資料名	分類	基準	分類	基準
授乳	WHO		授乳中投与可能	I	許容
	Briggs	記載なし		―	記載なし
	MMM	L1	可能	I	許容

◆母乳移行情報

RID（％）	―
M/P	―

◆解説
特記事項なし

◆添付文書記載
【妊娠】―
【授乳】―

◆薬物動態

Tmax（hr）	12
T1/2（hr）	―

🔴 鉄剤

鉄化合物製剤（クエン酸第一鉄ナトリウム）
ferrous（iron）

【医薬品名】フェロミア錠

総合分類		
	分類	基準
妊娠	＊	―
授乳	Ⅰ	許容

⬤ 資料・本書分類基準

		資料			本書	
	資料名	分類	基準		分類	基準
妊娠	TGA	A	多数の妊婦に使用されたが，奇形や有害作用の頻度は増加していない．		Ⅰ	許容
	Briggs	記載なし			―	記載なし

参考情報　FDA 分類：危険性は否定できない

	資料名	分類	基準	分類	基準
授乳	WHO	授乳中投与可能		Ⅰ	許容
	Briggs	記載なし		―	記載なし
	MMM	L1	可能	Ⅰ	許容

◆母乳移行情報

RID（%）	―
M/P	―

◆解説

特記事項なし

◆添付文書記載

【妊娠】―

【授乳】―

◆薬物動態

Tmax（hr）	3.9±0.5
T1/2　（hr）	―

下剤・制酸剤

酸化マグネシウム
magnesium oxide

【医薬品名】マグラックス錠

総合分類

	分類	基準
妊娠	—	記載なし
授乳	＊	—

◆解説参照

資料・本書分類基準

<table>
<tr><th rowspan="2"></th><th colspan="3">資料</th><th colspan="2">本書</th></tr>
<tr><th>資料名</th><th>分類</th><th>基準</th><th>分類</th><th>基準</th></tr>
<tr><td rowspan="2">妊娠</td><td>TGA</td><td>—</td><td>記載なし</td><td>—</td><td>記載なし</td></tr>
<tr><td>Briggs</td><td colspan="2">記載なし</td><td>—</td><td>記載なし</td></tr>
</table>

参考情報　FDA 分類：記載なし

<table>
<tr><th rowspan="2"></th><th>資料名</th><th>分類</th><th>基準</th><th>分類</th><th>基準</th></tr>
<tr><td>WHO</td><td colspan="2">授乳中投与可能</td><td>I</td><td>許容</td></tr>
<tr><td rowspan="2">授乳</td></tr>
<tr><td>Briggs</td><td colspan="2">記載なし</td><td>—</td><td>記載なし</td></tr>
<tr><td></td><td>MMM</td><td>—</td><td>記載なし</td><td>—</td><td>記載なし</td></tr>
</table>

◆母乳移行情報

RID（%）	—
M/P	—

◆解説

【妊娠】＊概ね許容
　　　　・薬剤特性等より判断
【授乳】＊許容
　　　　・薬剤特性等より判断

◆添付文書記載

【妊娠】—
【授乳】—

◆薬物動態

Tmax（hr）	—
T1/2（hr）	—

💊 下剤

センナ・センナ実

senna

【医薬品名】アローゼン顆粒

総合分類

	分類	基準
妊娠	I	許容
授乳	II	概ね許容

◆解説参照

🔴 資料・本書分類基準

		資料			本書	
	資料名	分類	基準		分類	基準
妊娠	TGA	A	多数の妊婦に使用されたが，奇形や有害作用の頻度は増加していない．		I	許容
	Briggs	両立可能			I	許容

参考情報　FDA分類：危険性は否定できない

	資料名	分類	基準		分類	基準
授乳	WHO	授乳中投与可能			I	許容
	Briggs	両立可能			I	許容
	MMM	L3	有益性投与		II	概ね許容

◆母乳移行情報

RID（%）	―
M/P	―

◆解説

【妊娠】・添付文書原則禁忌であるが，妊娠初期に偶発的に投与されても，臨床的に有意な胎児への影響はないと判断してよい医薬品に分類される[1]．

【授乳】・食事対策で便秘が治らなかった場合のみ，薬剤使用を勧めるべきである[2]．

◆添付文書記載

【妊娠】原則禁忌
【授乳】授乳回避が望ましい．

◆薬物動態

Tmax（hr）	―
T1/2 （hr）	―

442　III．医薬品各論

下剤

センノシド A・B カルシウム
sennoside

【医薬品名】センナリド錠

総合分類

	分類	基準
妊娠	—	記載なし
授乳	—	記載なし

◆解説参照

資料・本書分類基準

妊娠	資料			本書	
	資料名	分類	基準	分類	基準
	TGA	—	記載なし	—	記載なし
	Briggs	記載なし		—	記載なし

参考情報　FDA分類：記載なし

授乳	資料名	分類	基準	分類	基準
	WHO	記載なし		—	記載なし
	Briggs	記載なし		—	記載なし
	MMM	—	記載なし	—	記載なし

◆母乳移行情報

RID（%）	—
M/P	—

◆解説

【妊娠】＊概ね許容
・添付文書原則禁忌であるが，妊娠初期に偶発的に投与されても，臨床的に有意な胎児への影響はないと判断してよい医薬品に分類される[1].

【授乳】＊概ね許容
・類薬情報等より判断

◆添付文書記載

【妊娠】原則禁忌
【授乳】授乳回避が望ましい．

◆薬物動態

Tmax（hr）	—
T1/2（hr）	—

下剤

ピコスルファートナトリウム水和物
picosulfate

【医薬品名】ラキソベロン内用液

総合分類

	分類	基準
妊娠	—	記載なし
授乳	—	記載なし

◆解説参照

資料・本書分類基準

		資料		本書	
	資料名	分類	基準	分類	基準
妊娠	TGA	—	記載なし	—	記載なし
	Briggs	記載なし		—	記載なし

参考情報　FDA分類：記載なし

	資料名	分類	基準	分類	基準
授乳	WHO	記載なし		—	記載なし
	Briggs	記載なし		—	記載なし
	MMM	—	記載なし	—	記載なし

◆母乳移行情報

RID（%）	—
M/P	—

◆解説
【妊娠】＊概ね許容
　　　　・薬剤特性等より判断
【授乳】＊概ね許容
　　　　・薬剤特性等より判断

◆添付文書記載
【妊娠】有益性投与
【授乳】—

◆薬物動態

Tmax（hr）	—
T1/2（hr）	—

下剤

ビサコジル
bisacodyl

【医薬品名】 テレミンソフト坐薬

総合分類

	分類	基準
妊娠	III	要確認
授乳	II	概ね許容

● 資料・本書分類基準

妊娠	資料名	分類	基準	本書分類	本書基準
	TGA	A	多数の妊婦に使用されたが，奇形や有害作用の頻度は増加していない．	I	許容
	Briggs		ヒトデータはないが薬の特性より概ね両立可能	III	要確認

参考情報　FDA分類：ヒトでの危険性の証拠はない

授乳	資料名	分類	基準	本書分類	本書基準
	WHO		記載なし	—	記載なし
	Briggs		限られたヒトデータから，哺乳児に重大な危険性はなく概ね可能	II	概ね許容
	MMM	L2	概ね可能	II	概ね許容

◆母乳移行情報

RID（%）	—
M/P	—

◆解説

特記事項なし

◆添付文書記載

【妊娠】有益性投与
【授乳】—

◆薬物動態

Tmax（hr）	—
T1/2（hr）	—

下剤

ルビプロストン
lubiprostone

【医薬品名】アミティーザカプセル

総合分類

	分類	基準
妊娠	*	—
授乳	II	概ね許容

資料・本書分類基準

妊娠	資料名	分類	基準	分類	基準
	TGA	—	記載なし	—	記載なし
	Briggs		ヒトデータは限られているが薬の特性より概ね両立可能	II	概ね許容

参考情報　FDA分類：危険性は否定できない

授乳	資料名	分類	基準	分類	基準
	WHO		記載なし	—	記載なし
	Briggs		ヒトデータはないが，哺乳児に重大な危険性はなく概ね可能	II	概ね許容
	MMM	L3	有益性投与	II	概ね許容

◆母乳移行情報

RID（%）	—
M/P	—

◆解説

特記事項なし

◆添付文書記載

【妊娠】禁忌
・動物実験で有害事象の報告あり
・動物実験で胎児喪失が報告されているので，妊娠する可能性のある婦人に投与する場合には妊娠検査を行うなど妊娠中でないことを確認すること．また本剤の妊娠に及ぼす危険性について患者に十分に説明し，服薬中は避妊させること．なお本剤投与中に妊娠が確認された場合又は疑われた場合には，直ちに医師に連絡するよう指導すること

【授乳】授乳回避

◆薬物動態

Tmax（hr）	0.80±0.5
T1/2（hr）	1.20±0.5

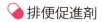
排便促進剤

炭酸水素ナトリウム 無水リン酸二水素ナトリウム
sodium bicarbonate・anhydrous

【医薬品名】新レシカルボン坐剤

総合分類

	分類	基準
妊娠	＊	—
授乳	＊	—

◆解説参照

◆資料・本書分類基準

妊娠	資料名	分類	基準	分類	基準
	TGA	—	記載なし	—	記載なし
	Briggs		ヒトデータは限られているが，動物データから危険性は低い．	II	概ね許容

参考情報　FDA分類：危険性は否定できない

授乳	資料名	分類	基準	分類	基準
	WHO		記載なし	—	記載なし
	Briggs		ヒトデータはないが，哺乳児に悪影響を与える可能性がある．	III	要確認
	MMM	—	記載なし	—	記載なし

◆母乳移行情報

RID（％）	—
M/P	—

◆解説

【妊娠】＊概ね許容
　　　・薬剤特性等より判断
【授乳】＊概ね許容
　　　・薬剤特性等より判断

◆添付文書記載

【妊娠】—
【授乳】—

◆薬物動態

Tmax（hr）	—
T1/2（hr）	—

🔴 整腸剤

ビフィズス菌
bifidobacterium combined drug

【医薬品名】ビオフェルミン錠剤

総合分類

	分類	基準
妊娠	―	記載なし
授乳	―	記載なし

◆解説参照

資料・本書分類基準

	資料名	分類	基準	分類	基準
			資料		**本書**
	資料名	分類	基準	分類	基準
妊娠	TGA	―	記載なし	―	記載なし
	Briggs	記載なし		―	記載なし

参考情報　FDA分類：記載なし

	資料名	分類	基準	分類	基準
授乳	WHO	記載なし		―	記載なし
	Briggs	記載なし		―	記載なし
	MMM	―	記載なし	―	記載なし

◆母乳移行情報

RID（%）	―
M/P	―

◆解説

【妊娠】 ＊許容
　　　　・薬剤特性等より判断
【授乳】 ＊許容
　　　　・薬剤特性等より判断

◆添付文書記載

【妊娠】―
【授乳】―

◆薬物動態

Tmax（hr）	―
T1/2　（hr）	―

448　III. 医薬品各論

過敏性腸症候群治療薬

ラモセトロン
ramosetron

【医薬品名】イリボー錠

総合分類

	分類	基準
妊娠	―	記載なし
授乳	―	記載なし

資料・本書分類基準

	資料			本書	
妊娠	資料名	分類	基準	分類	基準
	TGA	―	記載なし	―	記載なし
	Briggs	記載なし		―	記載なし

参考情報　FDA 分類：記載なし

	資料名	分類	基準	分類	基準
授乳	WHO	記載なし		―	記載なし
	Briggs	記載なし		―	記載なし
	MMM	―	記載なし	―	記載なし

◆母乳移行情報

RID（%）	―
M/P	―

◆解説

特記事項なし

◆添付文書記載

【妊娠】有益性投与
【授乳】授乳中止

◆薬物動態

Tmax（hr）	約 1-3
T1/2 （hr）	約 5-7

39

過敏性腸症候群治療薬

III. 医薬品各論　449

🔴 下痢止

ロペラミド塩酸塩
loperamide

【医薬品名】ロペミンカプセル

総合分類		
	分類	基準
妊娠	III	要確認
授乳	II	概ね許容

● 資料・本書分類基準

		資料		本書	
	資料名	分類	基準	分類	基準
妊娠	TGA	B3	妊婦の使用経験は少ないが，奇形や有害作用の頻度は増加していない．動物試験では奇形や有害作用が増加している．	III	要確認
	Briggs		ヒトデータは限られているが，動物データから危険性は低い．	II	概ね許容

参考情報　FDA 分類：危険性は否定できない

	資料名	分類	基準	分類	基準
授乳	WHO		記載なし	—	記載なし
	Briggs		限られたヒトデータから哺乳児に重大な危険性はなく概ね可能	II	概ね許容
	MMM	L2	概ね可能	II	概ね許容

◆母乳移行情報

RID（%）	0.03
M/P	0.5-0.36

◆解説

特記事項なし

◆添付文書記載

【妊娠】有益性投与
【授乳】授乳回避

◆薬物動態

Tmax（hr）	4-6
T1/2（hr）	11.6

450　III．医薬品各論

胃粘膜保護薬

スクラルファート水和物
sucralfate

【医薬品名】アルサルミン細粒

総合分類

	分類	基準
妊娠	II	概ね許容
授乳	II	概ね許容

 資料・本書分類基準

	資料名	分類	基準	分類	基準
妊娠	TGA	B1	妊婦の使用経験は少ないが，奇形や有害作用の頻度は増加していない．動物試験で有害作用の頻度は増加していない．	II	概ね許容
	Briggs		両立可能	I	許容

参考情報　FDA分類：ヒトでの危険性の証拠はない

	資料名	分類	基準	分類	基準
授乳	WHO		記載なし	―	記載なし
	Briggs		ヒトデータはないが，哺乳児に重大な危険性はなく概ね可能	II	概ね許容
	MMM	L1	可能	I	許容

◆母乳移行情報

RID（%）	―
M/P	―

◆解説

特記事項なし

◆添付文書記載

【妊娠】―
【授乳】―

◆薬物動態

Tmax（hr）	―
T1/2（hr）	―

胃粘膜保護薬

水酸化アルミニウムゲル/水酸化マグネシウム
aluminum hydroxide/magnesium hydroxide

【医薬品名】マルファ配合内服液

総合分類

	分類	基準
妊娠	―	記載なし
授乳	＊	―

◆解説参照

◆資料・本書分類基準

妊娠	資料名	資料 分類	資料 基準	本書 分類	本書 基準
	TGA	―	記載なし	―	記載なし
	Briggs	記載なし		―	記載なし

参考情報　FDA分類：記載なし

授乳	資料名	分類	基準	分類	基準
	WHO	授乳中投与可能		I	許容
	Briggs	記載なし		―	記載なし
	MMM	―/L1	記載なし/限られたデータより両立可能	―/I	記載なし

◆母乳移行情報

RID（%）	―
M/P	―

◆解説

【妊娠】＊概ね許容
・薬剤特性等より判断

【授乳】＊概ね許容
・薬剤特性等より判断

◆添付文書記載

【妊娠】―

【授乳】―

◆薬物動態

Tmax（hr）	―
T1/2（hr）	―

胃粘膜保護薬

テプレノン
teprenone

【医薬品名】セルベックスカプセル

総合分類

	分類	基準
妊娠	—	記載なし
授乳	—	記載なし

◆解説参照

 資料・本書分類基準

		資料		本書	
	資料名	分類	基準	分類	基準
妊娠	TGA	—	記載なし	—	記載なし
	Briggs	記載なし		—	記載なし

参考情報　FDA 分類：記載なし

	資料名	分類	基準	分類	基準
授乳	WHO	記載なし		—	記載なし
	Briggs	記載なし		—	記載なし
	MMM	—	記載なし	—	記載なし

◆母乳移行情報

RID（%）	—
M/P	—

◆解説

【妊娠】＊概ね許容
　　　・薬剤特性等より判断
【授乳】＊概ね許容
　　　・薬剤特性等より判断

◆添付文書記載

【妊娠】有益性投与
【授乳】—

◆薬物動態

Tmax（hr）	5.4±0.5
T1/2（hr）	—

41　消化性潰瘍治療薬

III．医薬品各論

● 胃粘膜保護薬

レバミピド
rebamipide

【医薬品名】 ムコスタ錠

総合分類

	分類	基準
妊娠	—	記載なし
授乳	—	記載なし

◆解説参照

資料・本書分類基準

		資料		本書	
	資料名	分類	基準	分類	基準
妊娠	TGA	—	記載なし	—	記載なし
	Briggs	記載なし		—	記載なし

参考情報　FDA分類：記載なし

	資料名	分類	基準	分類	基準
授乳	WHO	記載なし		—	記載なし
	Briggs	記載なし		—	記載なし
	MMM	—	記載なし	—	記載なし

◆母乳移行情報

RID（%）	—
M/P	—

◆解説

【妊娠】＊概ね許容
・薬剤特性等より判断

【授乳】＊概ね許容
・薬剤特性等より判断

◆添付文書記載

【妊娠】有益性投与
【授乳】授乳回避

◆薬物動態

Tmax（hr）	2.4±1.2
T1/2（hr）	1.9±0.7

H₂ブロッカー

ファモチジン
famotidine

【医薬品名】ガスター錠

総合分類

	分類	基準
妊娠	II	概ね許容
授乳	II	概ね許容

● 資料・本書分類基準

	資料名	分類	基準	分類（本書）	基準（本書）
妊娠	TGA	B1	妊婦の使用経験は少ないが，奇形や有害作用の頻度は増加していない．動物試験で有害作用の頻度は増加していない．	II	概ね許容
	Briggs	両立可能		I	許容

参考情報　FDA分類：ヒトでの危険性の証拠はない

	資料名	分類	基準	分類	基準
授乳	WHO	記載なし		—	記載なし
	Briggs		限られたヒトデータから哺乳児に重大な危険性はなく概ね可能	II	概ね許容
	MMM	L1	可能	I	許容

◆母乳移行情報

RID（%）	1.9
M/P	0.41–1.78

◆解説
特記事項なし

◆添付文書記載
【妊娠】有益性投与
【授乳】授乳させないよう注意

◆薬物動態

Tmax（hr）	2.2
T1/2（hr）	2.63

41 消化性潰瘍治療薬

III．医薬品各論

H₂ブロッカー

ラニチジン塩酸塩
ranitidine

【医薬品名】ザンタック錠

総合分類

	分類	基準
妊娠	II	概ね許容
授乳	II	概ね許容

資料・本書分類基準

妊娠	資料名	分類	基準	分類	基準
	TGA	B1	妊婦の使用経験は少ないが，奇形や有害作用の頻度は増加していない．動物試験で有害作用の頻度は増加していない．	II	概ね許容
	Briggs		両立可能	I	許容

参考情報　FDA分類：ヒトでの危険性の証拠はない

授乳	資料名	分類	基準	分類	基準
	WHO		記載なし	—	記載なし
	Briggs		限られたヒトデータから哺乳児に重大な危険性はなく概ね可能	II	概ね許容
	MMM	L2	概ね可能	II	概ね許容

◆母乳移行情報

RID（%）	2.53–9.14
M/P	1.9–6.7

◆解説

特記事項なし

◆添付文書記載

【妊娠】有益性投与
【授乳】授乳させないように注意

◆薬物動態

Tmax（hr）	2.4
T1/2（hr）	2.5

41　消化性潰瘍治療薬

H₂ ブロッカー

ラフチジン
lafutidine

【医薬品名】 プロテカジン錠

総合分類

	分類	基準
妊娠	―	記載なし
授乳	―	記載なし

資料・本書分類基準

	資料			本書	
	資料名	分類	基準	分類	基準
妊娠	TGA	―	記載なし	―	記載なし
	Briggs	記載なし		―	記載なし

参考情報　FDA 分類：記載なし

	資料名	分類	基準	分類	基準
授乳	WHO	記載なし		―	記載なし
	Briggs	記載なし		―	記載なし
	MMM	―	記載なし	―	記載なし

◆母乳移行情報

RID（%）	―
M/P	―

◆解説

特記事項なし

◆添付文書記載

【妊娠】 有益性投与
【授乳】 授乳させないように注意

◆薬物動態

Tmax（hr）	0.8±0.1
T1/2（hr）	3.30±0.4

III. 医薬品各論　　457

🔴 鎮痙薬

ブチルスコポラミン臭化物
scopolamine butylbromide

【医薬品名】ブスコパン錠

総合分類

	分類	基準
妊娠	＊	―
授乳	II	概ね許容

◆解説参照

資料・本書分類基準

妊娠	資料名	分類	基準	分類	基準
	TGA	―	記載なし	―	記載なし
	Briggs		ヒトデータから妊娠全期間に渡りリスクは低い.	II	概ね許容

参考情報　FDA分類：危険性は否定できない

授乳	資料名	分類	基準	分類	基準
	WHO		記載なし	―	記載なし
	Briggs		限られたヒトデータから哺乳児に重大な危険性はなく概ね可能	II	概ね許容
	MMM	L3	有益性投与	II	概ね許容

◆母乳移行情報

RID（％）	―
M/P	―

◆解説
【妊娠】＊概ね許容
・限られたヒトデータより判断

◆添付文書記載
【妊娠】有益性投与
【授乳】―

◆薬物動態

Tmax（hr）	2
T1/2（hr）	―

プロトンポンプインヒビター

ランソプラゾール
lansoprazole

【医薬品名】タケプロン錠

総合分類

	分類	基準
妊娠	III	要確認
授乳	III	要確認

◆解説参照

資料・本書分類基準

妊娠	資料名	分類	基準	分類	基準
	TGA	B3	妊婦の使用経験は少ないが、奇形や有害作用の頻度は増加していない。動物試験では奇形や有害作用が増加している。	III	要確認
	Briggs		ヒトデータから妊娠全期間に渡りリスクは低い。	II	概ね許容

参考情報　FDA分類：ヒトでの危険性の証拠はない

授乳	資料名	分類	基準	分類	基準
	WHO	記載なし		—	記載なし
	Briggs		ヒトデータはないが、哺乳児に悪影響を与える可能性がある。	III	要確認
	MMM	L2	概ね可能	II	概ね許容

◆母乳移行情報

RID（%）	—
M/P	—

◆解説

【妊娠】＊概ね許容
・PPIの疫学研究は少ないが、オメプラゾール同様リスクは低いと考えられている[25]。

【授乳】＊概ね許容
・情報はないが、新生児に安全に使用されていることから母乳中の量が有害であるとは考えにくい[4]。

◆添付文書記載

【妊娠】有益性投与
【授乳】投与は避けることが望ましいが、やむを得ず投与する場合は授乳回避

◆薬物動態

Tmax（hr）	3.5±0.8
T1/2（hr）	1.60±0.9

プロトンポンプインヒビター

オメプラゾール
omeprazole

【医薬品名】オメプラール錠

総合分類

	分類	基準
妊娠	III	要確認
授乳	III	要確認

◆解説参照

◆資料・本書分類基準

	資料名	分類	基準	分類	基準
妊娠	TGA	B3	妊婦の使用経験は少ないが，奇形や有害作用の頻度は増加していない．動物試験では奇形や有害作用が増加している．	III	要確認
	Briggs		ヒトデータから妊娠全期間に渡りリスクは低い．	II	概ね許容

参考情報　FDA分類：危険性は否定できない

	資料名	分類	基準	分類	基準
授乳	WHO		記載なし	—	記載なし
	Briggs		限られたヒトデータから哺乳児に悪影響を与える可能性がある．	III	要確認
	MMM	L2	概ね可能	II	概ね許容

◆母乳移行情報

RID（%）	1.1
M/P	—

◆解説

【妊娠】＊概ね許容
・5つのコホート研究のメタ解析により推奨用量で使用される場合，大奇形のリスクを示さないと報告されている[25]．

【授乳】＊概ね許容
・限られた情報であるが母乳移行は少なく乳児への有害作用はないと考えられている[4]．

◆添付文書記載

【妊娠】有益性投与
【授乳】投与は避けることが望ましいが，やむを得ず投与する場合は授乳回避

◆薬物動態

Tmax（hr）	2.3±0.6
T1/2（hr）	2.8

プロトンポンプインヒビター

ラベプラゾールナトリウム
rabeprazole

【医薬品名】パリエット錠

総合分類

	分類	基準
妊娠	II	概ね許容
授乳	III	要確認

◆解説参照

資料・本書分類基準

	資料名	分類	基準	分類	基準
妊娠	TGA	B1	妊婦の使用経験は少ないが，奇形や有害作用の頻度は増加していない．動物試験で有害作用の頻度は増加していない．	II	概ね許容
	Briggs		ヒトデータは限られているが，動物データから危険性は低い．	II	概ね許容

参考情報　FDA分類：ヒトでの危険性の証拠はない

	資料名	分類	基準	分類	基準
授乳	WHO		記載なし	—	記載なし
	Briggs		ヒトデータはないが，哺乳児に悪影響を与える可能性がある．	III	要確認
	MMM	L3	有益性投与	II	概ね許容

◆母乳移行情報

RID（%）	—
M/P	—

◆解説

【妊娠】・PPIの疫学研究は少ないが，オメプラゾール同様リスクは低いと考えられている[25]．
【授乳】・情報がなく，情報入手可能な代替え薬が推奨される[4]．

◆添付文書記載

【妊娠】有益性投与
【授乳】投与は避けることが望ましいが，やむを得ず投与する場合は授乳回避

◆薬物動態

Tmax（hr）	5.3±1.4
T1/2（hr）	1.07±0.5

41
消化性潰瘍治療薬

III. 医薬品各論　461

● プロトンポンプインヒビター

エソメプラゾールマグネシウム水和物
esomeprazole

【医薬品名】ネキシウムカプセル

総合分類

	分類	基準
妊娠	III	要確認
授乳	III	要確認

◆解説参照

 資料・本書分類基準

	資料			本書	
	資料名	分類	基準	分類	基準
妊娠	TGA	B3	妊婦の使用経験は少ないが，奇形や有害作用の頻度は増加していない．動物試験では奇形や有害作用が増加している．	III	要確認
	Briggs		ヒトデータは限られているが，動物データから危険性は低い．	II	概ね許容

参考情報　FDA 分類：危険性は否定できない

	資料名	分類	基準	分類	基準
授乳	WHO		記載なし	—	記載なし
	Briggs		ヒトデータはないが，哺乳児に悪影響を与える可能性がある．	III	要確認
	MMM	L2	概ね可能	II	概ね許容

◆母乳移行情報

RID（%）	—
M/P	—

◆解説

【妊娠】＊概ね許容
　・PPI の疫学研究は少ないが，オメプラゾール同様リスクは低いと考えられている[25]．

【授乳】＊概ね許容
　・限られた情報であるが母乳移行は少なく乳児への有害作用はないと考えられている[4]．

◆添付文書記載

【妊娠】有益性投与
【授乳】投与は避けることが望ましいが，やむを得ず投与する場合は授乳回避

◆薬物動態

Tmax（hr）	2.75
T1/2（hr）	1.08

41　消化性潰瘍治療薬

🔴 消化性潰瘍治療薬

ボノプラザンフマル酸塩
vonoprazan

【医薬品名】 タケキャブ錠

総合分類

	分類	基準
妊娠	－	記載なし
授乳	－	記載なし

 資料・本書分類基準

妊娠	資料				本書	
	資料名	分類	基準		分類	基準
	TGA	－	記載なし		－	記載なし
	Briggs	記載なし			－	記載なし

参考情報　FDA分類：記載なし

授乳	資料名	分類	基準	分類	基準
	WHO	記載なし		－	記載なし
	Briggs	記載なし		－	記載なし
	MMM	－	記載なし	－	記載なし

◆母乳移行情報

RID（％）	－
M/P	－

◆解説

特記事項なし

◆添付文書記載

【妊娠】 有益性投与
【授乳】 投与は避けることが望ましいが，やむを得ず投与する場合は授乳回避

◆薬物動態

Tmax（hr）	3
T1/2（hr）	7.7±1.2

プロスタグランジン製剤

ミソプロストール
misoprostol

【医薬品名】サイトテック錠

総合分類	分類	基準
妊娠	IV	禁忌
授乳	III	要確認

◆解説参照

資料・本書分類基準

妊娠	資料名	分類	基準	分類	基準
	TGA	X	妊娠中禁忌	IV	禁忌
	Briggs		両立可能（低用量），ヒトデータより第1・3三半期での危険性あり（高）	IV	禁忌

参考情報　FDA分類：妊娠中禁忌

授乳	資料名	分類	基準	分類	基準
	WHO		記載なし	—	記載なし
	Briggs		ヒトデータはないが，哺乳児に悪影響を与える可能性がある．	III	要確認
	MMM	L2	概ね可能	II	概ね許容

◆母乳移行情報

RID（％）	0.04
M/P	0.05

◆解説
【妊娠】・ヒトで催奇形性・胎児毒性を示す明らかな証拠が報告されている医薬品に分類されている[1]．

◆添付文書記載
【妊娠】禁忌，投与中に妊娠が確認された場合又は疑われた場合には直ちに投与中止
　　　・動物実験で有害事象の報告あり
　　　・子宮収縮作用があり，妊婦で完全又は不全流産及び子宮出血がみられたとの報告があるので，妊娠する可能性のある婦人に投与する場合には，妊娠中でないことを十分確認する．
　　　・妊娠する可能性のある婦人に投与する場合には服薬中は避妊するよう指導する．
【授乳】有益性投与

◆薬物動態

Tmax（hr）	約16分
T1/2（hr）	21分

消化管機能改善薬

ドンペリドン
domperidone

【医薬品名】ナウゼリン錠

総合分類

	分類	基準
妊娠	III	要確認
授乳	II	概ね許容

◆解説参照

資料・本書分類基準

	資料名	分類	基準	分類	基準
妊娠	TGA	B2	妊婦の使用経験は少ないが，奇形や有害作用の頻度は増加していない．動物試験は不十分だが，入手しうる情報では奇形や有害作用の頻度は増加しない．	II	概ね許容
	Briggs		ヒトデータはないが，動物データから危険性は高い．	III	要確認

参考情報　FDA分類：記載なし

	資料名	分類	基準	分類	基準
授乳	WHO		記載なし	—	記載なし
	Briggs		限られたヒトデータから哺乳児に重大な危険性はなく概ね可能	II	概ね許容
	MMM	L1	可能	I	許容

◆母乳移行情報

RID（%）	0.01–0.35
M/P	0.25

◆解説

【妊娠】・添付文書禁忌であるが，妊娠初期に偶発的に投与されても，臨床的に有意な胎児への影響はないと判断してよい医薬品に分類される[1]．

◆添付文書記載

【妊娠】禁忌
　　　・動物実験で催奇形性の報告あり
【授乳】大量投与を避けること

◆薬物動態

Tmax（hr）	0.5
T1/2（hr）	0.89±0.4（α），10.3±2.2（β）

消化管機能改善薬

メトクロプラミド
metoclopramide

【医薬品名】プリンペラン錠

総合分類

	分類	基準
妊娠	I	許容
授乳	III	要確認

◆解説参照

◆資料・本書分類基準

		資料			本書	
	資料名	分類	基準		分類	基準
妊娠	TGA	A	多数の妊婦に使用されたが，奇形や有害作用の頻度は増加していない．		I	許容
	Briggs		両立可能		I	許容

参考情報　FDA分類：ヒトでの危険性の証拠はない

	資料名	分類	基準	分類	基準
授乳	WHO		できれば授乳を避ける，乳児の副作用を観察する．	III	要確認
	Briggs		両立可能	I	許容
	MMM	L2	概ね可能	II	概ね許容

◆母乳移行情報

RID（%）	4.7-14.3
M/P	0.5-4.06

◆解説
【授乳】・長期的な悪影響に関する十分なデータはないが，動物で神経発達への影響が起こりうる．母乳の産生が増加する[2]．

◆添付文書記載
【妊娠】有益性投与
【授乳】投与は避けることが望ましいが，やむを得ず投与する場合は授乳回避

◆薬物動態

Tmax（hr）	約1
T1/2（hr）	4.7

消化管機能改善薬

モサプリド水和物
mosapride

【医薬品名】ガスモチン錠

総合分類

	分類	基準
妊娠	—	記載なし
授乳	—	記載なし

資料・本書分類基準

<table>
<tr><th rowspan="2"></th><th colspan="3">資料</th><th colspan="2">本書</th></tr>
<tr><th>資料名</th><th>分類</th><th>基準</th><th>分類</th><th>基準</th></tr>
<tr><td rowspan="2">妊娠</td><td>TGA</td><td>—</td><td>記載なし</td><td>—</td><td>記載なし</td></tr>
<tr><td>Briggs</td><td colspan="2">記載なし</td><td>—</td><td>記載なし</td></tr>
</table>

参考情報　FDA分類：記載なし

<table>
<tr><th></th><th>資料名</th><th>分類</th><th>基準</th><th>分類</th><th>基準</th></tr>
<tr><td rowspan="3">授乳</td><td>WHO</td><td colspan="2">記載なし</td><td>—</td><td>記載なし</td></tr>
<tr><td>Briggs</td><td colspan="2">記載なし</td><td>—</td><td>記載なし</td></tr>
<tr><td>MMM</td><td>—</td><td>記載なし</td><td>—</td><td>記載なし</td></tr>
</table>

◆母乳移行情報

RID（％）	—
M/P	—

◆解説
特記事項なし

◆添付文書記載
【妊娠】有益性投与
【授乳】投与することを避け，やむを得ず投与する場合は授乳中止

◆薬物動態

Tmax（hr）	0.8±0.1
T1/2（hr）	2.0±0.2

🔴 消化管機能改善薬

アコチアミド水和物
acotiamide

【医薬品名】アコファイド錠

総合分類		
	分類	基準
妊娠	—	記載なし
授乳	—	記載なし

⬤ 資料・本書分類基準

		資料			本書	
	資料名	分類	基準		分類	基準
妊娠	TGA	—	記載なし		—	記載なし
	Briggs	記載なし			—	記載なし

参考情報　FDA分類：記載なし

	資料名	分類	基準		分類	基準
授乳	WHO	記載なし			—	記載なし
	Briggs	記載なし			—	記載なし
	MMM	—	記載なし		—	記載なし

◆母乳移行情報

RID（%）	—
M/P	—

◆解説

特記事項なし

◆添付文書記載

【妊娠】有益性投与

【授乳】投与は避けることが望ましいが，やむを得ず投与する場合は授乳回避

◆薬物動態

Tmax（hr）	2.42±1.0
T1/2（hr）	13.31±6.9

468　III．医薬品各論

消化管機能改善薬

インフリキシマブ（遺伝子組換え）
infliximab

【医薬品名】レミケード点滴静注用

総合分類

	分類	基準
妊娠	III	要確認
授乳	II	概ね許容

◆解説参照

資料・本書分類基準

	資料			本書	
	資料名	分類	基準	分類	基準
妊娠	TGA	C	薬理作用による有害作用を引き起こす可能性があるが，催奇形性はない．	III	要確認
	Briggs		ヒトデータから妊娠全期間に渡りリスクは低い．	II	概ね許容

参考情報　FDA分類：ヒトでの危険性の証拠はない

	資料名	分類	基準	分類	基準
授乳	WHO		記載なし	—	記載なし
	Briggs		両立可能	I	許容
	MMM	L3	有益性投与	II	概ね許容

◆母乳移行情報

RID（%）	0.32-3.01
M/P	—

◆解説

【妊娠】・奇形情報サービスの前向き観察研究では，TNFα阻害薬はヒトにおいて催奇性リスクを引き起こさないと報告している[26]．
・TNFα阻害薬の先天異常リスクはほとんどないと考えられるが，今後の研究には注視する必要がある[26]．

【授乳】・乳児が摂取したとしても消化管で破壊され，吸収されることはなく，免疫抑制のリスクはないと考えられている．専門家は，母乳育児可能と判断している[4]．

◆添付文書記載
【妊娠】有益性投与
【授乳】授乳中止

◆薬物動態

Tmax（hr）	投与終了後
T1/2（hr）	9.5日

（5mg/kgの単回投与 クローン病）

潰瘍性大腸炎治療薬

サラゾスルファピリジン
sulfasalazine, salazosulfapyridine

【医薬品名】サラゾピリン錠

総合分類

	分類	基準
妊娠	＊	―
授乳	III	要確認

◆解説参照

資料・本書分類基準

		資料		本書	
	資料名	分類	基準	分類	基準
妊娠	TGA	―	記載なし	―	記載なし
	Briggs		ヒトデータから妊娠全期間に渡りリスクは低い.	II	概ね許容

参考情報　FDA分類：記載なし

	資料名	分類	基準	分類	基準
授乳	WHO		記載なし	―	記載なし
	Briggs		限られたヒトデータから哺乳児に悪影響を与える可能性がある.	III	要確認
	MMM	L3	有益性投与	II	概ね許容

◆母乳移行情報

RID（%）	0.26-2.73
M/P	0.09-0.17（5-ASA）

◆解説

【妊娠】＊概ね許容
- ケースコントロール研究において先天異常のリスクは増加しないと報告されている[27].
- 炎症性腸疾患は寛解期での妊娠が推奨される.

【授乳】＊概ね許容
- スルファサラジンおよびその活性代謝物メサラミンは母乳移行が少なく，専門家は，母乳育児が可能であると判断している．ただし乳児の下痢を観察する必要があるとしている[4].

◆添付文書記載

【妊娠】投与しないことが望ましい.

【授乳】投与しないことが望ましいが，やむを得ず投与する場合は授乳中止

◆薬物動態

Tmax（hr）	4-8　（血清中サラゾスルファピリジン） 20-30（総スルファピリジン）
T1/2（hr）	―

470　III. 医薬品各論

潰瘍性大腸炎治療薬

メサラジン
mesalazine（mesalamine）

【医薬品名】ペンタサ錠，アサコール錠

総合分類

	分類	基準
妊娠	III	要確認
授乳	III	要確認

◆解説参照

資料・本書分類基準

	資料				本書	
	資料名	分類	基準		分類	基準
妊娠	TGA	C	薬理作用による有害作用を引き起こす可能性があるが，催奇形性はない．		III	要確認
	Briggs	両立可能			I	許容

参考情報　FDA分類：記載なし

	資料名	分類	基準	分類	基準
授乳	WHO	記載なし		—	記載なし
	Briggs	限られたヒトデータから哺乳児に悪影響を与える可能性がある．		III	要確認
	MMM	L3	有益性投与	II	概ね許容

◆母乳移行情報

RID（%）	0.12-8.76
M/P	0.25-5.1

◆解説

【妊娠】＊概ね許容
- コホート研究において，疾患と早産等のリスクの関連性は明確にされていないが，先天異常のリスクは増加していないと報告されている[28]．
- 炎症性腸疾患は寛解期での妊娠が推奨される．
- 坐薬，注腸の使用は許容できる[3]．

【授乳】＊概ね許容
- 母乳移行が少なく，専門家は母乳育児が可能であると判断している．ただし乳児の下痢を観察する必要があるとしている[4]．

◆添付文書記載

【妊娠】有益性投与
【授乳】投与は避けることが望ましいが，やむを得ず投与する場合は授乳回避

◆薬物動態

Tmax（hr）	2.3±0.5
T1/2（hr）	6.4±0.7

III. 医薬品各論　471

肝不全治療薬

ラクツロース
lactulose

【医薬品名】モニラック・シロップ

総合分類

	分類	基準
妊娠	*	—
授乳	II	概ね許容

資料・本書分類基準

妊娠	資料名	分類	基準	分類	基準
	TGA	—	記載なし	—	記載なし
	Briggs		ヒトデータはないが薬の特性より概ね両立可能	III	要確認

参考情報　FDA分類：ヒトでの危険性の証拠はない

授乳	資料名	分類	基準	分類	基準
	WHO		記載なし	—	記載なし
	Briggs		ヒトデータはないが，哺乳児に重大な危険性はなく概ね可能	II	概ね許容
	MMM	L3	有益性投与	II	概ね許容

◆母乳移行情報

RID（%）	—
M/P	—

◆解説

特記事項なし

◆添付文書記載

【妊娠】有益性投与
【授乳】—

◆薬物動態

Tmax（hr）	4
T1/2（hr）	—

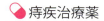 痔疾治療薬

ジフルコルトロン吉草酸エステル/リドカイン
diflucortolone valerate/lidocaine

【医薬品名】ネリプロクト軟膏

総合分類

	分類	基準
妊娠	—	記載なし
授乳	—	記載なし

◆解説参照

資料・本書分類基準

	資料名	分類	基準	分類	基準
妊娠	TGA	—/A	記載なし/多数の妊婦に使用されたが，奇形や有害作用の頻度は増加していない．	—/I	記載なし
	Briggs	—/両立可能		—/I	許容

参考情報　FDA分類：記載なし

	資料名	分類	基準	分類	基準
授乳	WHO	記載なし		—	記載なし
	Briggs	—/限られたヒトデータから哺乳児に重大な危険性はなく概ね可能		—/II	概ね許容
	MMM	—/L2	記載なし/概ね可能	—	記載なし

◆母乳移行情報

RID（%）	—/0.5-3.1
M/P	—/0.4

◆解説

【妊娠】＊概ね許容（外用薬）
　　　　・薬剤特性等より判断
【授乳】＊概ね許容（外用薬）
　　　　・薬剤特性等より判断

◆添付文書記載

【妊娠】大量又は長期にわたる使用を避けること
【授乳】—

◆薬物動態

Tmax（hr）	—
T1/2（hr）	—

痔疾治療薬

大腸菌死菌浮遊液/ヒドロコルチゾン
coli-antigen/hydrocortisone

【医薬品名】強力ポステリザン軟膏・坐薬

総合分類

	分類	基準
妊娠	―	記載なし
授乳	―	記載なし

◆解説参照

資料・本書分類基準

	資料			本書	
	資料名	分類	基準	分類	基準
妊娠	TGA	―	記載なし	―	記載なし
	Briggs		―/ヒトデータより妊娠全期間で危険性あり	―/III	要確認

参考情報　FDA分類：記載なし

	資料名	分類	基準	分類	基準
授乳	WHO		記載なし/授乳中投与可能	―/I	記載なし
	Briggs		―/限られたヒトデータから哺乳児に重大な危険性はなく概ね可能	II	概ね許容
	MMM	―/L3	記載なし/有益性投与	―/II	記載なし

◆母乳移行情報

RID（%）	―
M/P	―

◆解説
【妊娠】＊概ね許容（外用薬）
　　　・薬剤特性等より判断
【授乳】＊概ね許容（外用薬）
　　　・薬剤特性等より判断

◆添付文書記載
【妊娠】大量又は長期にわたる使用を避けること
【授乳】―

◆薬物動態

Tmax（hr）	―
T1/2（hr）	―

痔疾治療薬

ヒドロコルチゾン/フラジオマイシン/ジブカイン塩酸塩/エスクロシド
hydrocortisone/fradiomycin

【医薬品名】プロクトセディル軟膏

総合分類

	分類	基準
妊娠	－	記載なし
授乳	－	記載なし

◆解説参照

資料・本書分類基準

			資料		本書	
	資料名	分類	基準		分類	基準
妊娠	TGA	－	記載なし		－	記載なし
	Briggs	記載なし			－	記載なし

参考情報　FDA 分類：記載なし

	資料名	分類	基準	分類	基準
授乳	WHO	記載なし		－	記載なし
	Briggs	記載なし		－	記載なし
	MMM	－	記載なし	－	記載なし

◆母乳移行情報

RID（%）	－
M/P	－

◆解説

ヒドロコルチゾン　p.183 参照

【妊娠】＊概ね許容（外用薬）
　　　　・薬剤特性等より判断
【授乳】＊概ね許容（外用薬）
　　　　・薬剤特性等より判断

◆添付文書記載

【妊娠】大量又は長期にわたる使用は避けること
【授乳】―

◆薬物動態

Tmax（hr）	－
T1/2　（hr）	－

45

痔疾治療薬

III. 医薬品各論　475

🔴 抗リウマチ薬

ブシラミン
bucillamine

【医薬品名】リマチル錠

総合分類

	分類	基準
妊娠	－	記載なし
授乳	－	記載なし

🔴 資料・本書分類基準

		資料			本書	
	資料名	分類	基準		分類	基準
妊娠	TGA	－	記載なし		－	記載なし
	Briggs	記載なし			－	記載なし

参考情報　FDA分類：記載なし

	資料名	分類	基準		分類	基準
授乳	WHO	記載なし			－	記載なし
	Briggs	記載なし			－	記載なし
	MMM	－	記載なし		－	記載なし

◆母乳移行情報

RID（%）	－
M/P	－

◆解説

特記事項なし

◆添付文書記載

【妊娠】有益性投与
【授乳】投与しない，やむを得ず投与する場合は授乳中止

◆薬物動態

Tmax（hr）	1
T1/2（hr）	1.03

46
抗リウマチ薬

476　III. 医薬品各論

● 抗リウマチ薬

イグラチモド
iguratimod

【医薬品名】 コルベット錠, ケアラム錠

総合分類		
	分類	基準
妊娠	―	記載なし
授乳	―	記載なし

● 資料・本書分類基準

		資料			本書	
妊娠	資料名	分類	基準		分類	基準
	TGA	―	記載なし		―	記載なし
	Briggs	記載なし			―	記載なし

参考情報　FDA分類: 記載なし

	資料名	分類	基準		分類	基準
授乳	WHO	記載なし			―	記載なし
	Briggs	記載なし			―	記載なし
	MMM	―	記載なし		―	記載なし

◆母乳移行情報

RID（%）	―
M/P	―

◆解説

特記事項なし

◆添付文書記載

【妊娠】禁忌
　　　　・動物実験で催奇形性・有害事象の報告あり
【授乳】授乳回避

◆薬物動態

Tmax（hr）	3.3±1.0　（未変化体） 3.3±1.5　（活性代謝物 M1） 3.3±1.5　（活性代謝物 M2）
T1/2　（hr）	73.3±15.6　（未変化体） 43.5±13.1　（活性代謝物 M1） 52.8±11.5　（活性代謝物 M2）

〔反復経口投与（1回25mg, 1日2回14日間）〕

III. 医薬品各論　　477

抗リウマチ薬

メトトレキサート
methotrexate

【医薬品名】メソトレキセート錠

総合分類

	分類	基準
妊娠	IV	禁忌
授乳	IV	禁忌

◆解説参照

◆資料・本書分類基準

	資料名	分類	基準	本書分類	本書基準
妊娠	TGA	D	ヒトでの奇形や有害作用を増加する証拠がある.	III	要確認
	Briggs		妊娠全期間で禁忌	IV	禁忌

参考情報　FDA分類：妊娠中禁忌

	資料名	分類	基準	本書分類	本書基準
授乳	WHO		授乳を避ける.	IV	禁忌
	Briggs		哺乳児への重大な毒性や母体への危険性から授乳禁止	IV	禁忌
	MMM	L4	悪影響を与える可能性あり注意	III	要確認

◆母乳移行情報

RID（%）	0.13–0.95
M/P	−

◆解説

【妊娠】
- 妊娠初期ヒトで催奇形性・胎児毒性を示す明らかな証拠が報告されている医薬品に分類されている[1]．
- 細胞毒性のある薬剤は自然流産や先天異常を起こす可能性がある[3]．
- 前向多施設共同コホート研究において，リウマチ性疾患の投与量で先天異常および自然流産のリスクの増加との関連性が示唆されている[29]．

◆添付文書記載

【妊娠】投与しないことが望ましい．
【授乳】投与しないこと

◆薬物動態

Tmax（hr）	1
T1/2（hr）	4.5（α），28（β）

抗リウマチ薬

トファシチニブ
tofacitinib

【医薬品名】 ゼルヤンツ錠

総合分類

	分類	基準
妊娠	III	要確認
授乳	III	要確認

◆解説参照

資料・本書分類基準

妊娠	資料			本書	
	資料名	分類	基準	分類	基準
	TGA	D	ヒトでの奇形や有害作用を増加する証拠がある.	III	要確認
	Briggs		ヒトデータはないが，動物データから危険性は低い.	II	概ね許容

参考情報　FDA分類：危険性は否定できない

授乳	資料名	分類	基準	分類	基準
	WHO		記載なし	―	記載なし
	Briggs		ヒトデータはないが，哺乳児に悪影響を与える可能性がある.	III	要確認
	MMM	L4	悪影響を与える可能性あり注意	III	要確認

◆母乳移行情報

RID（%）	―
M/P	―

◆解説

【妊娠】妊娠ラットとウサギの両方で胎芽毒性を示し，妊娠動物に投与された際，催奇形性作用を示す[3].

◆添付文書記載

【妊娠】禁忌
- 動物実験で催奇形性・有害事象の報告あり
- 妊娠する可能性のある婦人に投与する場合は，投与中及び投与終了後少なくとも1月経周期は，妊娠を避けるよう注意を与えること

【授乳】授乳中止

◆薬物動態

Tmax（hr）	0.5
T1/2（hr）	2.49

抗リウマチ薬

エタネルセプト（遺伝子組換え）
etanercept

【医薬品名】エンブレル皮下注シリンジmL

総合分類

	分類	基準
妊娠	II	概ね許容
授乳	II	概ね許容

◆解説参照

◆資料・本書分類基準

	資料				本書	
	資料名	分類	基準		分類	基準
妊娠	TGA	B2	妊婦の使用経験は少ないが，奇形や有害作用の頻度は増加していない．動物試験は不十分だが，入手しうる情報では奇形や有害作用の頻度は増加しない．		II	概ね許容
	Briggs		ヒトデータから妊娠全期間に渡りリスクは低い．		II	概ね許容

参考情報　FDA分類：ヒトでの危険性の証拠はない

	資料名	分類	基準		分類	基準
授乳	WHO		記載なし		―	記載なし
	Briggs		限られたヒトデータから哺乳児に重大な危険性はなく概ね可能		II	概ね許容
	MMM	L2	概ね可能		II	概ね許容

◆母乳移行情報

RID（%）	0.07-0.2
M/P	―

◆解説

【妊娠】
- 奇形情報サービスの前向き観察研究では，TNFα阻害薬はヒトにおいて催奇性リスクを引き起こさないと報告している[26]．
- TNFα阻害薬の先天異常リスクはほとんどないと考えられるが，今後の研究には注視する必要がある[26]．

【授乳】
- 情報は限られるが，高分子量であり母乳から乳児へは吸収されないと考えられる．専門家は，母乳育児可能と判断している[4]．

◆添付文書記載

【妊娠】有益性投与
【授乳】投与することを避け，やむを得ず投与する場合は授乳中止

◆薬物動態

Tmax（hr）	52.5±16.9
T1/2（hr）	86.3±22.5

◯ 抗リウマチ薬

アダリムマブ（遺伝子組換え）
adalimumab

【医薬品名】 ヒュミラ皮下注シリンジ

総合分類

	分類	基準
妊娠	III	要確認
授乳	II	概ね許容

◆解説参照

資料・本書分類基準

			資料	本書	
	資料名	分類	基準	分類	基準
妊娠	TGA	C	薬理作用による有害作用を引き起こす可能性があるが, 催奇形性はない.	III	要確認
	Briggs		両立可能	I	許容

参考情報 FDA分類: ヒトでの危険性の証拠はない

	資料名	分類	基準	分類	基準
授乳	WHO		記載なし	—	記載なし
	Briggs		限られたヒトデータから哺乳児に重大な危険性はなく概ね可能	II	概ね許容
	MMM	L3	有益性投与	II	概ね許容

◆母乳移行情報

RID（%）	0.12
M/P	—

◆解説

【妊娠】
- 奇形情報サービスの前向き観察研究では, TNFα阻害薬はヒトにおいて催奇性リスクを引き起こさないと報告している[26].
- TNFα阻害薬の先天異常リスクはほとんどないと考えられるが, 今後の研究には注視する必要がある[26].
- IgG抗体は胎盤を通過するため, 薬理作用によって胎児発育に影響を与える可能性が考えられる[3].

【授乳】
- 情報は限られるが, 高分子タンパク質であり母乳移行は, 低レベルである. 専門家は, 母乳育児可能と判断している[4].

◆添付文書記載

【妊娠】 有益性投与
【授乳】 授乳中止

◆薬物動態

Tmax（hr）	204±82
T1/2（hr）	298.0±88.9

III. 医薬品各論 481

🔴 抗リウマチ薬

セルトリズマブ ペゴル
certolizumab

【医薬品名】シムジア皮下注シリンジ

総合分類

	分類	基準
妊娠	III	要確認
授乳	II	概ね許容

◆解説参照

資料・本書分類基準

			資料		本書	
	資料名	分類	基準		分類	基準
妊娠	TGA	C	薬理作用による有害作用を引き起こす可能性があるが, 催奇形性はない.		III	要確認
	Briggs		ヒトデータは限られているが妊娠全期間に渡りリスクは低い.		II	概ね許容

参考情報　FDA 分類：ヒトでの危険性の証拠はない

	資料名	分類	基準		分類	基準
授乳	WHO		記載なし		—	記載なし
	Briggs		限られたヒトデータから哺乳児に重大な危険性はなく概ね可能		II	概ね許容
	MMM	L3	有益性投与		II	概ね許容

◆母乳移行情報

RID（%）	—
M/P	—

◆解説

【妊娠】・奇形情報サービスの前向き観察研究では，TNFα阻害薬はヒトにおいて催奇性リスクを引き起こさないと報告している[26].

・TNFα阻害薬の先天異常リスクはほとんどないと考えられるが，今後の研究には注視する必要がある[26].

◆添付文書記載

【妊娠】有益性投与

【授乳】投与することを避け，やむを得ず投与する場合は授乳中止

◆薬物動態

Tmax（hr）	5.4±4.6 日
T1/2 （hr）	11.1±3.7 日

抗リウマチ薬

トシリズマブ（遺伝子組換え）
tocilizumab

【医薬品名】アクテムラ点滴静注用

総合分類

	分類	基準
妊娠	III	要確認
授乳	II	概ね許容

◆解説参照

資料・本書分類基準

	資料			本書	
	資料名	分類	基準	分類	基準
妊娠	TGA	C	薬理作用による有害作用を引き起こす可能性があるが，催奇形性はない．	III	要確認
	Briggs		ヒトデータは限られているが薬の特性より概ね両立可能	II	概ね許容

参考情報　FDA分類：危険性は否定できない

	資料名	分類	基準	分類	基準
授乳	WHO	記載なし		—	記載なし
	Briggs		ヒトデータはないが，哺乳児に重大な危険性はなく概ね可能	II	概ね許容
	MMM	L3	有益性投与	II	概ね許容

◆母乳移行情報

RID（%）	—
M/P	—

◆解説

【妊娠】
- 製薬企業の安全性データベース（2005年4月～2014年10月）調査では，リウマチ患者の自然流産率または先天性異常は認められなかったと報告されている[30]．
- IgG抗体は胎盤を通過するため，薬理作用によって胎児発育に影響を与える可能性が考えられる[3]．

【授乳】
- 情報はほとんどないが分子量の大きなタンパク質であることから，母乳移行はほとんどないと考えられており，母乳育児を中止する理由はないとされている．新生児，早産児の授乳に関しては注意して使用するとしている[4]．

◆添付文書記載

【妊娠】有益性投与
【授乳】授乳中止

◆薬物動態

Tmax（hr）	投与終了後
T1/2（hr）	133±25.7

〔関節リウマチ患者8mg/kgを単回投与（1時間かけて点滴静注）〕

抗リウマチ薬

アバタセプト
abatacept

【医薬品名】オレンシア点滴静注用

総合分類

	分類	基準
妊娠	III	要確認
授乳	III	要確認

◆解説参照

資料・本書分類基準

妊娠	資料			本書	
	資料名	分類	基準	分類	基準
	TGA	C	薬理作用による有害作用を引き起こす可能性があるが，催奇形性はない．	III	要確認
	Briggs		ヒトデータは限られているが，動物データから危険性は低い．	II	概ね許容

参考情報　FDA分類：危険性は否定できない

授乳	資料名	分類	基準	分類	基準
	WHO		記載なし	―	記載なし
	Briggs		ヒトデータはないが，哺乳児に悪影響を与える可能性がある．	III	要確認
	MMM	L3	有益性投与	II	概ね許容

◆母乳移行情報

RID（%）	―
M/P	―

◆解説

【妊娠】・1995年から2014年9月までの集積データで，母親または父親のアバタセプト曝露後の先天異常のパターンは認められなかったと報告されている．ただし母体治療の有益性が胎児への潜在的リスクを上回る場合にのみ使用するべきとしている[31]．

【授乳】・情報はないが分子量の大きなタンパク質であることから，母乳移行はほとんどないと考えられており，母乳育児を中止する理由はないとされている．新生児，早産児の授乳に関しては代替薬を考慮するとしている[4]．

◆添付文書記載

【妊娠】有益性投与
【授乳】授乳中止

◆薬物動態

Tmax（hr）	―
T1/2（hr）	約10日

骨・カルシウム代謝薬

アレンドロン酸ナトリウム水和物
alendronate

【医薬品名】ボナロン錠

総合分類

	分類	基準
妊娠	III	要確認
授乳	II	概ね許容

◆解説参照

● 資料・本書分類基準

	資料名	分類	基準	分類	基準
妊娠	TGA	B3	妊婦の使用経験は少ないが，奇形や有害作用の頻度は増加していない．動物試験では奇形や有害作用が増加している．	III	要確認
	Briggs		限られたヒトデータと動物データから危険性は極めて高い．	III	要確認

参考情報　FDA分類：危険性は否定できない

	資料名	分類	基準	分類	基準
授乳	WHO		記載なし	―	記載なし
	Briggs		ヒトデータはないが，哺乳児に重大な危険性はなく概ね可能	II	概ね許容
	MMM	L3	有益性投与	II	概ね許容

◆母乳移行情報

RID（%）	―
M/P	―

◆解説

【妊娠】・添付文書禁忌であるが，他のビスホスホネート薬と同様妊娠初期に偶発的に投与されても，臨床的に有意な胎児への影響はないと判断してよいと考えられる[1]．

◆添付文書記載

【妊娠】有益性投与
【授乳】授乳回避

◆薬物動態

Tmax（hr）	―
T1/2（hr）	27.2±12.8

骨・カルシウム代謝薬

リセドロン酸ナトリウム水和物
risedronate

【医薬品名】アクトネル錠

総合分類

	分類	基準
妊娠	III	要確認
授乳	II	概ね許容

◆解説参照

資料・本書分類基準

	資料名	資料 分類	基準	本書 分類	基準
妊娠	TGA	B3	妊婦の使用経験は少ないが，奇形や有害作用の頻度は増加していない．動物試験では奇形や有害作用が増加している．	III	要確認
	Briggs		限られたヒトデータと動物データから危険性は極めて高い．	III	要確認

参考情報　FDA 分類：危険性は否定できない

	資料名	分類	基準	分類	基準
授乳	WHO		記載なし	―	記載なし
	Briggs		ヒトデータはないが，哺乳児に重大な危険性はなく概ね可能	II	概ね許容
	MMM	L3	有益性投与	II	概ね許容

◆母乳移行情報

RID（%）	―
M/P	―

◆解説

【妊娠】・添付文書禁忌であるが，妊娠初期に偶発的に投与されても，臨床的に有意な胎児への影響はないと判断してよい医薬品に分類される[1]．

◆添付文書記載

【妊娠】禁忌
　　　・動物実験で有害事象の報告あり
【授乳】投与することを避け，やむを得ず投与する場合は授乳中止

◆薬物動態

Tmax（hr）	1.67±0.8
T1/2（hr）	1.52±0.3（Tmax から投与 8 時間後までの半減期）

骨・カルシウム代謝薬

ミノドロン酸水和物
minodronic acid

【医薬品名】 リカルボン錠

総合分類	分類	基準
妊娠	―	記載なし
授乳	―	記載なし

◆解説参照

 資料・本書分類基準

		資料		本書	
	資料名	分類	基準	分類	基準
妊娠	TGA	―	記載なし	―	記載なし
	Briggs	記載なし		―	記載なし

参考情報　FDA 分類：記載なし

	資料名	分類	基準	分類	基準
授乳	WHO	記載なし		―	記載なし
	Briggs	記載なし		―	記載なし
	MMM	―	記載なし	―	記載なし

◆母乳移行情報

RID（%）	―
M/P	―

◆解説
【妊娠】・添付文書禁忌であるが，他のビスホスホネート薬と同様妊娠初期に偶発的に投与されても，臨床的に有意な胎児への影響はないと判断してよい医薬品に分類される[1]．

◆添付文書記載
【妊娠】禁忌
　　　・動物実験で有害事象の報告あり
【授乳】授乳中止

◆薬物動態

Tmax（hr）	1.1±0.6
T1/2 （hr）	31.9±8.6

骨・カルシウム代謝薬

イバンドロン酸ナトリウム水和物
ibandronate

【医薬品名】ボンビバ静注シリンジ

総合分類

	分類	基準
妊娠	III	要確認
授乳	II	概ね許容

資料・本書分類基準

	資料			本書	
	資料名	分類	基準	分類	基準
妊娠	TGA	B3	妊婦の使用経験は少ないが，奇形や有害作用の頻度は増加していない．動物試験では奇形や有害作用が増加している．	III	要確認
	Briggs		ヒトデータはないが，動物データから危険性は中等度	III	要確認

参考情報　FDA分類：危険性は否定できない

	資料名	分類	基準	分類	基準
授乳	WHO		記載なし	—	記載なし
	Briggs		ヒトデータはないが，哺乳児に重大な危険性はなく概ね可能	II	概ね許容
	MMM	L3	有益性投与	II	概ね許容

◆母乳移行情報

RID（%）	—
M/P	—

◆解説
特記事項なし

◆添付文書記載
【妊娠】禁忌，妊娠が認められた場合には投与中止
　　　・動物実験で有害事象の報告あり
【授乳】授乳中止

◆薬物動態

Tmax（hr）	—
T1/2（hr）	21.3±2.0

骨・カルシウム代謝薬

アルファカルシドール
alfacalcidol

【医薬品名】ワンアルファ錠

総合分類

	分類	基準
妊娠	―	記載なし
授乳	―	記載なし

資料・本書分類基準

		資料			本書	
	資料名	分類	基準		分類	基準
妊娠	TGA	―	記載なし		―	記載なし
	Briggs	記載なし			―	記載なし

参考情報　FDA 分類：記載なし

	資料名	分類	基準	分類	基準
授乳	WHO	記載なし		―	記載なし
	Briggs	記載なし		―	記載なし
	MMM	―	記載なし	―	記載なし

◆母乳移行情報

RID（%）	―
M/P	―

◆解説

特記事項なし

◆添付文書記載

【妊娠】有益性投与
【授乳】投与は避けることが望ましいが，やむを得ず投与する場合は授乳回避

◆薬物動態

Tmax（hr）	約 11
T1/2　（hr）	―

47

骨・カルシウム代謝薬

III. 医薬品各論　489

骨・カルシウム代謝薬

エルデカルシトール
eldecalcitol

【医薬品名】エディロールカプセル

総合分類

	分類	基準
妊娠	—	記載なし
授乳	—	記載なし

 資料・本書分類基準

		資料		本書	
	資料名	分類	基準	分類	基準
妊娠	TGA	—	記載なし	—	記載なし
	Briggs	記載なし		—	記載なし

参考情報　FDA 分類：記載なし

	資料名	分類	基準	分類	基準
授乳	WHO	記載なし		—	記載なし
	Briggs	記載なし		—	記載なし
	MMM	—	記載なし	—	記載なし

◆母乳移行情報

RID（%）	—
M/P	—

◆解説

特記事項なし

◆添付文書記載

【妊娠】禁忌，投与中に妊娠が認められた場合には直ちに投与中止
　　　・動物実験で有害事象の報告あり
　　　・投与期間中は適切な避妊を行わせること，投与中止後の適切な避妊期間は明らかではない．

【授乳】禁忌
　　　（動物実験で乳汁移行の報告あり）

◆薬物動態

Tmax（hr）	3.4±1.2
T1/2（hr）	53.0±11.4

骨・カルシウム代謝薬

メナテトレノン
menatetrenone

【医薬品名】 グラケーカプセル

総合分類

	分類	基準
妊娠	—	記載なし
授乳	—	記載なし

資料・本書分類基準

		資料		本書	
	資料名	分類	基準	分類	基準
妊娠	TGA	—	記載なし	—	記載なし
	Briggs	記載なし		—	記載なし

参考情報　FDA分類：記載なし

	資料名	分類	基準	分類	基準
授乳	WHO	記載なし		—	記載なし
	Briggs	記載なし		—	記載なし
	MMM	—	記載なし	—	記載なし

◆母乳移行情報

RID（%）	—
M/P	—

◆解説

特記事項なし

◆添付文書記載

【妊娠】 —
【授乳】 —

◆薬物動態

Tmax（hr）	4.72±1.5
T1/2（hr）	3.9±1.0

骨・カルシウム代謝薬

テリパラチド（遺伝子組換え）
teriparatide

【医薬品名】フォルテオ皮下注キット

総合分類		
	分類	基準
妊娠	＊	―
授乳	＊	―

資料・本書分類基準

	資料				本書	
	資料名	分類	基準		分類	基準
妊娠	TGA	B3	妊婦の使用経験は少ないが，奇形や有害作用の頻度は増加していない．動物試験では奇形や有害作用が増加している．		III	要確認
	Briggs	記載なし			―	記載なし

参考情報　FDA分類：危険性は否定できない

	資料名	分類	基準	分類	基準
授乳	WHO	記載なし		―	記載なし
	Briggs	記載なし		―	記載なし
	MMM	L3	有益性投与	II	概ね許容

◆母乳移行情報

RID（%）	―
M/P	―

◆解説

特記事項なし

◆添付文書記載

【妊娠】禁忌，妊娠する可能性のある婦人には有益性投与，妊娠が認められた場合には投与中止
　　　　・動物実験で有害事象の報告あり
　　　　・本剤投与期間中は有効な避妊を行うよう指導すること
【授乳】禁忌
　　　　・乳汁移行するかどうかは不明

◆薬物動態

Tmax（hr）	0.25
T1/2（hr）	0.71

女性ホルモン製剤

プロゲステロン
progesterone

【医薬品名】ルティナス腟錠

総合分類

	分類	基準
妊娠	＊	―
授乳	＊	―

◆解説参照

◆資料・本書分類基準

	資料名	分類	基準	分類	基準
妊娠	TGA	B3	妊婦の使用経験は少ないが，奇形や有害作用の頻度は増加していない．動物試験では奇形や有害作用が増加している．	III	要確認
	Briggs		記載なし	―	記載なし

参考情報　FDA分類：記載なし

	資料名	分類	基準	分類	基準
授乳	WHO		記載なし	―	記載なし
	Briggs		記載なし	―	記載なし
	MMM	L3	有益性投与	II	概ね許容

◆母乳移行情報

RID（％）	―
M/P	―

◆解説

【妊娠】・妊娠初期に偶発的に投与されても，臨床的に有意な胎児への影響はないと判断してよい医薬品に分類される[1]．

◆添付文書記載

【妊娠】―
【授乳】投与しないこと

◆薬物動態

Tmax（hr）	24.0±0.0
T1/2（hr）	―

〔閉経前の健康な外国人女性（白人，ヒスパニック）に本剤を1日2回（100mg BID群），初回投与時プロゲステロンの投与後48時間までの推移〕

女性ホルモン製剤

ノルエチステロン エチニルエストラジオール
norethisterone/ethinyl estradiol

【医薬品名】ルナベル配合錠

総合分類

	分類	基準
妊娠	IV	禁忌
授乳	IV	禁忌

◆解説参照

◆資料・本書分類基準

		資料		本書	
	資料名	分類	基準	分類	基準
妊娠	TGA	B3	妊婦の使用経験は少ないが，奇形や有害作用の頻度は増加していない．動物試験では奇形や有害作用が増加している．	III	要確認
	Briggs		妊娠全期間で禁忌	IV	禁忌

参考情報　FDA分類：妊娠中禁忌

	資料名	分類	基準	分類	基準
授乳	WHO		母乳産生低下のため，できれば投与を避ける．	III	要確認
	Briggs		限られたヒトデータから哺乳児に重大な危険性はなく概ね可能	III	要確認
	MMM	Avoid	回避	IV	禁忌

◆母乳移行情報

RID（%）	—
M/P	—

◆解説

【妊娠】・添付文書禁忌であるが，妊娠初期に偶発的に投与されても，臨床的に有意な胎児への影響はないと判断してよい医薬品に分類される[1]．

◆添付文書記載

【妊娠】禁忌，妊娠が確認された場合には投与中止
・安全性は確立していない．
・2周期連続して消退出血が発来しなかった場合，妊娠している可能性があるため，妊娠の有無について確認すること
・妊娠を希望する場合には，本剤の服用を中止後に月経周期が回復するまで避妊させることが望ましい．

【授乳】禁忌
・母乳の量的質的低下が起こることがある．また母乳中への移行，児において黄疸，乳房腫大が報告されている．

◆薬物動態

Tmax（hr）	1.7±1.0（ノルエチステロン）， 1.4±0.5（エチニルエストラジオール）
T1/2（hr）	6.8±1.1（ノルエチステロン）， 9.3±3.7（エチニルエストラジオール）

女性ホルモン製剤

ジエノゲスト
dienogest

【医薬品名】ディナゲスト錠

総合分類

	分類	基準
妊娠	—	記載なし
授乳	*	—

◆解説参照

資料・本書分類基準

	資料名	資料 分類	基準	本書 分類	基準
妊娠	TGA	—	記載なし	—	記載なし
	Briggs	記載なし		—	記載なし

参考情報　FDA 分類：記載なし

	資料名	分類	基準	分類	基準
授乳	WHO	記載なし		—	記載なし
	Briggs	記載なし		—	記載なし
	MMM	L3	概ね可能	II	概ね許容

◆母乳移行情報

RID（%）	—
M/P	—

◆解説

【妊娠】・添付文書禁忌であるが，妊娠初期に偶発的に投与されても，臨床的に有意な胎児への影響はないと判断してよい医薬品に分類される[1]．

◆添付文書記載

【妊娠】禁忌
　　　・安全性は確立していない．動物実験で有害事象の報告あり
　　　・治療期間中は非ホルモン性の避妊をさせること
【授乳】投与しないことが望ましいが，やむを得ず投与する場合は授乳回避

◆薬物動態

Tmax（hr）	1.3±0.6
T1/2（hr）	0.77±0.4（α），6.65±1.5（β）

● 夜尿症治療薬

デスモプレシン酢酸塩水和物（錠）

desmopressin

【医薬品名】ミニリンメルト錠

総合分類		
	分類	基準
妊娠	II	概ね許容
授乳	II	概ね許容

● 資料・本書分類基準

		資料			本書	
	資料名	分類	基準		分類	基準
妊娠	TGA	B2	妊婦の使用経験は少ないが，奇形や有害作用の頻度は増加していない．動物試験は不十分だが，入手しうる情報では奇形や有害作用の頻度は増加しない．		II	概ね許容
	Briggs		ヒトデータは限られているが，動物データから危険性は低い．		II	概ね許容

参考情報　FDA分類：ヒトでの危険性の証拠はない

	資料名	分類	基準	分類	基準
授乳	WHO	授乳中投与可能		I	許容
	Briggs	両立可能		I	許容
	MMM	L2	概ね可能	II	概ね許容

◆母乳移行情報

RID（%）	0.08
M/P	0.2

◆解説

特記事項なし

◆添付文書記載

【妊娠】有益性投与
【授乳】授乳中止が望ましい．

◆薬物動態

Tmax（hr）	0.88±0.1
T1/2（hr）	2.13±0.7

（水負荷の条件下）

496　III．医薬品各論

■文献

1) 日本産科婦人科学会, 日本産婦人科医会. 産婦人科診療ガイドライン産科編 2017. 2017.
2) Breastfeeding and maternal medication, Recommendations for drugs in the eleventh WHO model list of essential drugs. http://www.who.int/maternal child adolescent/documents/55732/en/
3) Prescribing medications in pregnancy database, Australian government Department of Health Therapeutic Goods Administration (TGA) 2015. http://www.tga.gov.au/prescribing-medicines-pregnancy-database
4) Toxnet, Drugs Lactation Database, LactMed. https://toxnet.nlm.nih.gov/newtoxnet/lactmed.htm
5) Schaefer C, Amoura-Elefant E, Vial T, et al. Pregnancy outcome after prenatal quinolone exposure. Evaluation of a case registry of the European Network of Teratology Information Services (ENTIS). Eur J Obstet Gynecol Reprod Biol. 1996; 69(2): 83-9.
6) 日本結核病学会. 結核の治療, 結核症の基礎知識 (改訂第 4 版). 2013. http://www.kekkaku.gr.jp/books-basic/index.html
7) Park-Wyllie L, Mazzotta P, Pastuszak A, et al. Birth defects after maternal exposure to corticosteroids: prospective cohort study and meta-analysis of epidemiological studies. Teratology. 2000; 62(6): 385-92.
8) Harding JE, Pang J, Knight DB, et al. Do antenatal corticosteroids help in the setting of preterm rupture of membranes? Am J Obstet Gynecol. 2001; 184(2): 131-9.
9) 日本糖尿病学会, 編. 17. 妊婦の糖代謝異常, In: 糖尿病診療ガイドライン 2016. 東京: 南江堂; 2016.
10) 日本甲状腺学会「バセドウ病薬物治療ガイドライン」作成委員会. 妊娠初期のチアマゾール投与に関する注意喚起について. 2011. http://www.japanthyroid.jp/doctor/information/index.html
11) 荒田尚子, 他. POEM Study 中間解析報告: 妊娠初期のチアマゾール投与に関する注意喚起について. http://www.ncchd.go.jp/kusuri/news_med/index.html
12) 日本アレルギー学会喘息ガイドライン専門部会, 監修. 喘息予防・管理ガイドライン 2015. 東京: 協和企画; 2015.
13) 日本高血圧学会高血圧治療ガイドライン作成委員会, 編. 高血圧治療ガイドライン 2014. 東京: ライフサイエンス出版; 2014.
14) 日本妊娠高血圧学会, 編. 妊娠高血圧症候群の診療指針 2015 Best Practice Guide. 東京: メジカルビュー社; 2015.
15) 医薬品・医療機器等安全性情報. ARB 及び ACE 阻害剤の妊婦・胎児への影響について. No.316, 2014 年 9 月.
16) Dolovich LR, Addis A, Vaillancourt JM, et al. Benzodiazepine use in pregnancy and major malformations or oral cleft: meta-analysis of cohort and case-control studies. BMJ. 1998; 317: 839-43.
17) 日本周産期メンタルヘルス学会. 周産期メンタルヘルス コンセンサスガイド 2017. http://pmhguideline.com/consensus guide/consensus guide2017.html
18) 兼子直他. てんかんを持つ妊娠可能年齢の女性に対する治療ガイドライン. てんかん研究. 2007; 25(1): 27-31.
19) de Haan GJ, Edelbroek P, Segers J, et al. Gestation-induced changes in lamotrigine pharmacokinetics: a monotherapy study. Neurology. 2004; 63(3): 571-3.
20) Fotopoulou C, Kretz R, Bauer S, et al. Prospectively assessed changes in lamotrigine-concentration in women with epilepsy during pregnancy, lactation and the neonatal period. Epilepsy Res. 2009; 85(1): 60-4.
21) Marchenko A, Etwel F, Olutunfese O, et al, Pregnancy outcome following prenatal exposure to triptan medications: a meta-analysis. Headache. 2015; 55(4): 490-501.
22) Aselton P, Jick H, Milunsky A, et al. First-trimester drug use and congenital disorders. Obstet Gynecol. 1985; 65(4): 451-5.
23) Bracken MB, Holford TR. Exposure to prescribed drugs in pregnancy and association with congenital malformations. Obstet Gynecol. 1981; 58(3): 336-44.
24) Koren G, Cairns J, Chitayat D, et al. Pharmacogenetics of morphine poisoning in a breastfed neonate of a codeine-prescribed mother. Lancet. 2006; 368(9536): 704.
25) Nikfar S, Abdollahi M, Moretti ME, et al. Use of proton pump inhibitors during pregnancy and rates of major malformations: a meta-analysis. Dig Dis Sci. 2002; 47(7): 1526-9.
26) Diav-Citrin O, Otcheretianski-Volodarsky A, Shechtman S, et al. Pregnancy outcome following gestational exposure to TNF-alpha-inhibitors: a prospective, comparative, observational study. Reprod Toxicol. 2014; 43: 78-84.
27) Nørgård B, Czeizel AE, Rockenbauer M, et al. Population-based case control study of the safety of sulfasalazine use during pregnancy. Aliment Pharmacol Ther. 2001; 15(4): 483-6.
28) Nørgård B, Fonager K, Pederser L, et al. Birth outcome in women exposed to 5-aminosalicylic acid during pregnancy: a Danish cohort study. Gut. 2003; 52(2): 243-7.
29) Weber-Schoendorfer C, Chambers C, Wacker E, et al. Pregnancy outcome after methotrexate treatment for rheumatic disease prior to or during early pregnancy: a prospective multicenter cohort study.Arthritis Rheumatol. 2014; 66(5): 1101-10.

30) Nakajima K, Watanabe O, Mochizuki M, et al. Pregnancy outcomes after exposure to tocilizumab: A retrospective analysis of 61 patients in Japan. Mod Rheumatol. 2016; 26(5): 667-71.
31) Kumar M, Ray L Vemuri S, Simon TA. Pregnancy outcomes following exposure to abatacept during pregnancy. Semin Arthritis Rheum. 2015; 45(3): 351-6.

医薬品索引

商品名を太字で示した.

ア

アーチスト錠	299
アイトロール錠	323
アイピーディカプセル	210
アカルボース	226
アクテムラ点滴静注用	483
アクトス錠	229
アクトネル錠	486
アクロマイシントローチ	120
アコチアミド水和物	468
アコファイド錠	468
アザチオプリン	186
アサコール錠	471
アザニン錠	186
アシクロビル	148
アジスロマイシン水和物	116
アジルサルタン	295
アジルバ錠	295
アストミン錠	431
アスピリン	337
アズレンスルホン酸ナトリウム水和物 水溶性アズレン L-グルタミン	437
アセトアミノフェン	160
アゼルニジピン	285
アダラート L 錠	281
アタラックス P カプセル	367
アダリムマブ	481
アテノロール	297
アテレック錠	286
アドエアディスカス吸入用	275
アドナ錠	336
アトニン-O	78
アトルバスタチンカルシウム水和物	328
アナグリプチン	235
アナフラニール錠	387
アバタセプト	484
アバプロ錠	294
アピキサバン	346
アピドラ注ソロスター	216
アプテシンカプセル	261

アプルウェイ錠	244
アプレゾリン錠	280
アベロックス錠	126
アマージ錠	426
アマリール錠	221
アマンタジン	152
アミオダロン塩酸塩	319
アミカシン	130
アミカシン注射液	130
アミティーザカプセル	446
アミトリプチリン塩酸塩	385
アミノフィリン水和物	270
アムホテリシン B	144
アムロジピンベシル酸塩	284
アモキサピン	388
アモキサンカプセル	388
アモキシシリン水和物	87
アモバン錠	359
アリクストラ皮下注	350
アリスキレンフマル酸塩	304
アリピプラゾール	383
アルサルミン細粒	451
アルダクトン A 錠	309
アルドメット錠	279
アルファカルシドール	489
アルプラゾラム	355
アルベカシン	135
アルベカシン注射液	135
アレグラ錠	195
アレジオン錠	202
アレロック錠	199
アレンドロン酸ナトリウム水和物	485
アローゼン顆粒	442
アログリプチン安息香酸塩	232
アロシトール錠	247
アロプリノール	247
アンカロン錠	319
アンスラサイクリン	61
アンピシリン水和物	85
アンブロキソール塩酸塩	434

イ

イーケプラ錠	409
イグザレルト錠	345
イグラチモド	477
イスコチン錠	260
イストラデフィリン	413
イソジンガーグル液	436
イソニアジド	43, 260
イソプロピルアンチピリン/アセトアミノフェン/アリルイソプロピルアセチル尿素/無水カフェイン	164
一硝酸イソソルビド	323
イトラコナゾール	142
イトリゾールカプセル	142
イナビル吸入粉末剤	153
イバンドロン酸ナトリウム水和物	488
イブジラスト	208
イブプロフェン	170
イプラグリフロジン L-プロリン	241
イミグラン錠	423
イミダフェナシン	252
イミプラミン塩酸塩	386
イミペネム/シラスタチン点滴用	109
イミペネム水和物/シラスタチンナトリウム	109
イリボー錠	449
イルベサルタン	294
インヴェガ錠	378
インスリン	35
インスリン アスパルト	212
インスリン グラルギン	215
インスリン グルリジン	216
インスリン デグルデク	213
インスリン デテミル	214
インスリン リスプロ	217
インタール点鼻液	207
インテバン坐剤	168
インデラル錠	296

インドメタシン	168
インフリキシマブ	469

ウ

ウテメリン	80

エ

エキセナチド	239
エクア錠	231
エクセグラン錠	405
エスシタロプラム	394
SG 配合顆粒	164
エスゾピクロン	362
エスタゾラム	364
エスラックス静注	422
エゼチミブ	334
エソメプラゾールマグネシウム
水和物	462
エタネルセプト	29, 480
エタンブトール塩酸塩	43, 262
エチオナミド	43
エチゾラム	352
エディロールカプセル	490
エドキサバン水和物	344
エトドラク	178
エナラプリルマレイン酸塩	287
エノキサパリンナトリウム	349
エピナスチン塩酸塩	202
エビリファイ錠	383
エフィエント錠	341
エブトール錠	262
エプレレノン	310
エペリゾン塩酸塩	419
エリキュース錠	346
エリスロシン錠	113
エリスロマイシンステア
リン酸塩	113
エルデカルシトール	490
エレトリプタン臭化水素酸塩
	425
塩酸シプロフロキサシン	123
塩酸セルトラリン	393
塩酸ロメリジン	428
エンテカビル水和物	155
エンパグリフロジン	246
エンビオマイシン	43
エンブレル	480

オ

オイグルコン錠	219
オーグメンチン配合錠	90
オキサトミド	198
オキシトシン	78
オキシブチニン塩酸塩	250
オゼックス錠	124
オセルタミビルリン酸塩	151
オノアクト	318
オノンカプセル	205
オフロキサシン	121
オマリズマブ	278
オメガ-3 脂肪酸エチル	333
オメガシン点滴用	111
オメプラール錠	460
オメプラゾール	460
オランザピン	381
オルドレブ点滴静注用	139
オルベスコインヘラー吸入用
	274
オルメサルタン メドキソミル
	293
オルメテック錠	293
オレンシア点滴静注用	484
オロパタジン塩酸塩	199
オングリザ錠	236

カ

ガスター錠	455
カスポファンギン	146
ガスモチン錠	467
ガチフロキサシン水和物	140
ガチフロ点眼液	140
カナグリフロジン水和物	245
カナグル錠	245
カナマイシン	43, 131
カナマイシンカプセル	131
カバサール錠	410
ガバペンチン	406
ガバペン錠	406
カベルゴリン	410
カルデナリン錠	302
カルバゾクロムスルホン酸
ナトリウム水和物	336
カルバマゼピン	400
カルブロック錠	285
カルベジロール	299
カロナール錠	160

カ (右欄)

カンサイダス点滴静注用	146
ガンシクロビル	157
乾燥硫酸鉄	439
カンデサルタン シレキセチル
	290

キ

キシロカイン静注	313
キプレス錠	206
ギャバロン錠	417
キュバールエアゾール	272
キュビシン静注用	138
グレースビット錠	128
強力ポステリザン軟膏・坐薬
	474

ク

クアゼパム	365
クエチアピンフマル酸塩	382
クエン酸第一鉄	440
グラクティブ錠	230
グラケーカプセル	491
クラビット錠	122
クラブラン酸カリウム／
アモキシシリン水和物	90
クラリスロマイシン	114
クラリス錠	114
クラリチン錠	201
クリアナール錠	435
グリクラジド	220
グリベンクラミド	36, 219
グリミクロン錠	220
グリメピリド	221
クリンダマイシン塩酸塩	117
グルコバイ錠	226
グルファスト錠	223
グレースビット錠	128
クレキサン皮下注キット	349
クレストール錠	330
クレンブテロール塩酸塩	269
クロザピン	380
クロザリル錠	380
クロチアゼパム	356
クロナゼパム	402
クロピドグレル	51, 342
クロミプラミン塩酸塩	387
クロモグリク酸ナトリウム	207
クロルプロマジン塩酸塩	373

500 　［医薬品索引］

ケ

ケタスカプセル	208
ケアラム錠	477
ケトチフェンフマル酸塩	200
ケフラールカプセル	91
ゲンタシン軟膏	132
ゲンタマイシン	132

コ

コートリル錠	183
コデインリン酸塩錠	430
コデインリン酸塩水和物	430
コハク酸ソリフェナシン	253
コバシル錠	288
コリスチン	139
コルヒチン	248
コルヒチン錠	248
コルベット錠	477
コンスタン錠	355
コントミン糖衣錠	373

サ

サイクロセリン	43
ザイザル錠	194
サイトテック錠	464
サインバルタカプセル	397
サキサグリプチン水和物	236
ザジテンカプセル	200
ザナミビル水和物	150
ザファテック錠	237
サムスカ錠	311
サラジェン錠	438
サラゾスルファピリジン	29, 470
サラゾピリン錠	470
サルタノールインヘラー	271
ザルトプロフェン	172
サルブタモール	271
サルメテロールキシナホ酸塩／フルチカゾンプロピオン酸エステル	275
酸化マグネシウム	441
ザンタック錠	456

シ

ジアゼパム	353
ジェイゾロフト錠	393
ジェニナック錠	127
ジエノゲスト	495
シグマート錠	324
シクレソニド	274
シクロスポリン	184
ジクロフェナクナトリウム	169
ジゴキシン	312
ジゴキシン錠	312
ジスロマック錠	116
ジソピラミド	315
シタグリプチンリン酸塩水和物	230
シタフロキサシン水和物	128
ジヒデルゴット錠	427
ジヒドロエルゴタミンメシル酸塩	427
ジピリダモール	338
ジフェンヒドラミンサリチル酸塩／ジプロフィリン／ジフィリン	414
ジフェンヒドラミン塩酸塩	189
ジフルカンカプセル	145
ジフルコルトロン吉草酸エステル／リドカイン	473
ジプレキサ錠	381
シプロキサン錠	123
シプロヘプタジン塩酸塩水和物	192
シムジア皮下注シリンジ	482
シムビコートタービュヘイラー吸入	276
ジメモルファンリン酸塩	431
ジメンヒドリナート	415
ジャディアンス錠	246
ジャヌビア錠	230
シュアポスト錠	224
硝酸イソソルビド	322
ジルチアゼム塩酸塩	283
ジルテック錠	193
シルニジピン	286
シロスタゾール	340
シンバスタチン	326
シンメトレル錠	152

ス

水酸化アルミニウムゲル／水酸化マグネシウム	452
スイニー錠	235
スーグラ錠	241
スクラルファート水和物	451
ステーブラ錠	252
ストレプトマイシン	43, 134
ストレプトマイシン硫酸塩注射用	134
スピリーバ吸入用カプセル	273
スピロノラクトン	309
スピロペント錠	269
スプラタスト	210
スボレキサント	372
スマトリプタン	423
スルタミシリン水和物	86
スルバクタムナトリウム／セフォペラゾンナトリウム	103
スルファメトキサゾール／トリメトプリム	137

セ

セイブル錠	228
ゼチーア錠	334
セチリジン塩酸塩	193
セファクロル	91
セファゾリンナトリウム水和物	92
セファメジンα注射用	92
セフィキシム水和物	96
セフェピム塩酸塩水和物	107
セフェピム塩酸塩静注用	107
セフォセフ静注用	103
セフォタキシムナトリウム	102
セフォタックス注射用	102
セフォチアム ヘキセチル塩酸塩	93
セフカペン ピボキシル塩酸塩水和物	97
セフジトレン ピボキシル	98
セフジニル	99
セフスパンカプセル	96
セフゾンカプセル	99
セフタジジム水和物	105
セフタジジム静注用	105
セフテラム ピボキシル	100
セフトリアキソンナトリウム水和物	104
セフトリアキソンナトリウム静注用	104
セフピロム	106
セフポドキシム プロキセチル	101
セフメタゾール Na 静注用	94

[医薬品索引] 501

セフメタゾールナトリウム	94	ダラシンカプセル	117	テレミンソフト坐薬	445
セラトロダスト	204	タリオン錠	197	**ト**	
セララ錠	310	タリビッド眼軟膏, 点眼液	121	ドキサゾシンメシル酸塩	302
セルシン錠	353	炭酸リチウム	384	ドキシサイクリン塩酸塩水和物	
セルセプトカプセル	188	炭酸水素ナトリウム 無水リン			119
セルテクト錠	198	酸二水素ナトリウム	447	トシリズマブ	483
セルトリズマブ ペゴル	29, 482	ダントリウムカプセル	420	トスパリール注	161
セルベックス	73	ダントロレンナトリウム水和物		トスフロキサシン水和物	124
セルベックスカプセル	453		420	トビエース錠	254
ゼルヤンツ錠	479	タンボコール錠	316	トピナ錠	407
セレコキシブ	177	**チ**		トピラマート	407
セレコックス錠	177	チアマゾール	38, 258	トファシチニブ	479
セレネース錠	376	チアラミド塩酸塩	176	トブラシン注	133
セロクエル錠	382	チオトロピウム	273	トフラニール錠	386
セロケン錠	298	チクロピジン塩酸塩	339	トブラマイシン	133
センナ・センナ実	442	チザニジン塩酸塩	418	トホグリフロジン水和物	244
センナリド錠	443	チラーヂン S 錠	256	トミロン錠	100
センノシド A・B カルシウム		**テ**		ドラール錠	365
	443	ディオバン錠	291	トラスツズマブ	60
ソ		ディナゲスト錠	495	トラセミド	308
ゾーミッグ RM 錠	424	ディレグラ配合錠	196	トラゼンタ錠	233
ゾシン静注用	89	テオフィリン	268	トラゾドン塩酸塩	395
ゾニサミド	405	デカドロン錠	181	トラニラスト	209
ゾピクロン	359	デキサメタゾン	181	トラネキサム酸	335
ゾビラックス錠	148	デキストロメトルファン		トラマール錠	165
ソランタール錠	176	臭化水素酸塩水和物	429	トラマドール塩酸塩	165
ゾルピデム酒石酸塩	366	デクスメデトミジン	370	ドラマミン錠	415
ゾルミトリプタン	424	テグレトール錠	400	トランサミンカプセル	335
ゾレア皮下注用	278	デスモプレシン酢酸塩水和物		トランデート錠	303
ソレトン錠	172		496	トリアゾラム	363
タ		テトラサイクリン塩酸塩	120	トリクロルメチアジド	305
大腸菌死菌浮遊液 / ヒドロ		テトラミド錠	390	トリプタノール錠	385
コルチゾン	474	テネリア錠	234	ドリペネム水和物	112
タキサン	61	テネリグリプチン臭化水素酸塩		トルバプタン	311
タクロリムス水和物		水和物	234	トレシーバ注フレックスタッチ	
	29, 54, 185	テノーミン錠	297		213
タケキャブ錠	463	デノシン点滴静注用	157	トレドミン錠	396
タケプロン錠	459	デパケン錠	403	トレラグリプチン	237
タゾバクタム / ピペラシリン		デパス錠	352	トロンボモデュリン アルファ	
水和物	89	テプレノン	453		351
ダパグリフロジンプロピレン		デベルザ錠	244	ドンペリドン	465
グリコール水和物	242	デュロキセチン塩酸塩	397	**ナ**	
ダビガトランエテキシラート		テリパラチド	492	ナイキサン錠	173
メタンスルホン酸塩	347	テルグリド	82	ナウゼリン錠	465
ダプトマイシン	138	テルネリン錠	418	ナゾネックス点鼻液	211
タミフルカプセル	151	テルビナフィン塩酸塩	143	ナテグリニド	222
タモキシフェン	60	テルミサルタン	292	ナプロキセン	173

502　[医薬品索引]

ナラトリプタン塩酸塩	426	パリエット錠	461	ピラマイド原末	263

ニ

ニカルジピン塩酸塩	282
ニコランジル	324
ニトロール R カプセル	322
ニトログリセリン	80, 321
ニトロペン舌下錠	321
ニフェジピン	281
ニポラジン錠	203
ニュープロパッチ	412
ニューロタン錠	289

ネ

ネオーラルカプセル	184
ネオフィリン注	270
ネオマレルミン TR 錠	190
ネキシウムカプセル	462
ネシーナ錠	232
ネリプロクト軟膏	473

ノ

ノウリアスト錠	413
ノボラピッド注フレックス	
タッチ	212
ノボリン R 注フレックスペン	
	218
ノルエチステロン エチニル	
エストラジオール	494
ノルバスク錠	284

ハ

バイアスピリン錠	337
バイエッタ皮下注ペン	239
バイシリン顆粒万単位	84
ハイペン錠	178
パキシル錠	391
バクタ配合錠	137
バクロフェン	417
パシル点滴静注液	125
パズフロキサシンメシル酸塩	
	125
パセトシン錠	87
バップフォー錠	251
パナルジン錠	339
バナン錠	101
パラアミノサリチル酸	43
バラクルード錠	155
バラシクロビル	149

バリキサ錠	158
パリペリドン	378
バルガンシクロビル	158
バルサルタン	291
ハルシオン錠	363
バルトレックス錠	149
バルプロ酸ナトリウム	403
パルミコートタービュヘイラー	
吸入	265
パロキセチン塩酸塩水和物	391
ハロペリドール	376
バンコマイシン	136
バンコマイシン塩酸塩点滴	
静注用	136
パンスポリン T 錠	93

ヒ

ビ・シフロール錠	411
ビアペネム	111
ピーゼットシー糖衣錠	375
ピオグリタゾン塩酸塩	229
ビオフェルミン錠剤	448
ビクシリンカプセル	85
ビクトーザ皮下注	238
ピコスルファートナトリウム	
水和物	444
ビサコジル	445
ビソプロロールフマル酸塩	300
ビソルボン錠	432
ピタバスタチンカルシウム	
水和物	329
ヒダントール錠	404
ヒトインスリン	218
ヒドララジン塩酸塩	280
ヒドロキシジンパモ酸塩	367
ヒドロクロロチアジド	306
ヒドロクロロチアジド錠	306
ヒドロコルチゾン	183
ヒドロコルチゾン / フラジオマ	
イシン / ジブカイン塩酸塩 /	
エスクロシド	475
ビフィズス菌	448
ビブラマイシン錠	119
ピペラシリンナトリウム	88
ヒベルナ糖衣錠	191
ヒューマログ注ミリオペン	217
ヒュミラ皮下注シリンジ	481
ピラジナミド	43, 263

ビランテロール / フルチカゾン	
	277
ビルダグリプチン	231
ヒルナミン錠	374
ピロカルピン塩酸塩	438

フ

ファスティック錠	222
ファムシクロビル	159
ファムビル錠	159
ファモチジン	455
ファロペネムナトリウム水和物	
	108
ファロム錠	108
ファンギゾンシロップ	144
フィニバックス点滴静注用	112
ブイフェンド錠	147
フェキソフェナジン塩酸塩	195
フェキソフェナジン塩酸塩 / 塩	
酸プソイドエフェドリン	196
フェソテロジンフマル酸塩	254
フェニトイン	404
フェノバール錠	401
フェノバルビタール	401
フェノフィブラート	332
フェロ・グラデュメット錠	439
フェロミア錠	440
フェンタニル	166
フェンタニル注射液	166
フォシーガ錠	242
フォルテオ皮下注キット	492
フォンダパリヌクスナトリウム	
	350
ブシラミン	476
ブスコパン錠	458
ブチルスコポラミン臭化物	458
ブデソニド	265
ブデソニド / ホルモテロール	
フマル酸塩水和物	276
フドステイン	435
ブプレノルフィン塩酸塩	162
プラザキサカプセル	347
フラジール内服錠	141
プラスグレル塩酸塩	341
プラゾシン塩酸塩	301
ブラダロン錠	249
プラバスタチンナトリウム	325
プラビックス錠	342

医薬品索引　503

フラボキサート塩酸塩	249	ベクロニウム臭化物	421	マイスリー錠	366
プラミペキソール塩酸塩水和物		ベクロメタゾンプロピオン酸		マグセント	80
	411	エステル	272	マグラックス錠	441
プランルカスト水和物	205	ベザトール SR 錠	331	マスキュレート静注用	421
プリンペラン錠	466	ベザフィブラート	331	マプロチリン塩酸塩	389
フルイトラン錠	305	ベシケア錠	253	マルファ配合内服液	452
フルコナゾール	145	ベタニス錠	255		
フルタイドディスカス	266	ベタヒスチンメシル酸塩	416	**ミ**	
フルチカゾンプロピオン酸		ベタメタゾン	26, 182	ミアンセリン塩酸塩	390
エステル	266	ベナ錠	189	ミオナール錠	419
フルニトラゼパム	369	ヘパリン Ca 皮下注	348	ミカルディス錠	292
フルバスタチンナトリウム	327	ヘパリンカルシウム	348	ミグシス錠	428
ブルフェン錠	170	ベプリコール錠	320	ミグリトール	228
フルボキサミンマレイン酸塩		ベプリジル塩酸塩水和物	320	ミコフェノール酸 モフェチル	
	392	ベポタスチンベシル酸塩	197		188
フルマリン静注用	95	ベラパミル	317	ミコブティンカプセル	264
フレカイニド酢酸塩	316	ペラミビル水和物	154	ミソプロストール	464
プレガバリン	163	ペリアクチン散	192	ミゾリビン	187
プレセデックス静注液	370	ペリンドプリルエルブミン	288	ミダゾラム	368
プレタール錠	340	ペルサンチン-L カプセル	338	ミダゾラム注「サンド」	368
ブレディニン錠	187	ペルジピン錠	282	ミチグリニドカルシウム水和物	
プレドニゾロン	179	ベルソムラ錠	372		223
プレドニゾロン錠	179	ペルフェナジンマレイン酸塩		ミニプレス錠	301
ブロアクト注	106		375	ミニリンメルト錠	496
プロカテロール塩酸塩水和物		ヘルベッサー R カプセル	283	ミノサイクリン塩酸塩	118
	267	ベンジルペニシリンベンザチン		ミノドロン酸水和物	487
プロクトセディル軟膏	475	水和物	84	ミノマイシン錠	118
プログラフカプセル	185	ペンタサ錠	471	ミラベグロン	255
プロゲステロン	493	ペンタゾシン	161	ミルタザピン	398
プロスタルモン F	79	ペントシリン注射用	88	ミルナシプラン塩酸塩	396
フロセミド	307	ペンレステープ	313		
ブロチゾラム	361			**ム**	
プロテカジン錠	457	**ホ**		ムコスタ錠	454
ブロナンセリン	379	ボグリボース	227	ムコソルバン L カプセル	434
ブロニカ錠	204	ホスホマイシンカルシウム		ムコダイン錠	433
プロパジール錠	257	水和物	129		
プロピベリン	251	ホスミシン錠	129	**メ**	
プロピルチオウラシル	38, 257	ボナロン錠	485	メイアクト MS 錠	98
プロプラノロール塩酸塩	296	ボノプラザンフマル酸塩	463	メイラックス錠	358
ブロプレス錠	290	ポビドンヨード	436	メインテート錠	300
ブロマゼパム	357	ポラキス錠	250	メキシチールカプセル	314
ブロムヘキシン塩酸塩	432	ボリコナゾール	147	メキシレチン塩酸塩	314
プロメタジン塩酸塩	191	ホリゾン錠	353	メキタジン	203
フロモキセフナトリウム	95	ボルタレン錠	169	メサラジン	471
ブロモクリプチン	82	ポンタールカプセル	167	メジコン錠	429
フロモックス錠	97	ボンビバ静注シリンジ	488	メシル酸ガレノキサシン水和物	
					127
ヘ		**マ**		メソトレキセート錠	478
ベイスン錠	227	マーズレン S 配合錠	437	メチルドパ水和物	279

メチルフェニデート塩酸塩 399
メチルプレドニゾロン 180
メトグルコ錠 225
メトクロプラミド 466
メトトレキサート 478
メトプロロール酒石酸塩 298
メトホルミン塩酸塩 36, 225
メドロール錠 180
メトロニダゾール 141
メナテトレノン 491
メバロチン錠 325
メフェナム酸 167
メプチンエアー吸入 267
メリスロン錠 416
メルカゾール錠 258
メロキシカム 174
メロペネム水和物 110
メロペン点滴用 110

モ

モービック錠 174
モキシフロキサシン塩酸塩 126
モサプリド水和物 467
モニラック・シロップ 472
モメタゾンフラン水和物 211
モンテルカストナトリウム 206

ユ

ユーロジン錠 364
ユナシン錠 86
ユニフィル LA 錠 268

ヨ

ヨウ化カリウム 259
ヨウ化カリウム 259

ラ

ラキソベロン内用液 444
ラクツロース 472
ラシックス細粒・錠 307
ラジレス錠 304
ラニチジン塩酸塩 456
ラニナミビルオクタン酸エステル水和物 153
ラピアクタ点滴静注液 154
ラフチジン 457
ラベタロール塩酸塩 303
ラベプラゾールナトリウム 461
ラミクタール錠 408
ラミシール錠 143
ラメルテオン 371
ラモセトロン 449
ラモトリギン 408
ランジオロール 318
ランソプラゾール 459
ランタス注ソロスター 215

リ

リーゼ錠 356
リーマス錠 384
リカルボン錠 487
リキシセナチド 240
リキスミア皮下注 240
リクシアナ錠 344
リコモジュリン点滴静注用 351
リザベンカプセル 209
リスパダール錠 377
リスペリドン 377
リスミー錠 360
リスモダンカプセル 315
リセドロン酸ナトリウム水和物 486
リタリン錠 399
リドカイン 313
リトドリン塩酸塩 80
リナグリプチン 233
リバーロキサバン 345
リバビリン 20, 156
リバロ錠 329
リピディル錠 332
リピトール錠 328
リファブチン 264
リファンピシン 43, 261
リボトリール錠 402
リポバス錠 326
リマチル錠 476
リラグルチド 238
リリカカプセル 163
リルマザホン塩酸塩水和物 360
リレンザ 150
リンデロン錠 182

ル

ルジオミール錠 389
ルセオグリフロジン 243
ルセフィ錠 243
ルティナス腟錠 493
ルナベル配合錠 494
ルネスタ錠 362
ルビプロストン 446
ルプラック錠 308
ルボックス錠 392
ルリッド錠 115

レ

新レシカルボン坐剤 447
レキソタン錠 357
レクサプロ錠 394
レスタミンコーワ錠 414
レスリン錠 395
レニベース錠 287
レパグリニド 224
レバミピド 454
レフルノミド 28
レペタン坐剤 162
レベチラセタム 409
レベトールカプセル 156
レベミル注フレックスペン 214
レボセチリジン塩酸塩 194
レボチロキシンナトリウム水和物 256
レボフロキサシン水和物 43, 122
レボメプロマジンマレイン酸塩 374
レミケード点滴静注用 469
レメロン錠 398
レルパックス錠 425
レルベアエリプタ吸入用 277
レンドルミン錠 361

ロ

ローコール錠 327
ロキシスロマイシン 115
ロキソニン錠 171
ロキソプロフェンナトリウム水和物 171
ロクロニウム臭化物 422
ロサルタンカリウム 289
ロスバスタチンカルシウム 330
ロゼレム錠 371
ロチゴチン 412
ロトリガ粒状カプセル 333
ロナセン錠 379
ロヒプノール錠 369
ロフラゼプ酸エチル 358
ロペミンカプセル 450

ロペラミド塩酸塩	450
ロラゼパム	354
ロラタジン	201
ロルカム錠	175
ロルノキシカム	175

ワ

ワーファリン錠	343
ワイパックス錠	354
ワソラン錠	317
ワルファリンカリウム	50, 343
ワンアルファ錠	489

A

abatacept	484
acarbose	226
acetaminophen	160
acetylsalicylic acid	337
aciclovir	148
acotiamide	468
adalimumab	481
alendronate	485
alfacalcidol	489
aliskiren	304
allopurinol	247
alogliptin	232
alprazolam	355
aluminum hydroxide/magnesium hydroxide	452
amantadine	152
ambroxol	434
amikacin	130
aminophylline	270
amiodarone	319
amitriptyline	385
amlodipine	284
amoxapine	388
amoxicillin	87
amphotericin B	144
ampicillin	85
anagliptin	235
apixaban	346
arbekacin	135
aripiprazole	383
aspirin	337
atenolol	297
atorvastatin	328
azathioprine	186
azelnidipine	285

azilsartan	295
azithromycin	116
azulene sulfonate sodium/ L-glutamine	437

B

baclofen	417
beclometasone	272
benzylpenicillin benzathine	84
bepotastine	197
bepridil	320
betahistine	416
betamethasone	182
bezafibrate	331
biapenem	111
bifidobacterium combined drug	448
bisacodyl	445
bisoprolol	300
blonanserin	379
bromazepam	357
bromhexine	432
brotizolam	361
bucillamine	476
budesonide	265
budesonide/formoterol	276
buprenorphine	162

C

cabergoline	410
canagliflozin	245
candesartan	290
carbamazepine	400
carbazochrome	336
carbocysteine	433
carvedilol	299
caspofungin	146
cefaclor	91
cefazolin	92
cefcapene	97
cefdinir	99
cefditoren	98
cefepime	107
cefixime	96
cefmetazole	94
cefotaxime	102
cefotiam	93
cefpirome	106
cefpodoxime	101

ceftazidime	105
cefteram	100
ceftriaxone	104
celecoxib	177
certolizumab	482
cetirizine	193
chlorpheniramine	190
chlorpromazine	373
ciclesonide	274
cilnidipine	286
cilostazol	340
ciprofloxacin	123
clarithromycin	114
clavulanate/amoxicillin	90
clenbuterol	269
clindamycin	117
clomipramine	387
clonazepam	402
clopidogrel	342
clotiazepam	356
clozapine	380
codeine	430
colchicine	248
coli-antigen/hydrocortisone	474
colistimethate	139
colistin	139
cromoglicate	207
cyclosporine	184
cyproheptadine	192

D

dabigatran etexilate	347
dantrolene	420
dapagliflozin	242
daptomycin	138
desmopressin	496
dexamethasone	181
dexmedetomidin	370
dextromethorphan	429
diazepam	353
diclofenac	169
dienogest	495
diflucortolone valerate/ lidocaine	473
digoxin	312
dihydroergotamine	427
diltiazem	283
dimemorfan	431

dimenhydrinate	415
diphenhydramine	189, 414
dipyridamole	338
disopyramide	315
domperidone	465
doripenem	112
doxazosin	302
doxycycline	119
duloxetine	397

E

edoxaban	344
eldecalcitol	490
eletriptan	425
empagliflozin	246
enalapril	287
enoxaparin	349
entecavir	155
eperisone	419
epinastine	202
eplerenone	310
erythromycin	113
escitalopram	394
esomeprazole	462
estazolam	364
eszopiclone	362
etanercept	480
etdolac	178
ethambutol	262
etizolam	352
exenatide	239
ezetimibe	334

F

famciclovir	159
famotidine	455
faropenem	108
fenofibrate	332
fentanyl	166
ferrous sulfate (iron)	439
ferrous (iron)	440
fesoterodine	254
fexofenadine	195
fexofenadine/pseudoephedrine	
	196
flavoxate	249
flecainide	316
flomoxef	95
fluconazole	145

flunitrazepam	369
fluticasone	266
fluvastatin	327
fluvoxamine	392
fondaparinux	350
fosfomycin	129
fudosteine	435
furosemide	307

G

gabapentin	406
ganciclovir	157
garenoxacin	127
gatifloxacin	140
gentamicin	132
glibenclamide	219
gliclazide	220
glimepiride	221

H

haloperidol	376
heparin calcium	348
hydralazine	280
hydrochlorothiazide	306
hydrocortisone	183
hydrocortisone/fradiomycin	
	475
hydroxyzine	367

I

ibandronate	488
ibudilast	208
ibuprofen	170
iguratimod	477
imidafenacin	252
imipenem/cilastatin	109
imipramine	386
indometacin	168
infliximab	469
insulin aspart	212
insulin degludec	213
insulin detemir	214
insulin glargine	215
insulin glulisine	216
insulin lispro	217
insulin (human)	218
ipragliflozin L-proline	241
irbesartan	294
isoniazid	260

isosorbide dinitrate	322
isosorbide mononitrate	323
istradefyline	413
itraconazole	142

K

kanamycin	131
ketotifen	200

L

labetalol	303
lactulose	472
lafutidine	457
lamotrigine	408
landiolol	318
laninamivir	153
lansoprazole	459
levetiracetam	409
levocetirizine	194
levofloxacin	122
levomepromazine	374
levothyroxine	256
lidocaine	313
linagliptin	233
liraglutide	238
lithium carbonate	384
lixisenatide	240
loflazepate	358
lomerizine	428
loperamide	450
loratadine	201
lorazepam	354
lornoxicam	175
losartan	289
loxoprofen	171
lubiprostone	446
luseogliflozin	243

M

magnesium oxide	441
maprotiline	389
mefenamic acid	167
meloxicam	174
menatetrenone	491
mequitazine	203
meropenem	110
mesalamine	471
mesalazine	471
metformin	225

医薬品索引　507

methimazole	258
methotrexate	478
methyldopa	279
methylphenidate	399
methylprednisolone	180
metoclopramide	466
metoprolol	298
metronidazole	141
mexiletine	314
mianserin	390
midazolam	368
miglitol	228
milnacipran	396
minocycline	118
minodronic acid	487
mirabegron	255
mirtazapine	398
misoprostol	464
mitiglinide	223
mizoribine	187
mometasone	211
montelukast	206
mosapride	467
moxifloxacin	126
mycophenolate mofetil	188

N

naproxen	173
naratriptan	426
nateglinide	222
nicardipine	282
nicorandil	324
nicotinic acid	321
nifedipine	281
nitroglycerin	321
norethisterone/ethinyl estradiol	494

O

ofloxacin	121
olanzapine	381
olmesartan	293
olopatadine	199
omalizumab	278
omega-3 fatty acid ethyl esters	333
omeprazole	460
oseltamivir	151
oxatomide	198

oxybutynin	250

P

paliperidone	378
paroxetine	391
pazufloxacin	125
pentazocine	161
peramivir	154
perindopril	288
perphenazine	375
phenobarbital	401
phenytoin	404
picosulfate	444
pilocarpine	438
pioglitazone	229
piperacillin	88
pitavastatin	329
potassium iodide	259
povidone iodine	436
pramipexole	411
pranlukast	205
prasugrel	341
pravastatin	325
prazosin	301
prednisolone	179
pregabalin	163
procaterol	267
progesterone	493
promethazine	191
propiverine	251
propranolol	296
propylthiouracil	257
pyrazinamide	263
pyrazolone anti-pyretics/ anti-analgesics combined drug	164

Q

quazepam	365
quetiapine	382

R

rabeprazole	461
ramelteon	371
ramosetron	449
ranitidine	456
rebamipide	454
repaglinide	224
ribavirin	156

rifabutin	264
rifampicin	261
rifampin	261
rilmazafone	360
risedronate	486
risperidone	377
rivaroxaban	345
rocuronium	422
rosuvastatin	330
rotigotine	412
roxithromycin	115

S

salazosulfapyridine	470
salbutamol	271
salmeterol/fluticasone	275
saxagliptin	236
scopolamine butylbromide	458
senna	442
sennoside	443
seratrodast	204
sertraline	393
simvastatin	326
sitafloxacin	128
sitagliptin	230
sodium bicarbonate/anhydrous	447
solifenacin	253
spironolactone	309
streptomycin	134
sucralfate	451
sulbactam/cefoperazone	103
sulfamethoxazole/trimethoprim	137
sulfasalazine	470
sultamicillin	86
sumatriptan	423
suplatast tosilate	210
suvorexant	372

T

tacrolimus	185
tazobactam/piperacillin	89
telmisartan	292
teneligliptin	234
teprenone	453
terbinafine	143
teriparatide	492
tetracycline	120

theophylline	268	tranexamic acid	335	vildagliptin	231
thiamazole	258	tranilast	209	voglibose	227
thrombomodulin alfa	351	trazodone	395	vonoprazan	463
tiaramide	176	trelagliptin	237	voriconazole	147
ticlopidine	339	triazolam	363		
tiotropium	273	trichlormethiazide	305	**W**	
tizanidine	418			warfarin	343
tobramycin	133	**V**			
tocilizumab	483			**Z**	
tofacitinib	479	valaciclovir	149		
tofogliflozin	244	valganciclovir	158	zaltoprofen	172
tolvaptan	311	valproate	403	zanamivir	150
topiramate	407	valsartan	291	zolmitriptan	424
torasemide	308	vancomycin	136	zolpidem	366
tosufloxacin	124	vecuronium	421	zonisamide	405
tramadol	165	verapamil	317	zopiclone	359
		vilanterol/fluticasone	277		

医薬品索引　509

事項索引

あ行

アトピー性皮膚炎	30
アミノグリコシド系	18
胃炎	72
一次性頭痛	67
医薬品分類基準作成資料	8
インフルエンザ	19, 70
インフルエンザワクチン	20
うつ病	63
炎症性腸疾患	53

か行

海外の医薬品情報	5
潰瘍性大腸炎	53
下垂体腫瘍	81
風邪	70
がん化学療法	56
関節リウマチ	22, 27
漢方薬	41
気管支喘息	45
気管支喘息発作	46
吸入ステロイド	45
緊張型頭痛	67
クローン病	53
経皮吸収	32
結核	42
下剤	74
降圧薬	47
抗アレルギー薬	30
抗ウイルス薬	19
抗菌薬治療	15
抗甲状腺薬	38
甲状腺機能低下症	40
甲状腺疾患合併妊娠	38
甲状腺ホルモン製剤	40
厚生省通知	5
抗てんかん薬	65
抗ヒスタミン薬	30
高プロラクチン血症	81
抗リン脂質抗体症候群	51
抗 TNF-α 抗体	54
五積散	41

さ行

古典的抗精神病薬	62
殺細胞性抗がん剤	58
サプリメント	21
三環系うつ薬	62
産褥期血栓塞栓症	49
産褥心筋症	81
痔核	75
子宮収縮薬	78
子宮収縮抑制薬	79
子宮平滑筋細胞	77
嗜好品	24
自己免疫疾患	40
湿疹	30
市販薬	18
自閉症	66
従来型抗リウマチ薬	27
静脈血栓塞栓症	51
静脈瘤	75
新規抗精神病薬	62
神経管閉鎖不全	68
人工弁	49, 51
新生児一過性甲状腺機能低下症	39
新生児呼吸窮迫症候群	26
蕁麻疹	30
頭痛	67
性器ヘルペス	19
制吐剤	61
生物学的製剤	27
世界保健機構	6
セフェム系	17
潜在性結核感染症	44
全般てんかん	66
造影剤	69

た行

胎児甲状腺機能亢進状態	40
胎児甲状腺機能低下状態	40
胎盤通過性	1
チアマゾール関連奇形	39
チオプリン製剤	54

な行

二次性頭痛	67
日本の医薬品情報	5
ニューキノロン系	17
妊娠一過性甲状腺機能亢進症	38
妊娠期の化学療法	60
妊娠高血圧症候群	47, 51
妊娠時期	1
妊娠・授乳期乳癌	59
妊娠性痒疹	31

は行

肺血栓塞栓症	49
排便行動	75
橋本病	40
バセドウ病	38
ビスフォスフォネート	60
貧血治療	71
不安障害	63
副腎皮質ステロイド	25
副腎皮質ホルモン外用剤	30
部分てんかん	66
プロスタグランジン F2α	79
分子標的薬	58
米国小児科学会	4
米国食品医薬品局	5
ペニシリン系	17
片頭痛	67
ベンゾジアゼピン系抗不安薬	63
ベンゾジアゼピン系睡眠薬	63
便秘	74
放射線	69

た行（続き）

低分子ヘパリン	50
鉄欠乏性貧血	71
テトラサイクリン系	18
てんかん	65
当帰芍薬散	41
糖尿病	33
動脈管開存症	23
トリプタン製剤	68

母乳育児	3	葉酸欠乏性貧血	71	GTH	38	

ま行

マクロライド系	17
麻酔	37
未分画ヘパリン	50
無痛性甲状腺炎	40

や行

薬物	
影響	1
投与経路	1
母乳移行	3
葉酸	66

ら行

リスク評価	4
硫酸マグネシウム	80
ロイコトリエン受容体拮抗薬	45

数字・欧文

5-アミノサリチル酸製剤	54
APP	4
bDMARD	27
csDMARD	27
FDA	6, 7

GTH	38
IBD（inflammatory bowel disease）	53
MMM	7
M/P	7
NSAIDs	22
PUPPP（pruritic urticarial papules and plaques of pregnancy）	31
RA（rheumatoid arthritis）	27
RID	7
TGA	6
WHO	6, 7

妊婦・授乳婦の薬　　ⓒ

発　行	2009 年 10 月 1 日　　　　1 版 1 刷
	2010 年 9 月 1 日　　　　1 版 2 刷
	2018 年 3 月 30 日　　改訂 2 版 1 刷

編著者　　杉　本　充　弘

発行者　　株式会社　中 外 医 学 社

代表取締役　青 木　　滋

〒 162-0805　東京都新宿区矢来町 62
電　話　　　　(03) 3268−2701 (代)
振替口座　　　00190-1-98814 番

印刷・製本 / 三和印刷 (株)　　　　＜ MS・HO ＞
ISBN978−4−498−06051−7　　Printed in Japan

JCOPY　＜ (社) 出版者著作権管理機構 委託出版物＞

本書の無断複写は著作権法上での例外を除き禁じられています.
複写される場合は,そのつど事前に,(社)出版者著作権管理機構
(電話 03-3513-6969, FAX 03-3513-6979, e-mail: info@jcopy.
or. jp) の許諾を得てください.

25，26	25．抗てんかん薬　26．パーキンソン病治療薬・乳汁分泌抑制薬
27，28	27．めまい治療薬　28．筋緊張緩和薬
29，30	29．片頭痛治療薬　30．鎮咳薬
31，32	31．気道潤滑薬　32．含そう剤
33，34	33．口腔乾燥症状改善薬　34．鉄剤
35，36	35．下剤・制酸剤　36．下剤
37，38	37．排便促進剤　38．整腸剤
39，40	39．過敏性腸症候群治療薬　40．下痢止
41，42	41．消化性潰瘍治療薬　42．消化管機能改善薬
43，44	43．潰瘍性大腸炎治療薬　44．肝不全治療薬
45，46	45．痔疾治療薬　46．抗リウマチ薬
47，48	47．骨・カルシウム代謝薬　48．女性ホルモン製剤
49	49．夜尿症治療薬